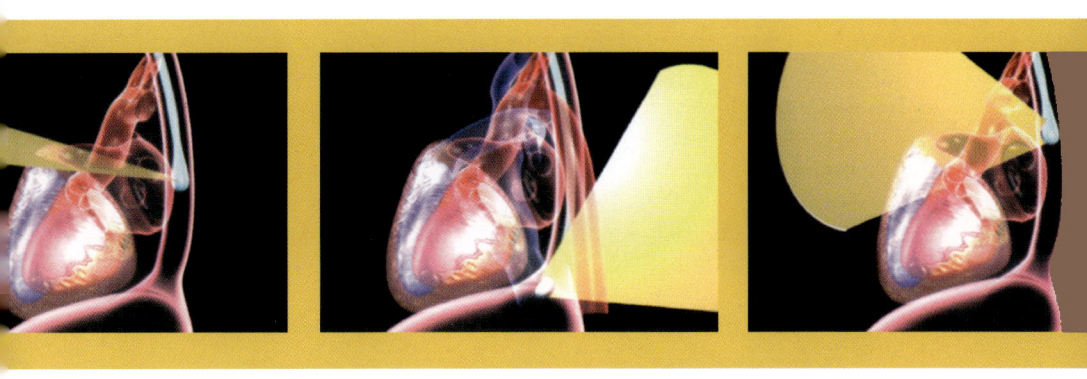

Ecocardiografia Transesofágica Perioperatória Básica

Ecocardiografia Transesofágica Perioperatória Básica
Revisão e Autoavaliação

Robert M. Savage, MD, FACC
Vice-Chair, Department of Cardiothoracic Anesthesia & Critical Care
Head, Sections of Perioperative Echocardiography
Chair, Critical Response & Resuscitation
Anesthesiology Institute and Heart & Vascular Institute
Cleveland Clinic Healthcare System
Cleveland, Ohio

Solomon Aronson, MD, FACC, FCCP, FAHA, FASE
Professor of Anesthesiology
Executive Vice-Chair
Department of Anesthesiology
Duke University Medical Center
Durham, North Carolina

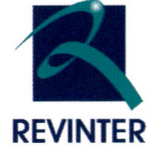

REVINTER

Ecocardiografia Transesofágica Perioperatória Básica – Revisão e Autoavaliação
Copyright © 2014 by Livraria e Editora Revinter Ltda.

ISBN 978-85-372-0595-2

Todos os direitos reservados.
É expressamente proibida a reprodução
deste livro, no seu todo ou em parte,
por quaisquer meios, sem o consentimento,
por escrito, da Editora.

Tradução:
RENATA SCAVONE (Caps. 1 a 3)
Médica-Veterinária
Tradutora Especializada na Área da Saúde, SP

SILVIA SPADA (Caps. 4 a 9)
Tradutora Especializada na Área da Saúde, SP

ANA CAVALCANTI CARVALHO BOTELHO (Caps. 10 a 13)
Tradutora Especializada na Área da Saúde, RJ

SANDRA MALLMAN (Caps. 14 e 15)
Tradutora Especializada na Área da Saúde, RS

LUCILA SIMÕES SAINDENBERG (Caps. 16 a 18)
Tradutora Especializada na Área da Saúde, SP

Revisão Técnica:
LUCIANA PAEZ ROCHA
*Graduação em Medicina pela
Faculdade de Medicina de Petrópolis, RJ
Pós-Graduação em Terapia Intensiva pelo
Instituto de Pós-Graduação Médica do Rio de Janeiro
Pós-Graduação em Cardiologia pelo Instituto de Pós-Graduação
Médica do Rio de Janeiro
Médica do Serviço de Cardiologia Intensiva do
Hospital Barra D'Or – Rio de Janeiro, RJ
Coordenadora do Serviço de Emergência do
Hospital de Clínicas Rio Mar – Rio de Janeiro, RJ*

CIP-BRASIL. CATALOGAÇÃO NA PUBLICAÇÃO
SINDICATO NACIONAL DOS EDITORES DE LIVROS, RJ

S277e

Savage, Robert M.
   Ecocardiografia transesofágica perioperatória básica : revisão e autoavaliação / Robert M. Savage, Solomon Aronson ; tradução Renata Scavone ... [et al.]. - 1. ed. - Rio de Janeiro : Revinter, 2014.
   il.

   Tradução de: Basic perioperative transesophageal echocardiography : a multimedia review
   Inclui bibliografia e índice
   Acompanhado de CD
   ISBN 978-85-372-0595-2

   1. Ecocardiografia. 2. Coração - Doenças - Ultrassonografia. I. Aronson, Solomon. II. Título.

14-12237
CDD: 616.1207543
CDU: 616.12-07

A Lippincott Williams & Wilkins/Wolters Kluwer Health não teve participação na tradução desta obra.

Nota: A medicina é uma ciência em constante evolução. À medida que novas pesquisas e experiências ampliam os nossos conhecimentos, são necessárias mudanças no tratamento clínico e medicamentoso. Os autores e o editor fizeram verificações junto a fontes que se acredita sejam confiáveis, em seus esforços para proporcionar informações acuradas e, em geral, de acordo com os padrões aceitos no momento da publicação. No entanto, em vista da possibilidade de erro humano ou mudanças nas ciências médicas, nem os autores e o editor nem qualquer outra parte envolvida na preparação ou publicação deste livro garantem que as instruções aqui contidas são, em todos os aspectos, precisas ou completas, e rejeitam toda a responsabilidade por qualquer erro ou omissão ou pelos resultados obtidos com o uso das prescrições aqui expressas. Incentivamos os leitores a confirmar as nossas indicações com outras fontes. Por exemplo, em particular, recomendamos que verifiquem as bulas em cada medicamento que planejam administrar para terem a certeza de que as informações contidas nesta obra são precisas e de que não tenham sido feitas mudanças na dose recomendada ou nas contraindicações à administração. Esta recomendação é de particular importância em conjunto com medicações novas ou usadas com pouca frequência.

Título original:
Basic Perioperative Transesophageal Echocardiography – A Multimedia Review
Copyright © 2013 by LIPPINCOTT WILLIAMS & WILKINS, a WOLTERS KLUWER business

Livraria e Editora REVINTER Ltda.
Rua do Matoso, 170 – Tijuca
20270-135 – Rio de Janeiro – RJ
Tel.: (21) 2563-9700 – Fax: (21) 2563-9701
livraria@revinter.com.br – www.revinter.com.br

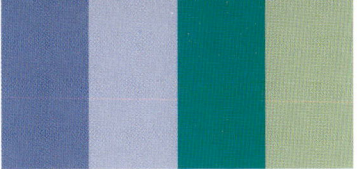

Dedicatória

Este trabalho é dedicado à Cheri, minha esposa e melhor amiga, e às nossas duas maravilhosas filhas (Lanier e Virginia). Elas fazem com que a vida seja uma aventura emocionante, valendo cada momento.

Robert M. Savage, MD

Gostaria de agradecer a todos os meus professores, colegas e alunos por me ensinarem, ao longo dos anos, que o conhecimento é infinito, assim como à minha família, Leena, Rebecca e Benjamin, por me ajudarem a compreender que cada momento é precioso. Dedico este livro à minha mãe – Ethel Barbara Aronson – com eternas saudades.

Solomon Aronson, MD

Agradecimentos

Os editores agradecem ao incrível grupo de autores participantes do livro *Ecocardiografia Transesofágica Perioperatória Básica – Revisão e Autoavaliação*. Agradecemos em especial ao Dr. Bill Stewart pelo contínuo apoio ao nosso programa conjunto de obtenção de imagens intraoperatórias e por compartilhar nossa opinião de padrão de excelência. Gostaríamos de agradecer a Beth Halasz (ilustradora médica), Mark Sabo (desenho gráfico 3D) e sua Diretora, Ann Paladino, pela maravilhosa ilustração médica e desenho gráfico. Somos especialmente gratos à nossa equipe profissional da Wolters Kluwer/Lippincott Williams & Wilkins, incluindo Nicole Dernoski (Gerente Sênior de Produtos), Anoop Kumar (Gerente de Projetos) e Brian Brown (Editor Sênior de Aquisições), assim como à nossa equipe de desenvolvimento do DVD na Impelsys. Estes profissionais constantemente nos deram ideias valiosas, encorajamento entusiasmado e sempre se comprometeram com a melhora no tratamento de nossos pacientes. Por fim, gostaríamos de agradecer o apoio e a participação de nossos amigos, colegas e membros das equipes cardiovasculares na Cleveland Clinic e Duke. Este trabalho monumental não seria possível sem seu apoio e contribuições diárias ao nosso entendimento da obtenção das imagens perioperatórias e seu valor no direcionamento do tratamento dos pacientes. Finalmente, devemos muitíssimo às nossas esposas e familiares por seu longo sofrimento ao tolerar nossas ausências e férias regadas a toneladas de manuscritos, discos rígidos portáteis e prazos.

Robert M. Savage, MD
Solomon Aronson, MD

Prefácio

Em 1972, Johnson e Holmes foram os primeiros a demonstrar a utilidade da ecocardiografia epicárdica no modo M na avaliação da efetividade da comissurotomia mitral aberta, levando à expansão limitada das aplicações intraoperatórias da ultrassonografia. A introdução da ecocardiografia transesofágica intraoperatória, no início dos anos de 1980, catalisou seu uso clínico e acelerou o desenvolvimento de tecnologias inovadoras. As sondas e os transdutores atuais permitem a obtenção de imagens multiplanares em 2D e em 3D em tempo real de alta resolução, avaliando de forma detalhada as estruturas e o fluxo, o que melhorou as decisões perioperatórias e os resultados clínicos.

Nas últimas décadas, a utilidade da ecocardiografia perioperatória no monitoramento da *performance* cardíaca e no diagnóstico de patologias passou a ser cada vez mais evidente. A ecocardiografia perioperatória é agora considerada parte essencial da cirurgia cardíaca moderna e também é cada vez mais comum no cuidado de pacientes não cardíacos de alto risco anestésico. Suas aplicações clínicas são numerosas e bem reconhecidas, incluindo a avaliação funcional do ventrículo esquerdo (VE) e do ventrículo direito (VD), a avaliação de pré-carga, a medida do débito cardíaco, a detecção de isquemia miocárdica, a avaliação da função valvular, a detecção e a avaliação de diversas cardiopatias congênitas e a avaliação da doença ateromatosa aórtica. Estas aplicações melhoraram significativamente os conhecimentos dos profissionais de saúde e, portanto, o atendimento aos pacientes. As importantes informações fornecidas pela ecocardiografia perioperatória para o manejo hemodinâmico e a avaliação diagnóstica aceleraram ainda mais a disseminação de sua utilização. Esta técnica pode ser realizada por abordagem transesofágica, epicárdica, epiaórtica e transtorácica. A ecocardiografia é feita antes, durante e após a cirurgia para o diagnóstico de patologias, a avaliação de tratamentos e validação do sucesso ou não das ações direcionadas ao manejo da fisiologia. O valioso uso da ecocardiografia foi também identificado nos laboratórios de cateterismo cardíaco e eletrofisiologia, com orientação direta e em tempo real de procedimentos cardiovasculares percutâneos menos invasivos. Os médicos responsáveis pelo período perioperatório de pacientes submetidos a cirurgias cardiovasculares ou intervenções percutâneas e procedimentos não cardíacos devem passar a compreender melhor as capacidades da ecocardiografia transesofágica (ETE) neste período. Na década de 1990, quando a ETE perioperatória passou a ser amplamente disseminada na prática clínica, houve grande interesse no desenvolvimento de diretrizes multidisciplinares para a sua utilização. Isto levou à publicação de normas colaborativas para a ecocardiografia perioperatória, endossadas por sociedades representantes das disciplinas cardiovasculares. Estes padrões são fundamentados em revisões de literatura e na opinião multidisciplinar especializada de membros da

Society of Cardiovascular Anesthesiologists, American Society of Anesthesiologists e *American Society of Echocardiography*, além de representantes de outras associações cardiovasculares norte-americanas e internacionais. Nesta área, a cooperação multidisciplinar é um testemunho do reconhecimento da importância clínica desta ferramenta. Entre cardiologistas, cirurgiões cardíacos e anestesiologistas, a ecocardiografia perioperatória continua a ser a ferramenta de monitoramento e diagnóstico mais amplamente reconhecida e usada na orientação do processo de decisão perioperatória.

Com base na primeira edição de *Comprehensive Textbook of Intraoperative Transesophageal Echocardiography*, a *Ecocardiografia Transesofágica Perioperatória Básica – Revisão e Autoavaliação* traz os conhecimentos básicos necessários à realização da ETE. É composto por 18 capítulos das primeiras duas seções do livro *Principles of Echocardiography and Intraoperative Examination*. Estes capítulos foram reduzidos em tamanho e apresentados em formato para consulta rápida. Cada capítulo possui três a cinco perguntas e respostas que facilitam a autoavaliação.

Este livro é acompanhado por um DVD que contém as projeções mais importantes da ETE, como a medioesofágica, a da valva mitral e outras. Cada projeção é acompanhada por uma animação que mostra a manipulação da sonda, o desenho anatômico normal e imagens das projeções normais e anormais em 2D e 3D.

Sinceramente, esperamos que *Ecocardiografia Transesofágica Perioperatória Básica – Revisão e Autoavaliação* seja seu principal recurso no entendimento dos princípios fundamentais, aplicações clínicas e avanços tecnológicos referentes à ecocardiografia perioperatória. Além disso, acreditamos que esta ferramenta de revisão reflita o extraordinário entusiasmo que encoraja a adoção desta incrível tecnologia ao buscarmos melhorar a qualidade e o valor do atendimento prestado aos nossos pacientes.

Robert M. Savage, MD
Solomon Aronson, MD

Autores dos Capítulos Originais

Ahmad Adi, MD
Staff Anesthesiologist
Department of Cardiothoracic Anesthesia
The Cleveland Clinic Foundation
Cleveland, Ohio

Solomon Aronson, MD, FACC, FCCP, FAHA, FASE
Professor of Anesthesiology
Executive Vice-Chair
Department of Anesthesiology
Duke University Medical Center
Durham, North Carolina

Bruce Bollen, MD
Missoula Anesthesiology PC
St. Patrick Hospital and Health Sciences Center
Missoula, Montana

Michael K. Cahalan, MD
Professor and Chair
Department of Anesthesiology
University of Utah School of Medicine
Salt Lake City, Utah

Carlos Duran, MD
President/CEO
International Heart Institute of Montana
Missoula, Montana

Katherine A. Grichnik, MD
Associate Professor
Department of Anesthesiology
Duke University Medical Center
Durham, North Carolina

Lori B. Heller, MD
Staff Attending
Swedish Covenant Hospital
Seattle, Washington

Stephen Insler, DO
Staff Anesthesiologist
Department of Cardiothoracic Anesthesia
The Cleveland Clinic Foundation
Cleveland, Ohio

Colleen G. Koch, MD, MS, MBA
Vice-Chair, Research
Department of Cardiothoracic Anesthesia
Cleveland Clinic
Cleveland, Ohio

Nhung T. Lam, MD
Staff Physician
Department of Anesthesia
Southwest Washington Medical Center
Vancouver, Washington

Michael G. Licina, MD
Vice-Chairman, Operations
Department of Cardiothoracic Anesthesia
Cleveland Clinic
Cleveland, Ohio

Jonathan B. Mark, MD
Professor and Vice-Chairman
Department of Anesthesiology
Duke University
Chief, Anesthesiology Service
Veterans Affairs Medical Center
Durham, North Carolina

Joseph P Mathew, MD
Director
Cardiac Anesthesia
Department of Anesthesiology
Duke University
Durham, North Carolina

Glenn S. Murphy, MD
Assistant Professor
Department of Anesthesiology
Director, Cardiac Anesthesia
Northwestern University Feinberg School of Medicine Academic Institution
Evanston Northwestern Healthcare
Evanston, Illinois

Kim J. Payne, MD
Assistant Professor
Department of Anesthesiology and Perioperative Medicine
Medical University of South Carolina
Charleston, South Carolina

Autores dos Capítulos Originais

Albert C. Perrino, Jr., MD
Professor
Yale University School of Medicine
New Haven, Connecticut

James Ramsay, MD
Professor of Anesthesiology
Emory University School of Medicine
Atlanta, Georgia

Scott T. Reeves, MD, MBA, FACC, FASE
John E. Mahaffey Endowed Professor and
  Chairman
Anesthesia and Perioperative Medicine
Medical University of South Carolina
Charleston, South Carolina

Robert M. Savage, MD, FACC
Head, Perioperative Echocardiography
Department of Cardiothoracic Anesthesia
Co-Director, Intraoperative Echocardiography
Department of Cardiovascular Medicine
Cleveland Clinic
Cleveland, Ohio

Rebecca A. Schroeder, MD
Associate Professor
Department of Anesthesiology
Duke University
Durham, North Carolina

Jack S. Shanewise, MD
Professor of Anesthesiology
Chief, Division of Cardiothoracic Anesthesia
Department of Anesthesiology
Columbia University Medical Center
New York, New York

Stanton K. Shernan, MD, FAHA, FASE
Associate Professor of Anesthesia
Department of Anesthesiology
Perioperative and Pain Medicine
Director of Cardiac Anesthesia
Brigham and Women's Hospital
Harvard Medical School
Boston, Massachusetts

William J. Stewart, MD, FACC, FASE
Co-Director of Intraoperative
  Echocardiography
Department of Cardiovascular Medicine
Cleveland Clinic
Cleveland, Ohio

James D. Thomas, MD
Department of Cardiovascular Medicine
Heart & Vascular Institute
Cleveland Clinic
Cleveland, Ohio

Daniel M. Thys, MD
Chairman Emeritus
Department of Anesthesiology
St. Luke's-Roosevelt Hospital Center
Professor Emeritus
Department of Anesthesiology
College of Physicians & Surgeons
Columbia University
New York, New York

Christopher A. Troianos, MD
Chairman and Program Director
Department of Anesthesiology
Western Pennsylvania Hospital
Pittsburgh, Pennsylvania

Daniel P. Vezina, MD, MSc, FRCPC
Associate Professor
Department of Anesthesiology
University of Utah School of Medicine
Salt Lake City, Utah

Lee K. Wallace, MD
Associate Staff Anesthesiologist
Director of Intraoperative Echocardiography
  Education
Department of Cardiothoracic Anesthesia
The Cleveland Clinic Foundation
Cleveland, Ohio

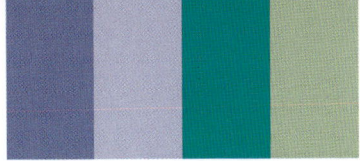

Perfil dos Autores

Mohamed A. Abdalla, BS, MBBS, MD
Anesthesiology
Louis Stokes Cleveland VA Medical Center
Cleveland, Ohio

Nicholas Aeschlimann, MD
Department of Anesthesiology
Duke University Medical Center
Durham, North Carolina

Solomon Aronson, MD, FACC, FCCP, FAHA, FASE
Professor of Anesthesiology
Executive Vice-Chair
Department of Anesthesiology
Duke University Medical Center
Durham, North Carolina

Katherine A. Grichnik, MD
Associate Professor
Department of Anesthesiology
Duke University Medical Center
Durham, North Carolina

Lori B. Heller, MD
Staff Attending
Swedish Covenant Hospital
Seattle, Washington

Steven Konstadt, MD, MBA, FACC
Professor of Anesthesiology
The Mount Sinai School of Medicine
New York, New York

Peter Rozman

Robert M. Savage, MD, FACC
Head, Perioperative Echocardiography
Department of Cardiothoracic Anesthesia
Co-Director Intraoperative Echocardiography
Department of Cardiovascular Medicine
Cleveland Clinic
Cleveland, Ohio

Andrew D. Shaw, MB, FRCA, FCCM
Associate Professor
Department of Anesthesiology
Duke University Medical Center
Durham, North Carolina

Ben Sommer

Sumário

Dedicatória v
Agradecimentos vi
Prefácio vii
Autores dos Capítulos Originais ix
Perfil dos Autores xi

1 Física e Física da Ultrassonografia – Além dos Botões 1
   Autor do Resumo: Peter Rozman
   Autores do Capítulo Original: Michael G. Licina, James D. Thomas, Robert M. Savage

2 Artefatos de Imagem e Armadilhas 22
   Autores do Resumo: Lori B. Heller, Solomon Aronson
   Autores do Capítulo Original: Lori B. Heller, Solomon Aronson

3 Aperfeiçoando a Ecocardiografia Transesofágica Bidimensional 35
   Autor do Resumo: Stanton K. Shernan
   Autor do Capítulo Original: Stanton K. Shernan

4 Anatomia Cirúrgica 39
   Autor do Resumo: Mohamed A. Abdalla
   Autores do Capítulo Original: Bruce Bollen, Carlos Duran, Robert M. Savage

5 Exame ETE Abrangente 49
   Autor do Resumo: Solomon Aronson
   Autores do Capítulo Original: Jack S. Shanewise, Daniel P. Vezina, Michael K. Cahalan

6 Indicações para o Exame ETE Intraoperatório 75
   Autor do Resumo: Solomon Aronson
   Autor do Capítulo Original: Daniel M. Thys

7 Organização do Serviço de ETE 80
   Autor do Resumo: Solomon Aronson
   Autores do Capítulo Original: Glenn S. Murphy, Joseph P. Mathew, Stanton K. Shernan

8 Função Ventricular Sistólica Global 86
   Autor do Resumo: Solomon Aronson
   Autores do Capítulo Original: Nhung T. Lam, Solomon Aronson

9 Avaliação da Função Ventricular Regional 94
   Autores do Resumo: Lori B. Heller, Solomon Aronson
   Autores do Capítulo Original: Lori B. Heller, Solomon Aronson

10 Avaliação da Valva Mitral 107
   Autores do Resumo: Robert M. Savage, Solomon Aronson
   Autor do Capítulo Original: Colleen G. Koch

11 Valva Aórtica 111
   Autor do Resumo: Christopher A. Troianos
   Autor do Capítulo Original: Christopher A. Troianos

12 Valvas Tricúspide e Pulmonar 119
   Autor do Resumo: Solomon Aronson
   Autores do Capítulo Original: Rebecca A. Schroeder,
   Jonathan B. Mark, Katherine A. Grichnik

13 Avaliação da Aorta Torácica 128
   Autor do Resumo: Steven Konstadt
   Autor do Capítulo Original: Steven Konstadt

14 ETE no Contexto de Cuidados Críticos 137
   Autor da Descrição: Solomon Aronson
   Autores do Capítulo Original: Scott T. Reeves, Kim J. Payne,
   James Ramsay, Jack S. Shanewise, Stephen Insler, William J. Stewart

15 Avaliação Hemodinâmica 144
   Autor da Descrição: Robert M. Savage
   Autores do Capítulo Original: Lee K. Wallace, Michael G. Licina,
   Ahmad Adi

16 ETE para Cirurgia Não Cardíaca 191
   Autor do Esboço: Ben Sommer
   Autores do Capítulo Original: Albert C. Perrino, Jr., Scott T. Reeves

17 Ultrassom para Canulação Vascular 201
   Autor do Resumo: Solomon Aronson
   Autores do Capítulo Original: Katherine A. Grichnik,
   Solomon Aronson

18 Exame Transtorácico 211
   Autores do Resumo: Nicholas Aeschlimann, Andrew D. Shaw
   Autores do Capítulo Original: Nicholas Aeschlimann,
   Andrew D. Shaw

   Respostas 216

   Índice Remissivo 225

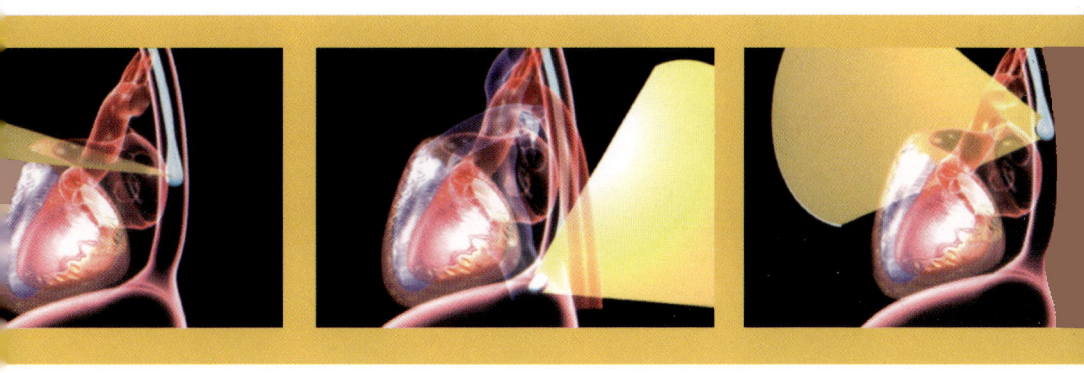

Ecocardiografia Transesofágica Perioperatória Básica

CAPÍTULO 1

Física e Física da Ultrassonografia – Além dos Botões

AUTOR DO RESUMO: Peter Rozman
AUTORES DO CAPÍTULO ORIGINAL: Michael G. Licina,
James D. Thomas, Robert M. Savage

■ PONTOS PRINCIPAIS

- Uma compreensão mais completa dos princípios físicos da ultrassonografia efetivamente permite a aquisição de dados ecocardiográficos de alta qualidade nos quais se pode basear as decisões clínicas da equipe perioperatória.
- O *som* pode ser classificado como subsônico ou infrassônico (menos de 20 ciclos/s), audível (20 a 20.000 ciclos/s) e ultrassom (mais de 20.000 ciclos/s).
- A ecocardiografia é baseada na conversão elétrica (por cristais piezoelétricos) das ondas ultrassônicas refletidas (com frequência superior a 20.000 ciclos/s) por estruturas e pelo fluxo sanguíneo no sistema cardiovascular.
- As ondas sonoras são caracterizadas pelas propriedades da frequência (f) ou número de ciclos por segundo, amplitude (A ou sonoridade) e comprimento de onda (λ) ou distância entre dois ciclos ultrassônicos adjacentes.
- Usando a velocidade média de propagação do ultrassom pelo tecido (c) ou 1.540 m/s, a relação entre frequência (f) e comprimento de onda (λ) é caracterizada como:

$$c\ (1.540\ m/s) = f\ (ciclos/s) \times \lambda\ (mm)$$
$$\text{ou}$$
$$\lambda\ (mm) = c\ (1.540\ m/s)/f\ (ciclos/s).$$

- A *resolução* é a capacidade de distinção entre dois pontos no espaço e é inversamente relacionada com o comprimento de onda e diretamente relacionada com a frequência. Quanto maior o comprimento de onda, menor a frequência, menor a resolução, porém maior a penetração tecidual. As ondas ultrassônicas que são refletidas por estruturas e pelo sangue que se movimenta em direção ao transdutor comprimem o comprimento de onda e aumentam a frequência. A magnitude desta diferença é denominada *desvio Doppler* e é determinada pela velocidade e pela direção da estrutura que reflete o feixe de ultrassom. O processamento das informações deste desvio Doppler pela plataforma ultrassônica resulta na imagem bidimensional (2D), assim como as informações do fluxo em cores, das ondas pulsadas e das ondas contínuas (OC).

I. INTRODUÇÃO

- A ecocardiografia é o uso de som para produção de uma imagem do coração e/ou de estruturas adjacentes.
- O som é uma vibração mecânica em um meio físico que estimula a audição e trafega na forma de onda em propagação, que pode ser graficamente expressa como onda sinusoidal (Fig. 1-1).
- A amplitude (A), que é medida em decibéis (dB), é a máxima compressão de partículas acima do basal e é igual à intensidade na onda sonora.
- Os decibéis são unidades logarítmicas com base na razão entre o valor medido (VM) e o valor de referência (VR), de modo que dB = 20 log (MV/VR), permitindo a compressão de uma ampla gama de valores em uma faixa estreita.
- A intensidade (I) é o nível de energia sonora em uma área do tecido e é proporcional ao quadrado da amplitude da onda sonora.
- O comprimento de onda (λ) é a distância entre duas áreas adjacentes de máxima compressão, enquanto a frequência (f ou Hz) é o número de comprimento de ondas por unidade de tempo.
- A velocidade de propagação (c) é igual ao comprimento de onda multiplicado pela frequência e é relativamente constante nas ondas sonoras no coração humano ($1,5 \times 10^3$ m/s).
- O comprimento de onda é importante para a resolução da imagem, a capacidade de distinção entre dois pontos no espaço, uma vez que esta não é superior a 1 ou 2 comprimentos de onda, e a profundidade de penetração do ultrassom é diretamente proporcional à resolução.
- A impedância acústica, o processo de passagem do som por um meio, é igual à densidade do meio multiplicada pela velocidade do som e é responsável pela reflexão quando os feixes sonoros trafegam entre dois tecidos.
- A reflexão ocorre quando a onda sonora atinge o limite entre superfícies com diferentes impedâncias acústicas e é chamada especular ao ocorrer em superfícies regulares.
- A refração é a alteração na direção da onda sonora ao trafegar entre estas superfícies e ocorre quando as velocidades de propagação são diferentes e o ângulo entre a onda e a superfície é oblíquo, provocando artefatos de imagem.

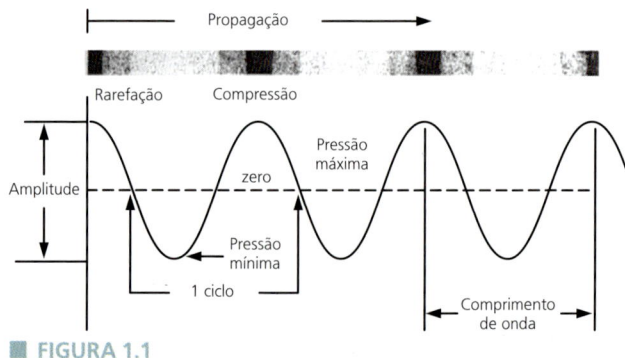

FIGURA 1.1

- A dispersão ocorre quando as ondas são refletidas por objetos pequenos e de formato irregular.
- A atenuação é a perda da onda de ultrassom e é diretamente relacionada com a distância percorrida.
- A absorção é a conversão da energia da onda ultrassonográfica em outra forma de energia.
- O som pode ser classificado como subsônico ou infrassônico, audível e ultrassom.
- O ultrassom apresenta frequência superior a 20.000 Hz, pode ser direcionado em um feixe, obedece às propriedades da onda e é refletido por pequenos objetos.

II. GERAÇÃO DO FEIXE DE ULTRASSOM – EFEITO PIEZOELÉTRICO

- Quando uma placa de quartzo é submetida a estresse mecânico, desenvolve uma carga elétrica em sua superfície (Fig. 1-2), que é conhecida como pressão elétrica, ou efeito piezoelétrico (Fig. 1-3).
- Caso o cristal seja submetido a uma corrente elétrica alternada, irá gerar ondas ultrassônicas; esta é a base da ultrassonografia.
- As moléculas de certos cristais são altamente polarizadas, o que explica sua vibração quando estes materiais são submetidos a cargas elétricas (Fig.

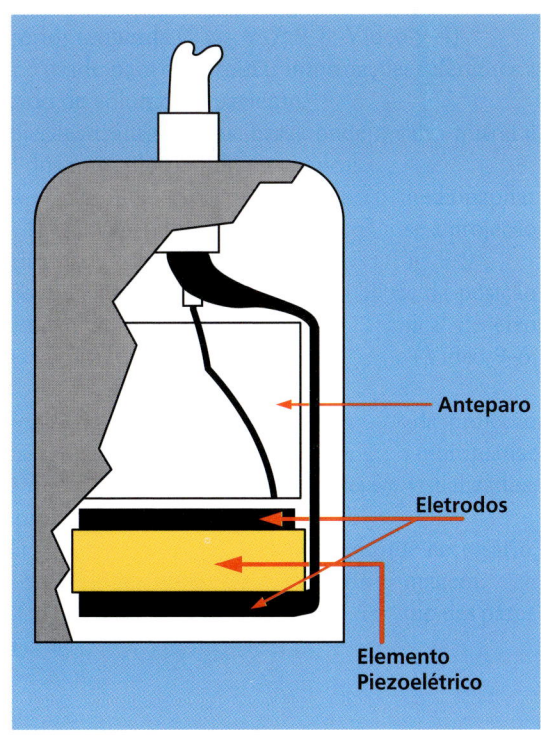

FIGURA 1.2

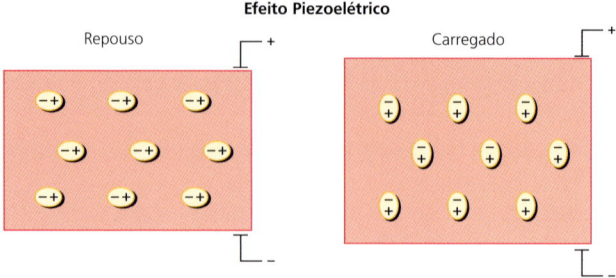

- À transmissão, a eletricidade vibra o cristal, emitindo ultrassom.
- À recepção, as vibrações do ultrassom geram um sinal elétrico.

FIGURA 1.3

1-3); assim, as moléculas emitem um campo elétrico quando atingidas pelas ondas ultrassônicas.[1]

III. OBTENÇÃO DE IMAGENS ULTRASSONOGRÁFICAS

- Em decorrência da previsível relação tempo-distância do ultrassom no interior do organismo (1.540 m/s), as distâncias são facilmente determinadas pelos tempos para retorno do eco (Fig. 1-4).
- A profundidade, em centímetros, é dada por d = 77t, onde t é o tempo de retorno do eco em milissegundos (Fig. 1-4).[2,3]
- A frequência de repetição de pulso (FRP, em kHz) é de aproximadamente 77/d (Fig. 1-4).

A. Interação da onda com tecidos e órgãos

- A magnitude da reflexão que ocorre nos limites e interfaces dos tecidos é determinada pela alteração relativa na impedância acústica.
- As dimensões laterais superiores a um comprimento de onda atuam como refletores especulares, e o ângulo ideal é obtido quando o feixe de som é perpendicular ao transdutor.

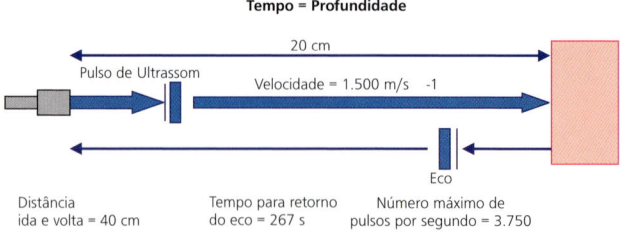

- Na profundidade d, tempo t e velocidade do som c (1.500-1.540 m/s):
- d = ct/2 (d em cm, t em ms)
- Frequência máxima de repetição de pulso: FRP = c/2d 77/d

FIGURA 1.4

- Imagens de eco de má qualidade ocorrem por queda (o ângulo é superior ou inferior a 90 graus) e dispersão (as dimensões laterais são menores do que o comprimento de onda).
- A refração permite a melhoria das imagens ao utilizar lentes acústicas que focalizam o feixe, mas podem provocar o artefato em "imagem dupla".
- A conversão da energia ultrassonográfica em calor, uma forma de absorção, resulta em atenuação, que apresenta relação direta com a frequência.
- Em virtude das variações nas potências dos sinais de retorno, a compressão logarítmica, também chamada "compensação de ganho temporal", seguida pela amplificação diferencial, é necessária (Fig. 1-5).

IV. TRANSDUTORES

- Um transdutor é composto por um elemento piezoelétrico, eletrodos, compartimento com isolamento e anteparo.
- Um transdutor está em modo receptor em aproximadamente 99% do tempo[2,5,6] e pode detectar um sinal de comprimento de onda inferior a 1% do original.[4,7]
- Os eletrodos estimulam e conduzem a corrente elétrica de e para o elemento piezoelétrico.
- A superfície de contato *(faceplate)*, entre o esôfago e o elemento piezoelétrico, faz com que a maior parte do ultrassom seja transmitida, e não refletida, e possui uma lente acústica para focalização do feixe.
- O compartimento e o isolamento impedem a ocorrência de ruído elétrico e choque elétrico, enquanto o anteparo melhora a qualidade da imagem por redução da duração do pulso e de seu comprimento espacial.

Processamento da Linha de Escaneamento

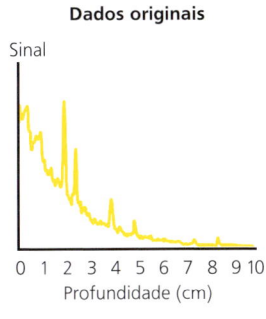

Dados originais

As estruturas são distorcidas por atenuação e uma variação de 1.000.000 de vezes na potência do sinal

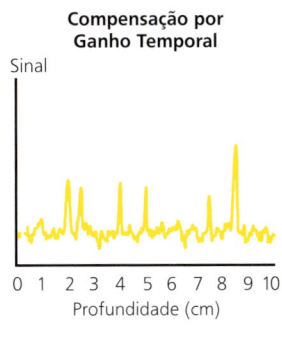

Compensação por Ganho Temporal

O sinal é comprimido, de modo que possa ser mostrado ao observador. O ajuste é feito pela "Faixa Dinâmica"

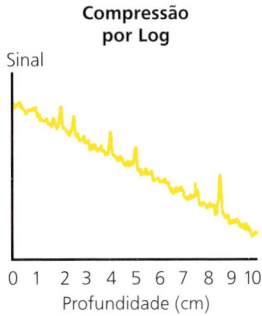

Compressão por Log

Amplifica, de forma preferencial, os sinais mais profundos para ajuste da atenuação

FIGURA 1.5

- No Doppler com onda pulsada, há apenas um cristal piezoelétrico e, no Doppler OC, dois.

V. CARACTERÍSTICAS DA FRENTE DE ONDA

- Um feixe não focalizado trafega em uma coluna em seu campo proximal, ou zona de Fresnel, cujo comprimento é diretamente proporcional ao diâmetro do transdutor e inversamente relacionado com seu comprimento de onda (FN = D2/4λ) (Fig. 1-6).
- Em seu campo distal ou zona de Fraunhalfer, o feixe diverge de maneira diretamente proporcional ao comprimento de onda e inversamente proporcional ao diâmetro dos transdutores (ângulo de divergência = 1,22λ/D)[4-6] (Fig. 1-6).
- As zonas focadas podem ser manipuladas, fazendo com que a lente do transdutor fique côncava ou por meio da focalização elétrica do feixe, melhorando a resolução do campo proximal da imagem, mas piorando a resolução do campo distal (Fig. 1-6).
- Há resoluções axiais (orientadas ao longo do comprimento do feixe), laterais (de lado a lado) ou elevacionais (ao longo da espessura do feixe). A resolução axial é a mais precisa.

VI. REVISÃO DE CONCEITOS

- A energia da onda é cinética, na forma de movimentação de partículas, e potencial, na forma de compressão tecidual e rarefação.
- As ondas são caracterizadas pela relação inversa entre o comprimento de onda e a frequência.
- Um transdutor de alta frequência melhora a resolução, enquanto um transdutor de baixa frequência melhora a penetração.
- Os pulsos de ultrassom devem ser extremamente curtos, enquanto os pulsos do Doppler devem ser maiores.

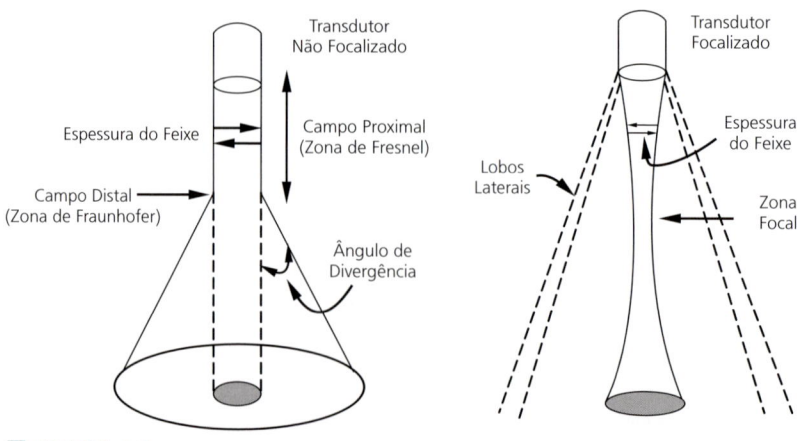

■ FIGURA 1.6

A. Resolução
- A resolução axial (ou longitudinal, radial, faixa, profundidade) diferencia duas estruturas próximas uma da outra e de frente para trás e depende da frequência do transdutor, do comprimento da banda e do curto comprimento de pulso.
- A resolução lateral é a menor distância que pode existir entre duas estruturas que ainda produzem dois ecos distintos. É igual ao diâmetro do feixe e varia conforme a profundidade.
- A resolução temporal é a capacidade de localização precisa de estruturas em movimento em um instante e é afetada pelo número de pulsos por linha de escaneamento, profundidade da imagem, tamanho do setor e densidade da linha.

VII. INSTRUMENTOS ULTRASSONOGRÁFICOS E MODALIDADES DE OBTENÇÃO DE IMAGEM

A. Ecocardiografia em modo A, B ou M
- Os ecos em modo A e B podem determinar as distâncias entre o transdutor e a superfície de reflexão e a intensidade do ultrassom refletido.
- Os ecos em modo A percebem a intensidade pela altura do sinal elétrico do osciloscópio, enquanto os ecos em modo B percebem a intensidade pela variação do brilho no ponto de reflexão.
- O modo M dá referência de tempo ao modo B; em ambos, um único cristal é utilizado (Fig. 1-7).
- A FRP, ou frequência em que a transmissão pode ser repetida, é normalmente de até 3.800 vezes/s para ecos em modo M.[4,7,8]

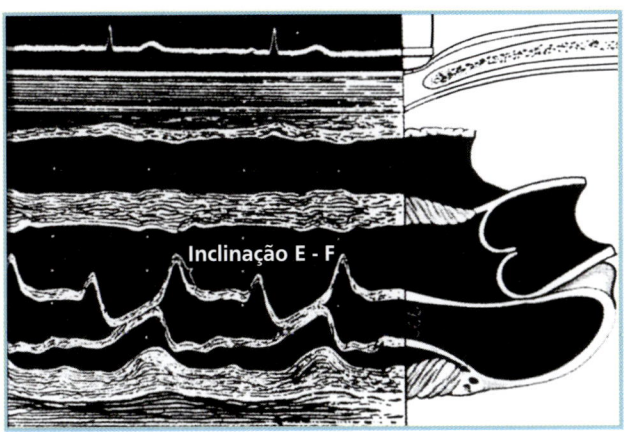

■ FIGURA 1.7

B. Ecocardiografia bidimensional

- A geração da imagem é resultante das informações de um setor em forma de leque de cerca de 100 linhas de escaneamento em modo B; este plano é varrido por cada onda de ultrassom cerca de 60 vezes/s.[4,6]
- As primeiras imagens, semelhantes às de osciloscópios, praticamente impossibilitavam a interpretação de estruturas em movimento. Isso levou à criação das imagens em modo M, em que a potência da onda é mostrada na vertical e a variação temporal, na horizontal.
- A obtenção de imagens em modo M apresenta taxa de amostragem maior do que em 2D.[4,7,8]
- O *scanner* setorial mecânico (Fig. 1-8) foi o primeiro sucessor à obtenção de imagens em modo M, com as linhas de escaneamento sendo desenhadas em um osciloscópio.
- Agora, todos os equipamentos modernos de ultrassonografia usam transdutores com agrupamento por fases (Fig. 1-9), nos quais mui-

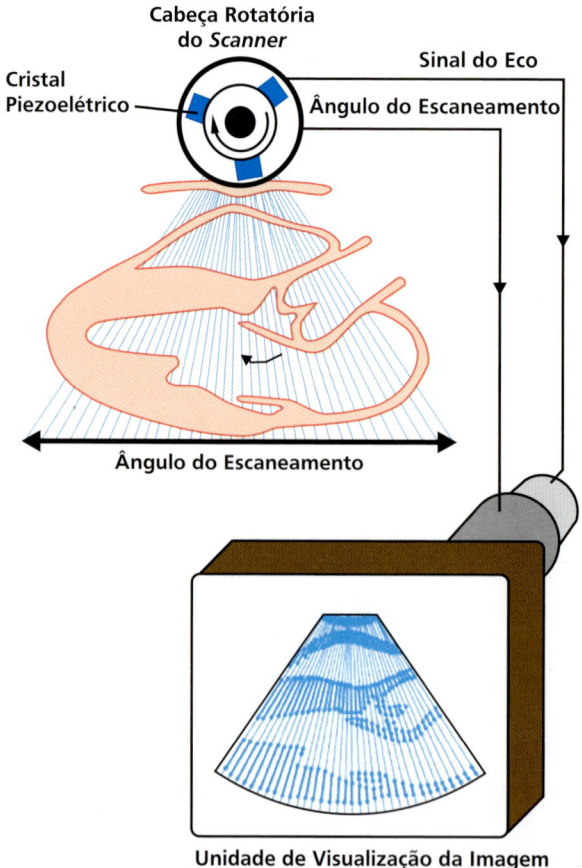

FIGURA 1.8

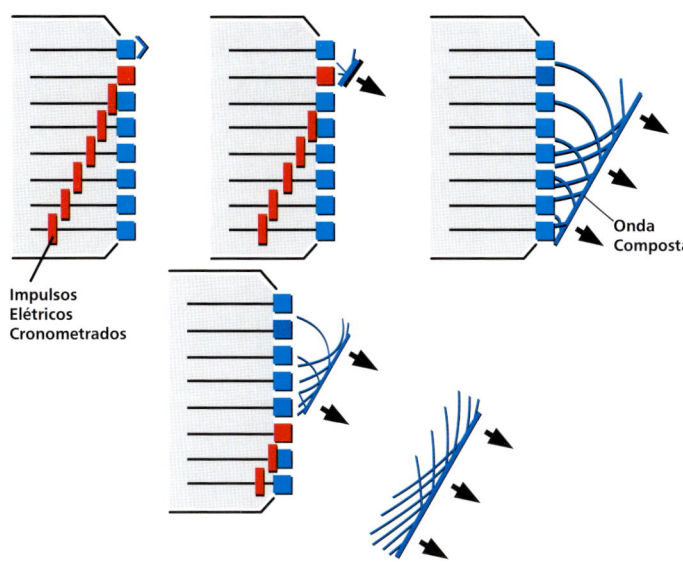

FIGURA 1.9

tos cristais pequenos emitem ondas em tempos determinados por impulsos elétricos, criando uma onda plana e composta que pode ser focalizada em pontos específicos (Fig. 1-10).
- É também possível usar os transdutores com agrupamento por fases e retardar as linhas, dando atenção a pontos específicos (Fig. 1-11).
- A FRP apresenta taxa de quadros limitada, criando a compensação entre a resolução temporal e espacial e a velocidade (Fig. 1-12), enquanto o processamento simultâneo das linhas de escaneamento permite o aumento da taxa de quadros (Fig. 1-13; Tabela 1-1).

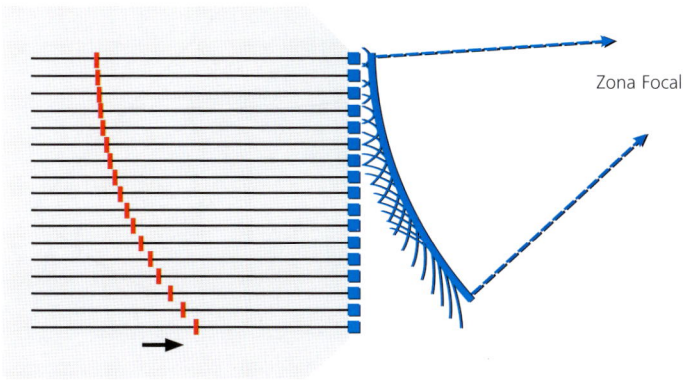

FIGURA 1.10

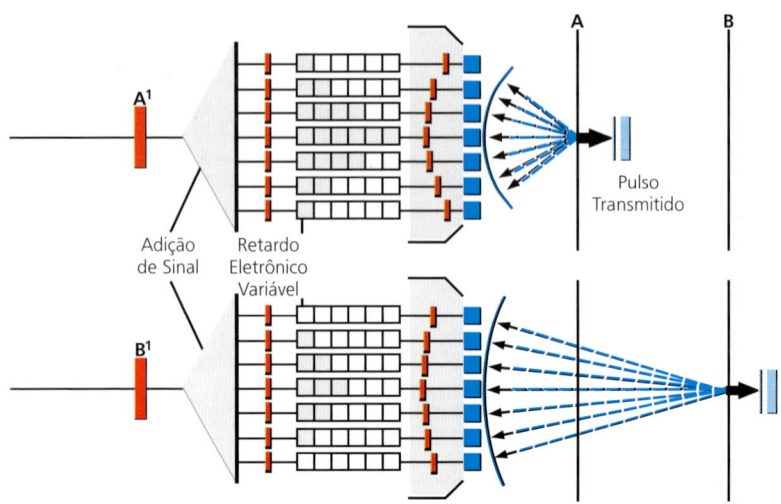

FIGURA 1.11

- Em virtude da propagação não linear do ultrassom no tecido e a degradação da onda em formato denteado,[8,9] imagens harmônicas do tecido (Fig. 1-14) devem ser usadas para eliminar o artefato de campo proximal e a sobreposição de cavidades causados pelos lobos laterais fracos.[10]
- Nas imagens harmônicas do tecido, há uma injeção de energia na onda harmônica de frequência fundamental, presente apenas depois que esta se encontra na região do coração e é produzida somente pelos melhores ecos.[11,12]

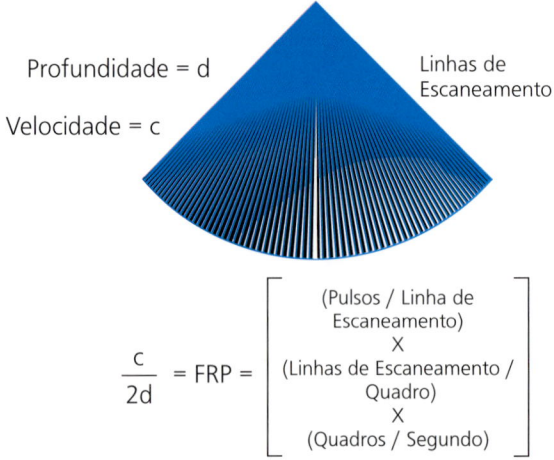

FIGURA 1.12

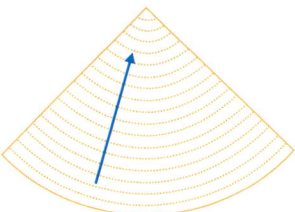
Processamento Seriado

Uma linha de escaneamento é recebida
para cada pulso de ultrassom

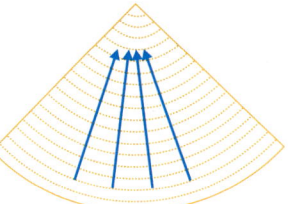
Processamento Paralelo

Várias linhas de escaneamento são recebidas
para cada pulso de ultrassom

■ **FIGURA 1.13**

C. Ecocardiografia por Doppler

- O princípio Doppler, em que a frequência de um objeto que se move em direção ao observador aumenta e a frequência de um objeto que se distancia do observador diminui, é usado para determinar a velocidade do sangue ou a movimentação de tecidos no interior do organismo (Fig. 1-15).
- O desvio de frequência é aproximadamente proporcional à velocidade relativa à velocidade do som (Fig. 1-16).
- Na ultrassonografia, ocorrem dois desvios: um quando a onda é recebida por uma célula sanguínea e um quando a onda é refletida; este desvio é proporcional apenas ao componente de velocidade em direção ao transdutor (Fig. 1-16).

1. Efeito Doppler
    - A equação de Doppler é a seguinte: V = (fr − ft × c)/(cosq÷ × 2ft), onde fr − ft é o desvio de frequência, q÷ é o ângulo de incidência entre o transdutor e o vetor de velocidade, c é a velocidade do som no tecido, ft é a frequência transmitida e fr é a frequência refletida.
    - O Primeiro Paradoxo da Ecocardiografia por Doppler é a obtenção das melhores medidas quando a sonda está alinhada paralelamente ao fluxo sanguíneo.

TABELA 1.1 RELAÇÃO ENTRE TAXA DE QUADROS E RESOLUÇÃO

Taxa de quadros	Largura do setor CF do Doppler (%)	Profundidade do setor CFD	Largura do setor 2D (%)	Profundidade do setor 2D	Frequência 2D (MHZ)
24 Hz	60	7,5 cm	100	110 mm	7
39 Hz	0	0	100	110 mm	7
31	40	7,5	40	100 mm	7
48	30	7,25	30	90 mm	7
58	0	0	100	130 mm	5

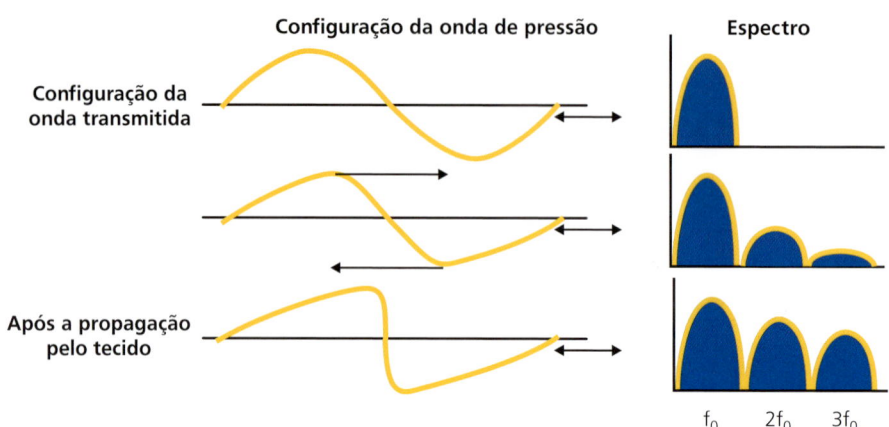

FIGURA 1.14

- O Segundo Paradoxo é a necessidade de baixas frequências de Doppler para obtenção de sinais de alta qualidade de Doppler (menos de 2 MHz).[2,4,6]

2. Doppler com ondas contínuas

- Doppler OC envolve um cristal que continuamente transmite o ultrassom enquanto outro continuamente o recebe (Fig. 1-17A, B), permitindo a quantificação de quaisquer velocidades. No entanto, esta técnica não é capaz de determinar onde a

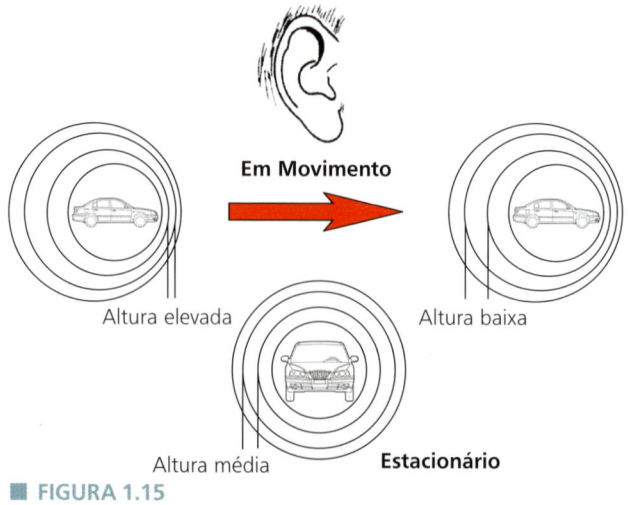

FIGURA 1.15

O Princípio Doppler

- Som transmitido de um objeto em movimento

$$\frac{f}{f} = \frac{v}{c}$$

- Som refletido de um objeto em movimento

$$\frac{f}{f} = \frac{2v}{c}$$

- ....de um objeto que se movimenta no ângulo

$$\frac{f}{f} = \frac{2v \cos \theta}{c}$$

- Rearrumando.......

$$v = \frac{c\,f}{2f \cos \theta}$$

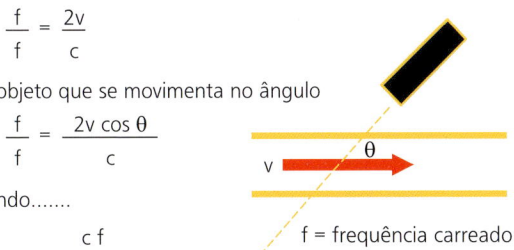

f = frequência carreadora
c = velocidade do som

FIGURA 1.16

velocidade se origina na linha de escaneamento, ou seja, a ambiguidade de faixa.
  ○ O Doppler OC aplica a equação de Bernoulli, a ideia de que um aumento na energia cinética com a aceleração do sangue por uma estenose deve ser acompanhado por uma queda na energia ou pressão potencial (Fig. 1-18), para quantificar a queda de pressão pela estenose.
  ○ A queda de pressão é dada por $\Delta p = 4v^2$, e o processamento do Doppler OC usa a transformação rápida de Fourier.[1,13-15]

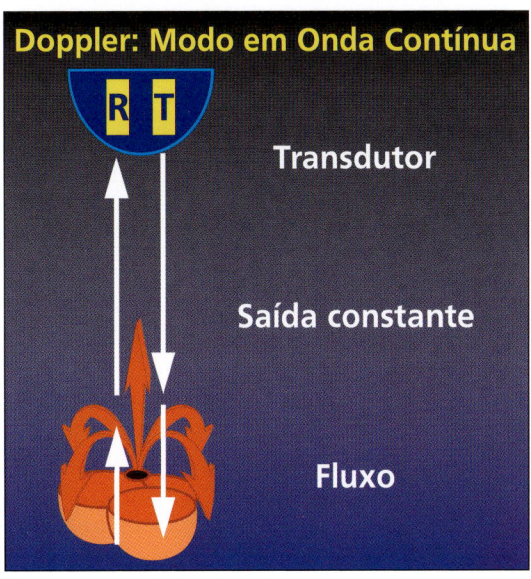

FIGURA 1.17 *(Continua.)*

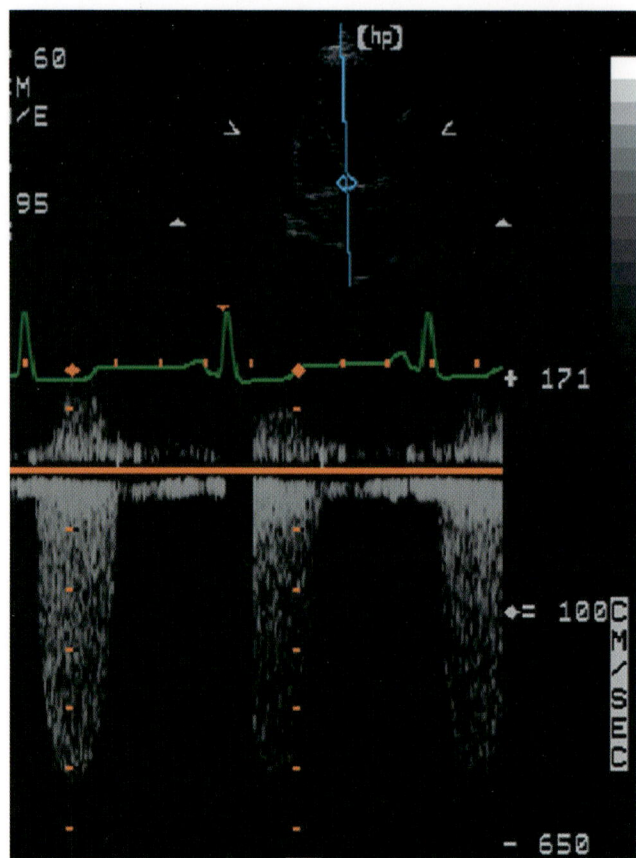

■ **FIGURA 1.17** *(Cont.)*

Equação de Bernoulli
Equilibrando a Energia Potencial e a Energia Cinética

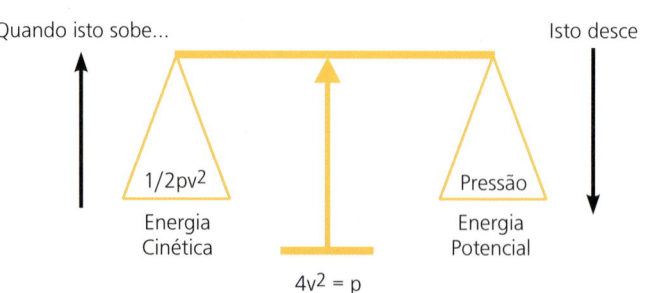

■ **FIGURA 1.18**

3. **Doppler com onda pulsada**
    - O Doppler com onda pulsada utiliza um transdutor como transmissor e receptor, onde o transdutor emite o ultrassom, desliga e recebe as ondas refletidas em diferentes momentos de diferentes distâncias.
    - Um ciclo de transmissão e recepção é a FRP; quanto mais profunda a interrogação, menor a FRP e a velocidade máxima (metade da FRP) que pode ser medida.
    - O retardo temporal é o seguinte: $Td = 2D/Vc$.[6]
    - Quando o desvio Doppler é menor do que a metade do desvio da amostragem de frequência, ocorre *aliasing* ou surgimento de sinal de direção reversa.[2,4,5]
    - O limite de Nyquist é o desvio máximo de frequência; quaisquer desvios acima deste limite resultam no aparecimento de *aliasing*.
    - O circuito de recepção é repetidamente ligado por um breve intervalo, que corresponde à profundidade em questão, permitindo o acúmulo de uma série de sinais antes da transformação rápida de Fourier (Fig. 1-19).[10-13]
    - Há compensação entre a fidelidade e a velocidade (melhorada por múltiplos pulsos por pontos no tempo) e a resolução temporal (melhorada pelos menores trens de pulso).
    - No Doppler, o volume de amostragem apresenta comprimento, extensão e espessura (Fig. 1-20), que pode incluir estruturas adjacentes àquela de interesse.

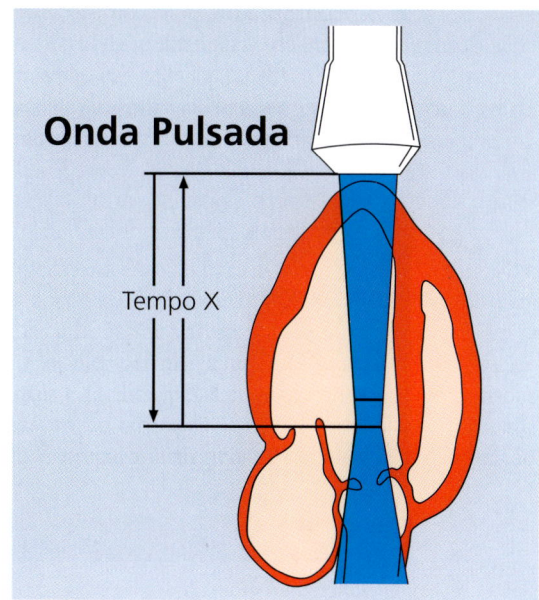

FIGURA 1.19

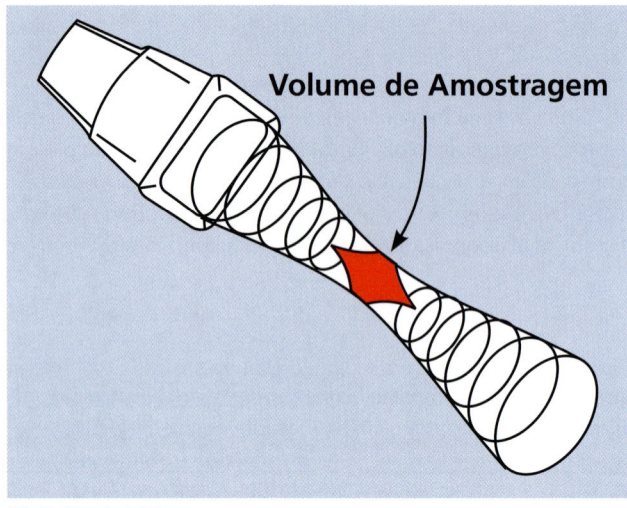

FIGURA 1.20

- Para resolver as frequência de f, este deve ser amostrado em frequência 2f para manter o formato da onda (Fig. 1-21),[4-6] o principal problema com Doppler OP com relação ao Doppler OC (Fig. 1-22).
- *Aliasing* pode ser eliminado pelo uso de um transdutor de baixa frequência, redução da profundidade de interrogação, uso de alto FRP com Doppler e alteração da escala basal para desvio do sinal de dobradura *(wrap around)*.

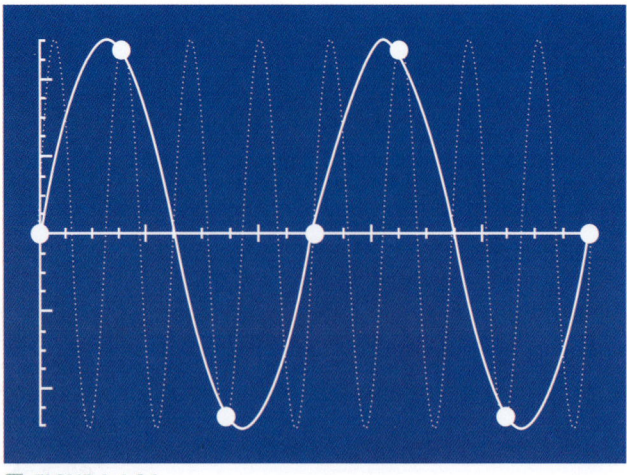

FIGURA 1.21

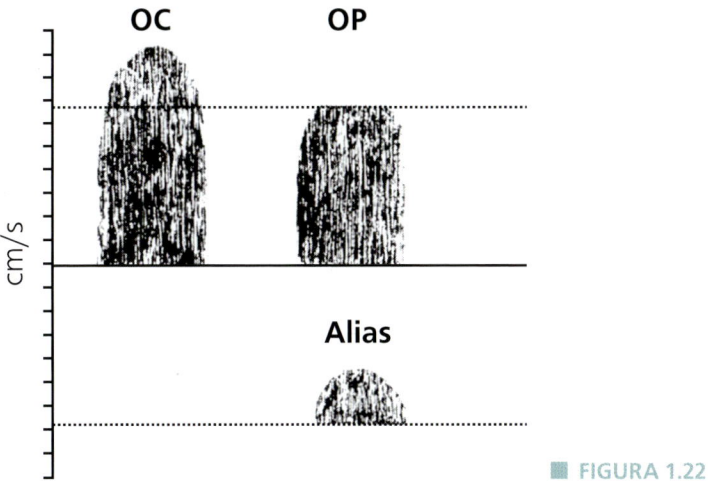

■ FIGURA 1.22

4. Ecocardiografia por Doppler colorido

- O Doppler colorido é fundamentado no Doppler OP, em que até oito rajadas de ultrassom (oito pacotes) por linha de escaneamento determinam as velocidades, que são codificadas em cores[4,6] e, assim, também são sujeitas ao *aliasing* colorido.
- A redução (a) da profundidade do setor de interrogação, (b) da extensão do setor de interrogação, (c) da densidade da linha de escaneamento ou (d) da densidade dos pulsos ultrassonográficos por linha de escaneamento diminui o limite de Nyquist (reduzindo a ocorrência de *aliasing*).
- Os mapas de fluxo em cores utilizam a autocorrelação (Fig. 1-23) para o processamento de dados, em que múltiplos pulsos são emitidos e armazenados na memória digital, e suas frentes de onda são comparadas para determinar a velocidade.

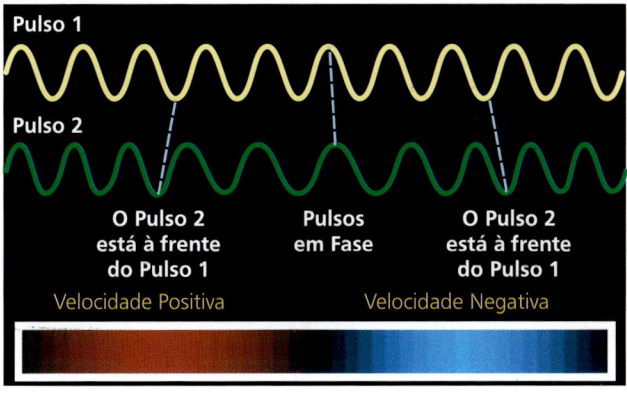

■ FIGURA 1.23

- Os múltiplos pulsos geram estimativas de velocidade que apresentam fase característica (ângulo ao redor do círculo) amplitude e variância (grau de dispersão em decorrência da turbulência); a seguir, é calculada a média destas estimativas.
- Há uma compensação entre a resolução temporal e a precisão das informações da imagem (Fig. 1-12) – o excesso de pulsos reduz a taxa de quadros, enquanto sua escassez faz com que a medida da velocidade não seja precisa – fazendo com que os pacotes tenham tamanho entre 3 e 20.[4,6]
- A ampla gama de velocidades gera uma grande quantidade de variação de cor (geralmente verde ou amarela), enquanto uma gama pequena resulta em baixa quantidade.
- Fatores de instrumentação na imagem de Doppler colorido.
- A ecocardiografia por Doppler colorido é usada para avaliação da regurgitação valvular, em que o momento do jato, o confinamento do jato e a colisão com a parede são importantes fatores.
- Jatos excêntricos, por exemplo, parecem menores do que jatos centrais de mesmo tamanho, em decorrência do achatamento (efeito de Coanda) (Fig. 1-24).[15]
- Dentre os fatores de instrumentação, o ganho de cor (Fig. 1-25), assim como a potência final, podem também fazer com que o jato pareça maior do que é.
- A redução da FRP pode fazer com que o jato pareça maior em virtude da codificação das menores velocidades em seu interior (Fig. 1-26).
- O aumento da frequência do transdutor pode fazer com que o jato pareça maior (normalmente na ecocardiografia transesofágica [ETE]), enquanto o efeito de atenuação (que faz o jato parecer menor) é mais comum na ETT.

Determinantes do Tamanho do Jato
Os jatos da parede são 58% menores do que os jatos centrais equivalentes

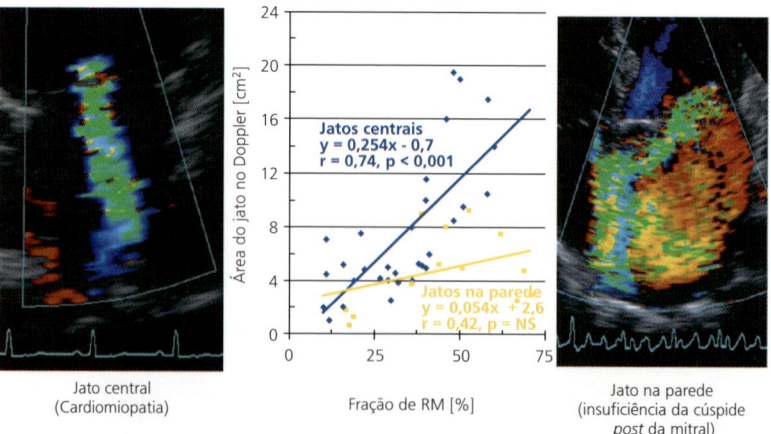

Jato central (Cardiomiopatia)

Fração de RM [%]

Jato na parede (insuficiência da cúspide *post* da mitral)

■ FIGURA 1.24

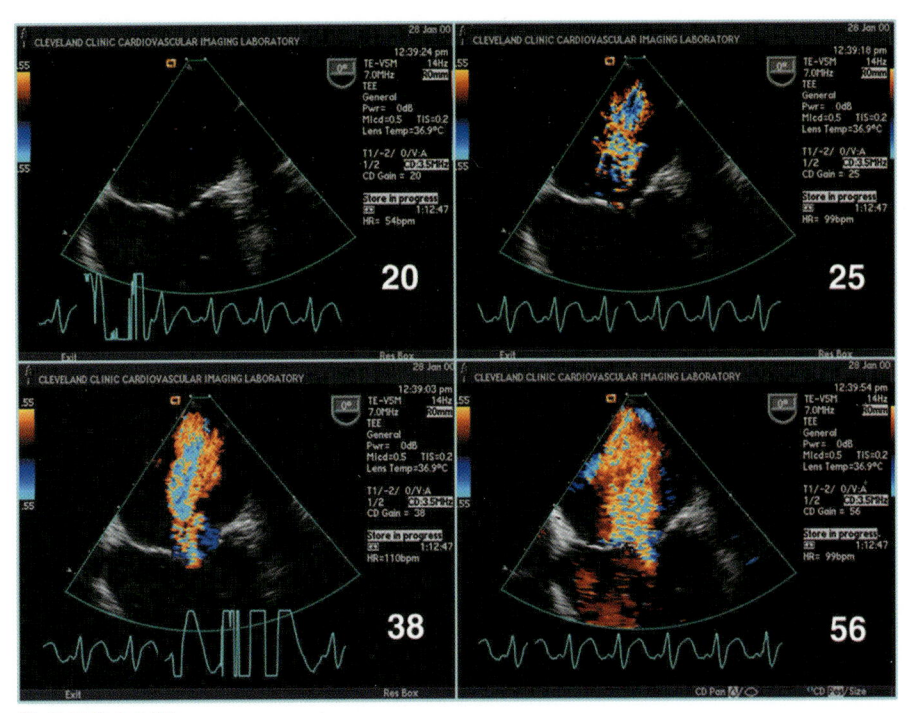

Capítulo 1 • Física e Física da Ultrassonografia – Além dos Botões   19

■ FIGURA 1.25

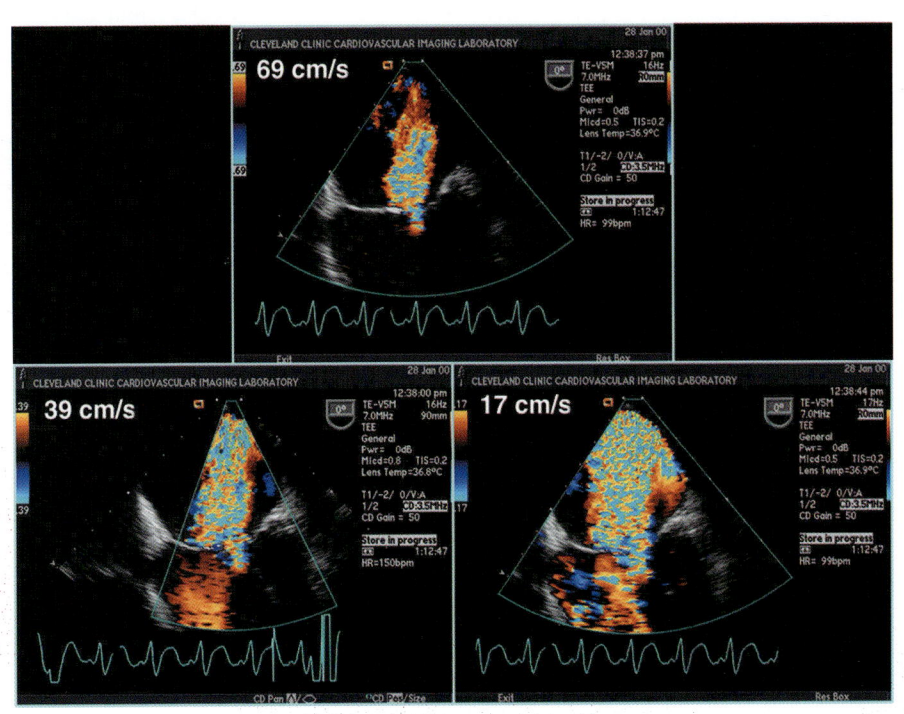

■ FIGURA 1.26

D. Doppler com alta taxa de quadros
- Com esta forma de Doppler, velocidades mais altas podem ser medidas, mas com a possível formação de artefatos de ambiguidade ou surgimento de imagens múltiplas ou frações da profundidade verdadeira.[16]

E. Ecocardiografia com contraste
- Ecocardiografia com contraste miocárdico (ECM) usa um contraste e sistemas adaptados de ultrassonografia para melhoria da imagem.
- Os contrastes continham grandes bolhas que eram injetadas para demonstrar anomalias anatômicas macroscópicas, mas agora contêm microbolhas (de diâmetro inferior a 10 mícrons)[17-19] mais estáveis e estão sendo avaliados atualmente (Tabela 1-1).
- As microbolhas melhoram o contraste das estruturas do lado esquerdo do coração, incluindo as bordas endocárdicas. Quando não foi possível sem o contraste, o uso de contraste (com ETE) permitiu a visualização em 70% das vezes.[20]
- O contraste, quando combinado ao eco de estresse, permite a avaliação da adequação da proteção miocárdica e da revascularização cirúrgica.[21,22]

REFERÊNCIAS
1. Application of Fourier processing in echocardiography. In: Weyman AE, ed. *Cross-sectional Echocardiography*. 2nd ed. Philadelphia: Lea & Febiger; 1994:1299–1306.
2. Wells PN. Physics and engineering: milestones in medicine. *MedEngPhys*. 2001;23(3):147–153.
3. Coulam CM, Erickson JJ, Rollo FD et al. *The Physical Basis of Medical Imaging*. New York: Appelton-Century-Crofts; 1981.
4. Weyman AE. *Cross-sectional Echocardiography*. 2nd ed. Philadelphia: Lea & Febiger; 1994.
5. Hatle L, Angelsen B. *Doppler Ultrasound in Cardiology: Physical Principles and Clinical Application*. Philadelphia: Lea & Febiger; 1982.
6. Thomas JD. Principles of imaging. In: Fozzard HA, Haber E, Jennings RB et al., eds. *The Heart and Cardiovascular System*. 2nd ed. New York: Raven Press; 1996:625–668.
7. Deserranno D, Greenberg NL, Thomas JD et al. A new automated method for the quantification of mitral regurgitant volume and dynamic regurgitant orifice area based on a normalized centerline velocity distribution using color M-mode and continuous wave Doppler imaging. *J Biomech Eng*. 2003;125(1):62–69.
8. Thomas JD, Griffin BP, White RD. Cardiac imaging techniques: which, when, and why. *Cleve Clin Med*. 1996;63(4):213–220.
9. Prior DL, Jaber WA, Homa DA et al. Impact of tissue harmonic imaging on the assessment of rheumatic mitral stenosis. *Am J Cardiol*. 2000;86(5):573–576, A10.
10. Rubin DN, Yazbek N, Garcia MJ et al. Qualitative and quantitative effects of harmonic echocardiographic imaging on endocardial edge definition and sidelobe artifacts. *J Am Soc Echocardiogr*. 2000;13(11):1012–1018.
11. Desser TS, Jeffrey RB. Tissue harmonic imaging techniques: physical principles and clinical applications. *Semin Ultrasound CT MR*. 2001;22(1):1–10.
12. Prior DL, Jaber WA, Homa DA et al. Impact of tissue harmonic imaging on the assessment of rheumatic mitral stenosis. *Am J Cardiol*. 2000;86(5):573–576, A10.
13. Bracewell RN. *The Fourier Transform and Its Applications*. New York: McGraw Hill; 1978.
14. Chandra S, Garcia MJ, Morehead A et al. Two-dimensional Fourier filtration of acoustic quantification echocardiographic images: improved reproducibility and accuracy of automated measurements of left ventricular performance. *J Am Soc Echocardiogr*. 1997;10(4):310–319.

15. Chao K, Moises V, Shandas R et al. Influence of the Coanda effect on color Doppler jet area and color encoding. In vitro studies using color Doppler flow mapping. [Journal Article] *Circulation*. 1992;85(1):333-341.
16. Giesler M, Goller V, Pfob A et al. Influence of pulse repetition frequency and high pass filter on color Doppler maps of converging flow in vitro. *Int Card Imaging*. 1996;12(4):257-261.
17. Main ML, Asher CR, Rubin DN et al. Comparison of tissue harmonic imaging with contrast sonicated albumin echocardiography and Doppler myocardial imaging for enhancing endocardial border resolution. *Am J Cardiol*. 1999;83(2):218-222.
18. Rubin DN, Thomas JD. New imaging technology: measurement of myocardial perfusion by contrast echocardiography. *Coronary Artery Dis*. 2000;11(3):221-216.
19. Pasquet A, Greenberg N, Brunken R et al. Effect of color coding and subtraction on the accuracy of contrast echocardiography. *Int J Cardiol*. 1999;70(3):223-231.
20. Erb JM, Shanewise JS. Intraoperative contrast echocardiography with intravenous option does not cause hemodynamic changes during cardiac surgery. *J Am Soc Echocardiogr*. 2000;14(6):595-600.
21. Aronson S, Savage R, Lytle B et al. Identifying the etiology of left ventricular dysfunction during coronary bypass surgery: The role of myocardial contrast echocardiography. *J Cardiovasc Thorac Anesth*. 1998;12:512-518.
22. Aronson S, Jacobsohn E, Savage R et al. The influence of collateral flow on distribution of cardioplegia in patients with an occluded right coronary artery. *Anesthesiology*. 1998;89:1099-1107.

QUESTÕES

1. Intensidade:
   a. se refere ao nível de energia sonora em uma área do tecido
   b. é diretamente proporcional à área do feixe × amplitude
   c. é inversamente relacionada com a potência
   d. é registrada em watts por hora

2. O comprimento da onda ultrassonográfica:
   a. é a distância entre dois picos de compressão adjacentes
   b. é diretamente proporcional com a velocidade de propagação
   c. é indiretamente relacionada à frequência de som
   d. é sempre igual a 1.540 m/s em tecidos humanos

3. A resolução:
   a. é indiretamente relacionada com o comprimento de onda
   b. é diretamente relacionada com a frequência
   c. permite a distinção entre dois pontos no espaço e no tempo
   d. permite a passagem da impedância acústica por estruturas densas
   e. é diretamente relacionada com a penetração tecidual

4. Verdadeiro ou Falso:
   A geração de pulso na ultrassonografia em modo M é superior à velocidade de varredura na ultrassonografia 2D

5. No eco-Doppler:
   a. o desvio de frequência é determinado pela direção do fluxo
   b. a velocidade do fluxo de pulso é diretamente relacionada com o ângulo do transdutor
   c. o Doppler OC é independente do ângulo de incidência
   d. a taxa de quadros no Doppler tecidual é superior à taxa de quadros do Doppler espectral

CAPÍTULO 2

Artefatos de Imagem e Armadilhas

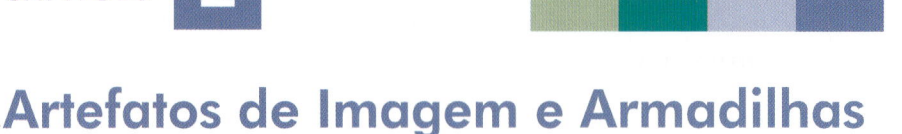

AUTORES DO RESUMO: Lori B. Heller, Solomon Aronson
AUTORES DO CAPÍTULO ORIGINAL: Lori B. Heller, Solomon Aronson

■ PONTOS PRINCIPAIS

- Um artefato é qualquer estrutura mostrada que não corresponde a uma estrutura tecidual anatômica.
- Os artefatos podem ser classificados como não visualização de estruturas, degradação da imagem, falsa percepção de objetos e localização errônea de estruturas (Fig. 2-1).
- Os artefatos ocorrem como resultado das limitações na resolução de detalhes, as propriedades da ultrassonografia em si ou por mau funcionamento do equipamento.
- A resolução é a capacidade de distinção entre duas estruturas diferentes. A redução da resolução pode resultar na não visualização de estruturas.
- Dois artefatos comuns são a sombra acústica e a reverberação.
- A sombra acústica ocorre quando um refletor potente bloqueia a interpretação das imagens ultrassonográficas abaixo dele. Outra janela é necessária para a visualização destas estruturas.
- As reverberações são artefatos de imagem igualmente espaçados que aparecem em profundidades maiores ao refletor potente sendo visto.
- O reconhecimento de artefatos de imagem e o domínio do diagnóstico das armadilhas ecocardiográficas comuns são partes essenciais da ecocardiografia.
- O som é a vibração mecânica em um meio físico.
- Um *artefato* pode ser definido como qualquer estrutura em uma imagem ultrassonográfica que não corresponde a uma estrutura tecidual anatômica.

I. NÃO VISUALIZAÇÃO DAS IMAGENS

- A *resolução* é definida como a capacidade de distinção entre duas estruturas diferentes e bastante próximas.
- A *resolução lateral*, ou a capacidade de distinção entre dois objetos em um plano horizontal, é relacionada com o comprimento de banda do feixe de ultrassom. Caso duas estruturas sejam mais próximas do que a extensão da resolução lateral, aparecerão como uma única imagem; em essência, algumas imagens não são mostradas.
- A melhor resolução lateral ocorre na zona focal, onde o campo proximal encontra o campo distal e a extensão do feixe é a mais estreita (Fig. 2-2). A não visualização das imagens em decorrência da má resolução lateral geralmente ocorre na parte distal do setor de obtenção de imagem.

Artefatos da Ultrassonografia

Ausência de Estruturas
Falsa Percepção de Objetos
Degradação Geral da Imagem
Registro Errôneo de Localização

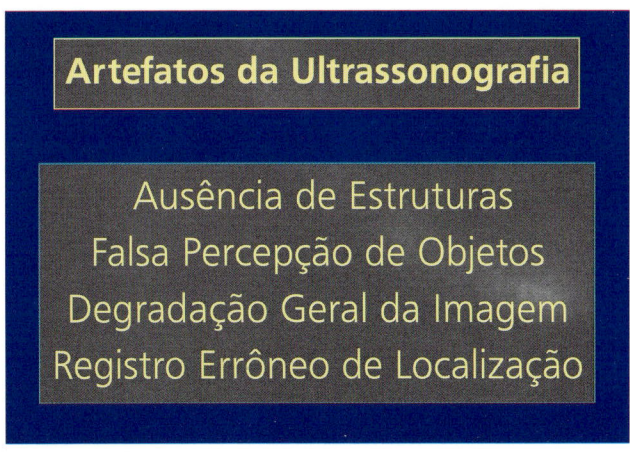

FIGURA 2.1

- A *sombra* acústica também provoca a não visualização das imagens (Fig. 2-3). A sombra ocorre quando o feixe de ultrassom atinge um refletor potente. Este refletor reduz a intensidade do feixe nas estruturas distais, essencialmente bloqueando o feixe naquela área. Portanto, qualquer imagem que repouse abaixo do item fortemente refletor não pode ser observada. Há uma área de sombra (ou anecoica) distal à estrutura original.
- Esta valva aórtica (Vídeo 2-1) foi substituída por uma prótese tecidual, e as suturas e *pequenos retalhos* ao redor do ânulo provocaram uma grande sombra, que obscurece as cúspides, o TSVE e o tecido distal.
- Quando ocorre sombra, outra janela acústica é necessária para visualização dos objetos ou áreas de interesse.

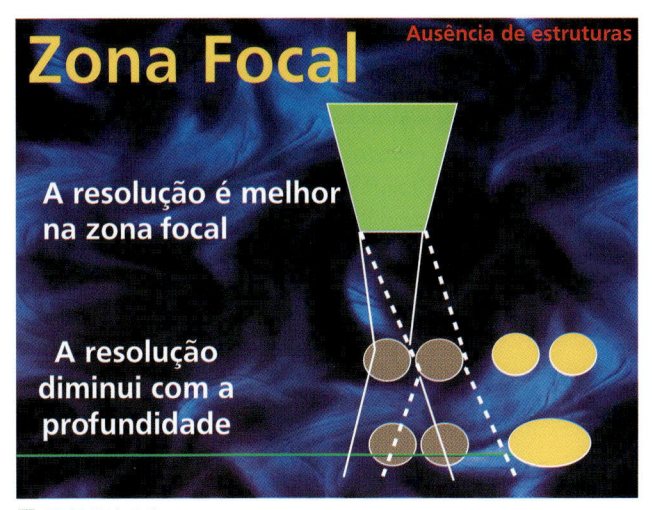

Zona Focal — Ausência de estruturas

A resolução é melhor na zona focal

A resolução diminui com a profundidade

FIGURA 2.2

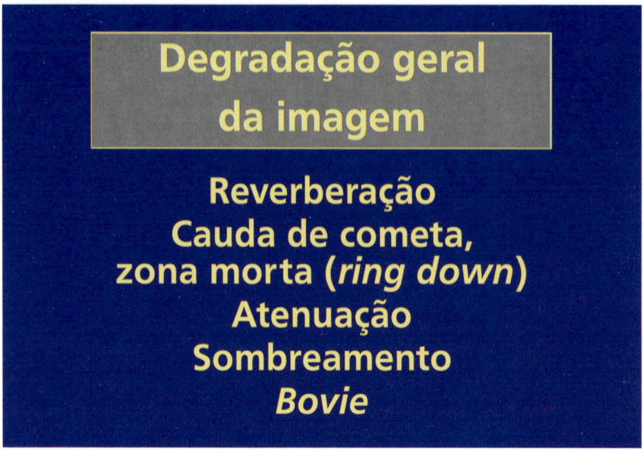

> **Degradação geral da imagem**
>
> Reverberação
> Cauda de cometa,
> zona morta (*ring down*)
> Atenuação
> Sombreamento
> *Bovie*

FIGURA 2.3

II. DEGRADAÇÃO E FALSA PERCEPÇÃO DE IMAGENS

A. Reverberações

- Uma imagem de qualidade imperfeita ou ruim é denominada degradada e geralmente se deve a um fenômeno de artefato. As reverberações são um tipo de degradação da imagem. (Vídeo 2-2).
- As reverberações são o resultado das reflexões repetidas de dois fortes refletores especulares. Podem ocorrer a partir de dois refletores no setor de obtenção de imagem ou entre um refletor e a face do transdutor de ultrassom.
- Exemplos de reverberações (em cauda de cometa, zona morta [*ring down*]) são representados na Figura 2-4.
- No primeiro caso, as densidades lineares são observadas distais à imagem, agrupadas como venezianas. Estas densidades lineares geralmente são fundidas juntas e parecem formar uma única linha que se projeta do transdutor (Vídeo 2-3).
- A *imagem em espelho* é outro tipo de reverberação e pode ocorrer quando a própria face do transdutor atua como superfície refletora. A imagem em espelho pode ser classificada como de falsa percepção. A aorta descendente, em escaneamentos transversais e longitudinais, geralmente cria esta imagem em espelho, comumente denominada aorta em cilindro duplo. Na Figura 2-5, os dois tipos de reverberação são observados (Vídeo 2-4; Figs. 2-6 e 2-7).

B. Contraste

- O contraste se forma quando o meio pelo qual o som viaja apresenta menor taxa de atenuação do que o tecido mole. Portanto, os ecos que retornam de áreas mais profundas formam imagens mais brilhantes.

Capítulo 2 • Artefatos de Imagem e Armadilhas

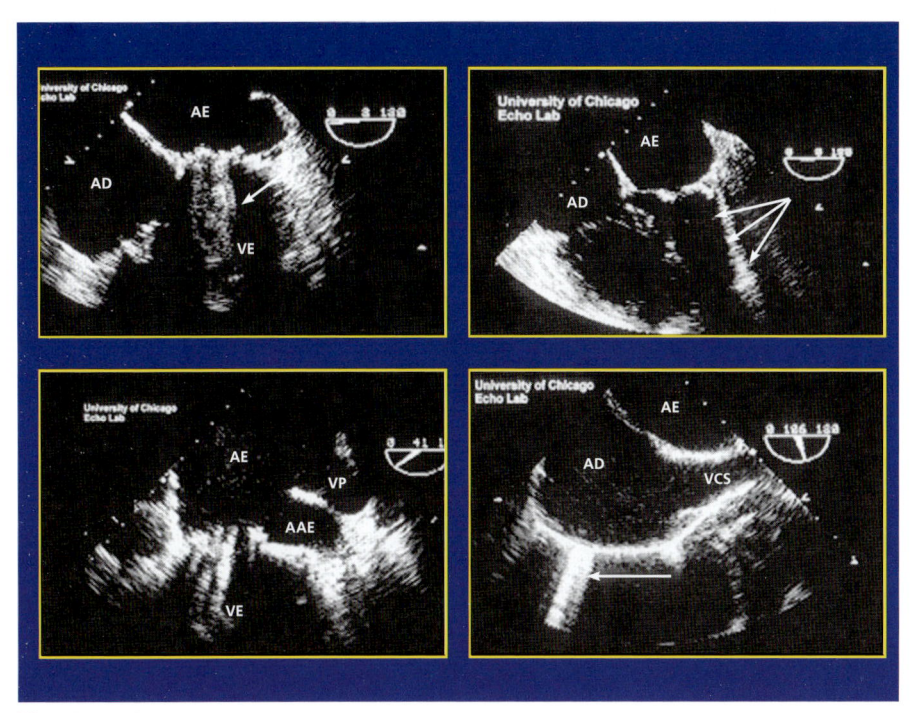

■ FIGURA 2.4

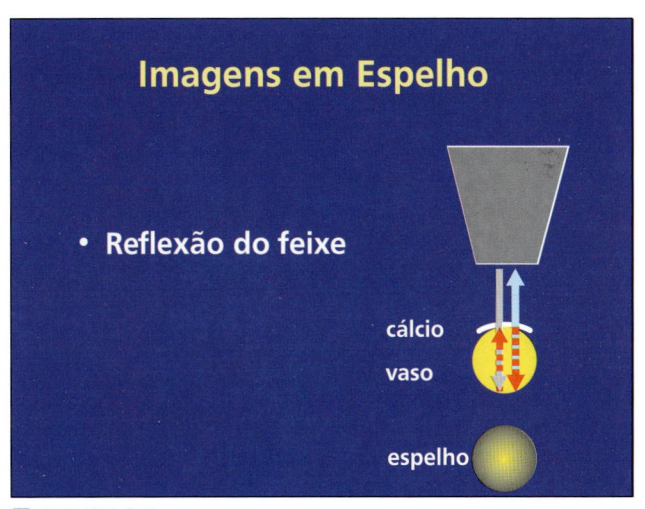

Imagens em Espelho

- Reflexão do feixe

  cálcio
  vaso

  espelho

■ FIGURA 2.5

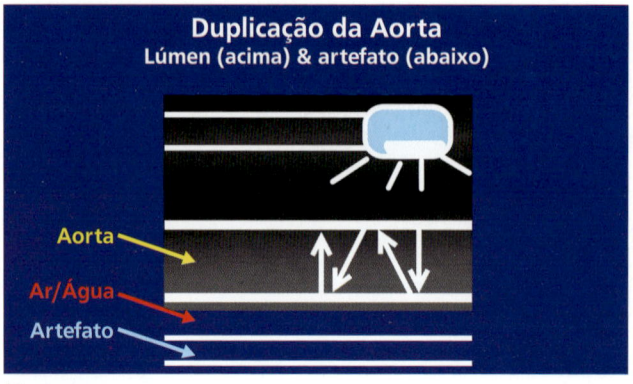

FIGURA 2.6

- No Vídeo 2-5, o contraste observado poderia ser ajustado pela redução da compensação de ganho temporal no terço inferior da imagem.

C. Ruído

- O ruído pode também degradar a qualidade de uma imagem. O ruído tem muitas etiologias, incluindo o ganho excessivo e outras alterações de configurações, mas é comumente observado no centro cirúrgico em decorrência de interferências elétricas, como as causadas pela eletrocauterização, como visto no exemplo do Vídeo 2-6.

III. IMAGENS COM REGISTRO ERRÔNEO DE LOCALIZAÇÃO

A. Artefatos em lobo lateral

- Os lobos laterais são feixes extras que são emitidos pelo transdutor, laterais ao feixe principal. Estes feixes provocam os artefatos em lobos laterais, que são densidades curvilíneas que atravessam a imagem.

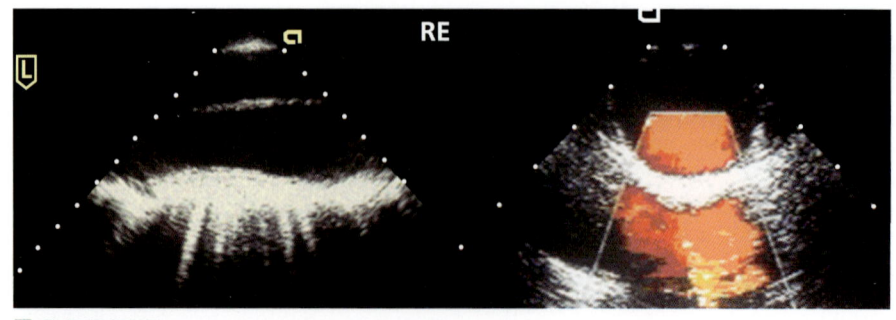

FIGURA 2.7

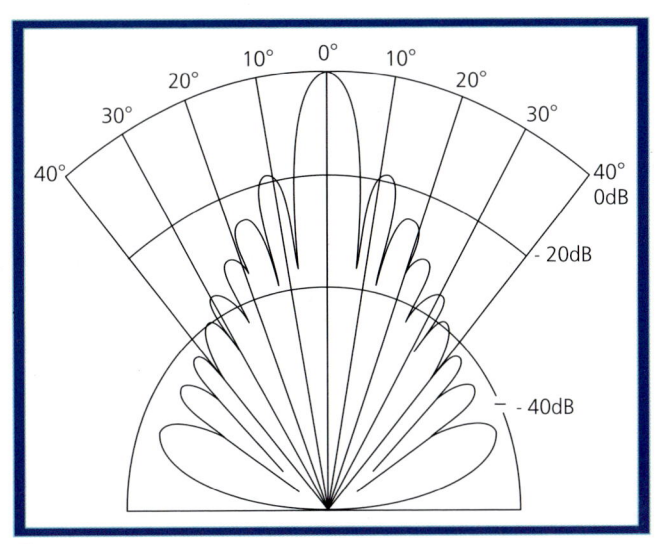

■ FIGURA 2.8

- Os artefatos em lobos laterais apresentam uma porção central mais densa, a estrutura real e porções laterais mais esmaecidas, o artefato (Fig. 2-8).
- No Vídeo 2-4, o cateter na artéria pulmonar (AP) cria uma densidade próxima ao septo ventricular. O artefato em lobo lateral se projeta lateralmente em ambas as direções, atravessando o ventrículo esquerdo (VE), o ventrículo direito (VD) e o tecido adjacente.
- O Vídeo 2-7 mostra a área da aorta ascendente que é um local comum de aparecimento do artefato em lobo lateral. Esta área é a frequente causa de erros de interpretação e é comumente percebida, de forma errônea, como uma dissecção aórtica. A parede aórtica distal hiperecogênica é a fonte do artefato em lobo lateral que atravessa a aorta ascendente, criando o que parece ser um *flap* da íntima. A mesma linha curva e angulada é também observada na direção oposta (em direção ao VE), confirmando o diagnóstico de artefato.
- A área da aorta ascendente é um local comum de aparecimento do artefato em lobo lateral e é a frequente causa de erros de interpretação. A parede aórtica distal hiperecogênica é a fonte do artefato em lobo lateral que atravessa a aorta ascendente, criando o que parece ser um *flap* da íntima. A mesma linha curva e angulada é também observada na direção oposta (em direção ao VE), confirmando o diagnóstico de artefato (Figs. 2-9 a 2-12).

B. Ambiguidade de faixa

- A ambiguidade de faixa pode também resultar na observação de estruturas em localizações falsas e ocorre quando a frequência de repetição de pulso (FRP) é alta. Com a alta FRP, um segundo pulso é enviado antes do recebimento do primeiro sinal de Doppler pela

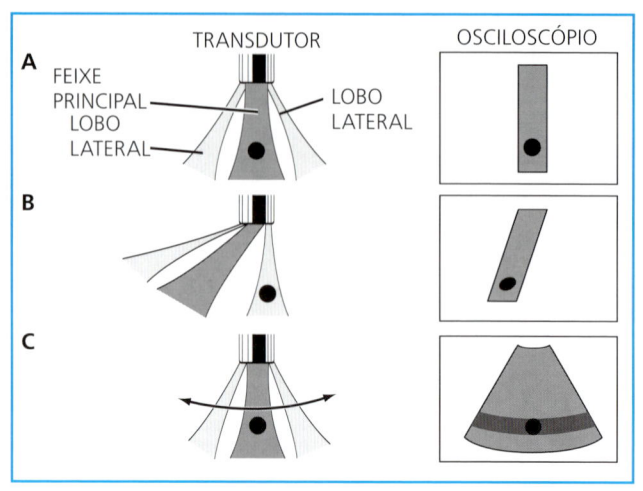

FIGURA 2.9

mesma linha de escaneamento. Portanto, o equipamento não é capaz de reconhecer o sinal de retorno como originário do primeiro, segundo ou mesmo um pulso subsequente. Isto faz com que estruturas profundas pareçam mais próximas do transdutor do que sua verdadeira localização.

- O Vídeo 2-8 mostra uma projeção em eixo curto da valva aórtica. O cateter na AP é observado no átrio esquerdo em decorrência da alta FRP e da ambiguidade de faixa. O cateter verdadeiro é de difícil diferenciação, já que o VD abaixo da valva aórtica não é bem visualizado.

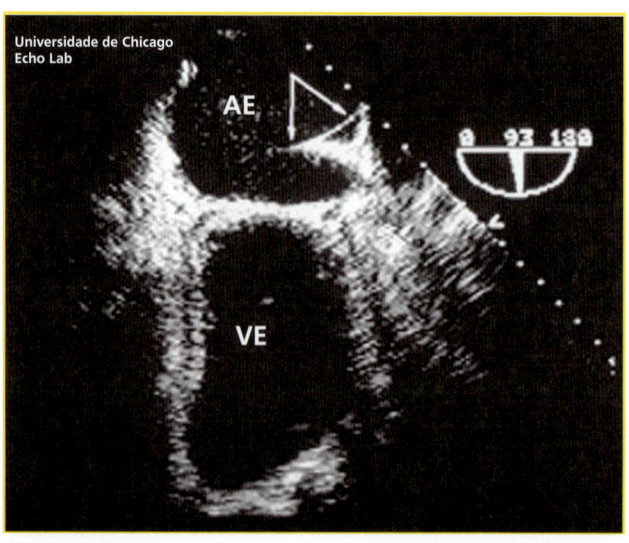

FIGURA 2.10

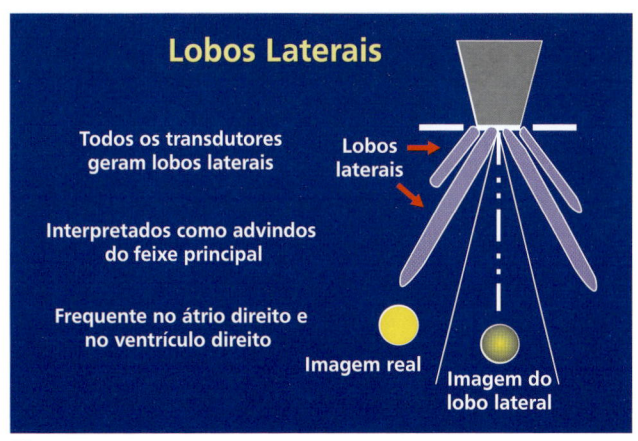

FIGURA 2.11

- A ambiguidade de faixa é também responsável pela observação do cateter na AP do átrio esquerdo na próxima imagem, uma projeção medioesofágica, em eixo longo, da valva aórtica (Vídeo 2-9; Fig. 2-13).
- A observação de um objeto inesperado na câmara cardíaca geralmente se deve à ambiguidade de faixa. Este efeito pode ser diferenciado da estrutura real por meio da alteração da configuração de profundidade da imagem (e, portanto, da FRP).

IV. ARMADILHAS ANATÔMICAS

- As armadilhas são estruturas anatômicas normais geralmente interpretadas, de forma errônea, como patológicas.

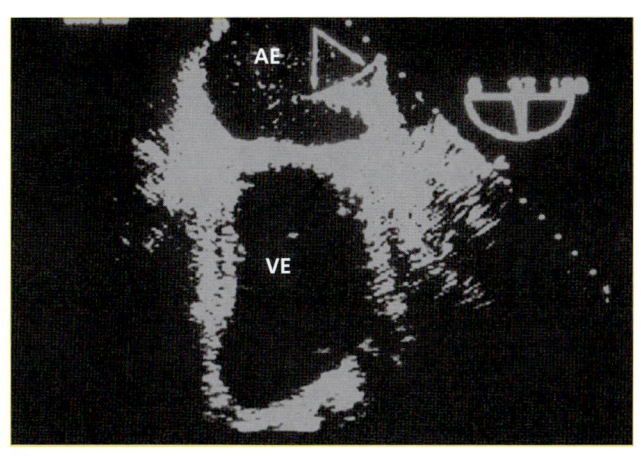

FIGURA 2.12

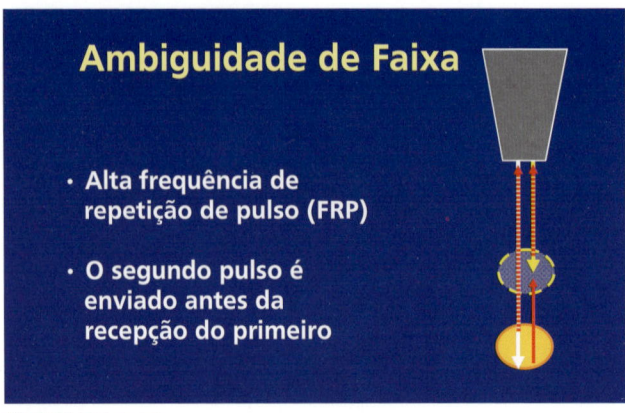

Ambiguidade de Faixa

- Alta frequência de repetição de pulso (FRP)
- O segundo pulso é enviado antes da recepção do primeiro

■ FIGURA 2.13

A. Átrio direito

- A *valva de Eustáquio* é um resquício embriológico do seio venoso e, *in utero*, diverge o fluxo sanguíneo da veia cava inferior (VCI) pela fossa oval até o átrio esquerdo. É uma estrutura delgada, longa e ondulada, localizada na junção entre a VCI e o átrio direito e é observada em aproximadamente 25% das pessoas, geralmente em projeção bicaval (Vídeo 2-10) ou das quatro câmaras (Vídeos 2-11 e 2-12; Fig. 2-14).
- A *rede de Chiari* é também um resquício embriológico localizado no átrio direito. É uma estrutura reticulada delgada e móvel, parecida com uma teia, observada em 2% dos pacientes submetidos à ETE (Vídeo 2-13). Embora esta estrutura seja benigna, há alta probabilidade de associação a um aneurisma do septo atrial e persistência do forame oval.

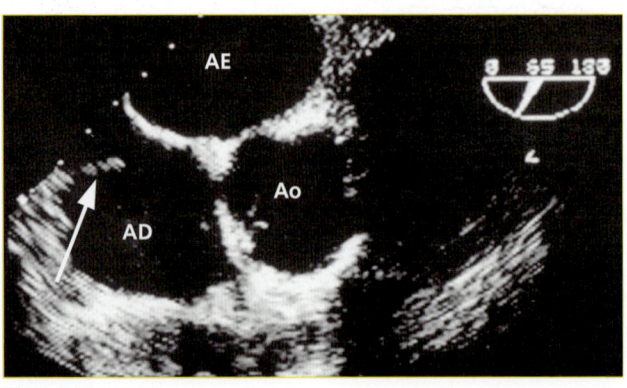

■ FIGURA 2.14

- A *crista terminal* é uma crista muscular que se estende da veia cava superior à VCI e é frequentemente confundida com trombos ou tumores. É mais bem observada na projeção bicaval (Vídeo 2-14; Fig. 2-15).
- A *hipertrofia lipomatosa do septo interatrial* é o acúmulo de gordura no septo atrial e pode ser bastante proeminente. O septo geralmente assume aparência sinusoide, já que a fossa oval não é afetada (Vídeo 2-11; Fig. 2-16).

B. Ventrículos direito e esquerdo

- No VD, a *banda moderadora* é uma proeminente banda muscular que repousa no terço apical desta câmara cardíaca e abriga parte do sistema de condução elétrica (Vídeo 2-15).

- Como o VD, o VE pode apresentar uma proeminente banda no terço apical da câmara. No VE, porém, acredita-se que represente falsas cordas tendíneas e não abrigue fibras de Purkinje.

  - São denominados *falsos tendões* e não bandas moderadoras (Vídeo 2-16).

C. Átrio esquerdo

- A *crista cumarínica* localizada no átrio esquerdo, representa a invaginação do tecido = apêndice atrial esquerdo. É frequentemente confundido com trombos, resultando no tratamento desnecessário com anticoagulantes. Sua aparência é similar a de um cotonete (Vídeo 2-17; Fig. 2-17).

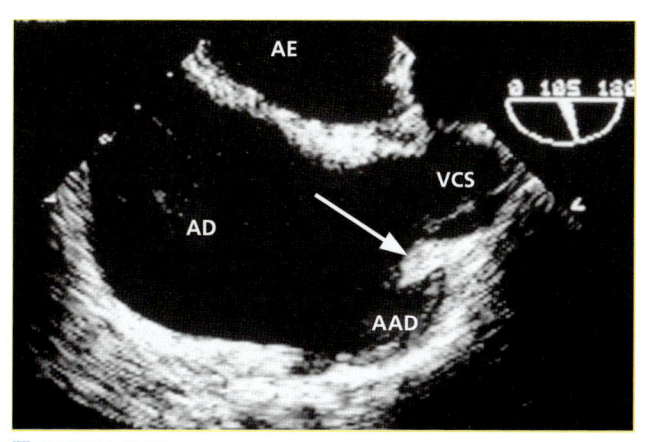

■ FIGURA 2.15

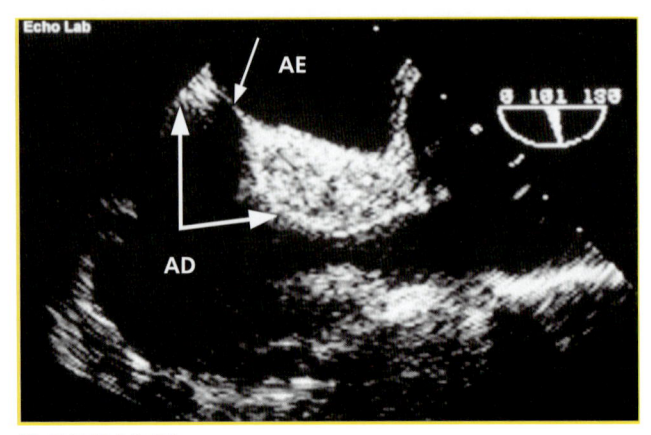

■ FIGURA 2.16

D. Valva aórtica

- A valva aórtica pode apresentar *excrescências de Lambl*, que são pequenas densidades móveis compostas por tecido conectivo. Estas densidades se protrusam de forma linear a partir do ponto de coaptação da valva aórtica e têm até 5 mm de comprimento. Sua frequência aumenta conforme a idade do paciente. São ocasionalmente confundidas com vegetações; porém, a repetição do exame revela a não alteração das densidades, o que geralmente auxilia o descarte do diagnóstico de endocardite.
- Não há evidências de que as excrescências de Lambl sejam associadas à ocorrência de derrames (Vídeo 2-18; Fig. 2-18).

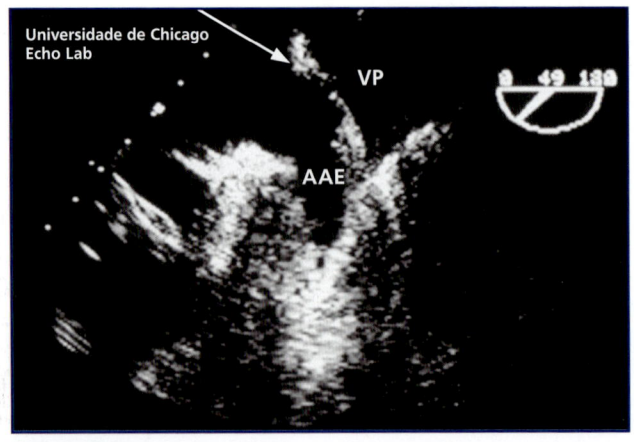

■ FIGURA 2.17

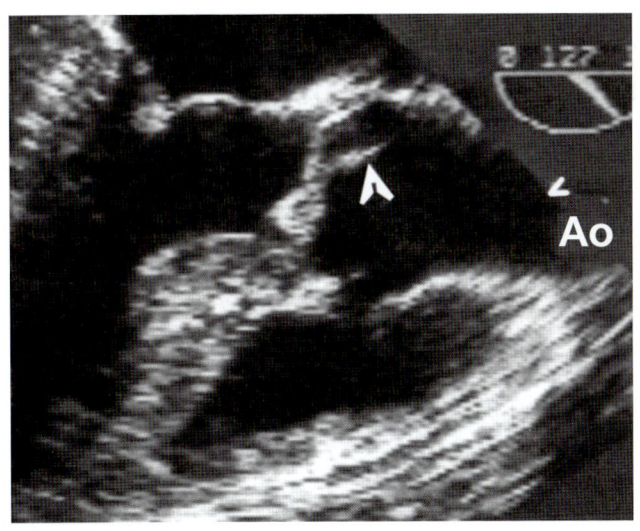

FIGURA 2.18

- Na presença de efusão pericárdica, o espaço livre de eco entre o pericárdio e o miocárdio passa a ser mais aparente. Ocasionalmente, este espaço pode mimetizar a aparência de um abscesso ou falsa câmara.
- O seio transverso é um exemplo de tal espaço. O seio é a reflexão pericárdica entre a aorta ascendente posterior e o átrio esquerdo anterior e pode ser observado em projeções em eixo curto ou longo da valva aórtica (Fig. 2-19).

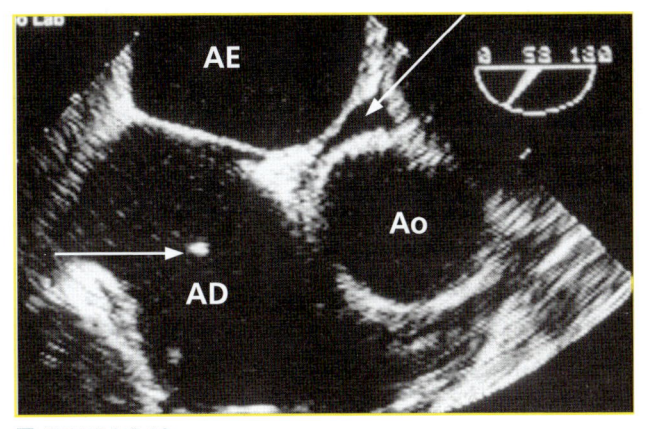

FIGURA 2.19

QUESTÕES

1. Reverberações:
   a. resultam de repetidas reflexões de dois potentes refletores especulares
   b. podem causar densidades lineares distais à imagem quando partem de refletores dentro do setor de obtenção de imagem
   c. podem provocar imagens em espelho quando ocorrem entre o refletor e a face do transdutor
   d. todas as anteriores

2. Artefatos em lobo lateral:
   a. são resultados de feixes extras que são raramente emitidos pelo transdutor
   b. normalmente são laterais ao feixe principal
   c. são artefatos em forma de densidades lineares agrupadas que atravessam a imagem
   d. apresentam uma porção central esmaecida e densas porções laterais

3. A ambiguidade de faixa:
   a. pode resultar na visualização de estruturas em localizações falsas
   b. normalmente ocorre quando a frequência de repetição de pulso é alta
   c. faz com que estruturas profundas pareçam mais próximas ao transdutor do que sua verdadeira localização
   d. é uma limitação comum do Doppler de onda contínua

4. A valva de Eustáquio:
   a. é normalmente encontrada no átrio esquerdo
   b. é um resquício embriológico do seio venoso
   c. é uma estrutura espessa, em formato de haste, localizada na junção do septo primo
   d. é observada em aproximadamente 5% das pessoas

5. O seio transverso:
   a. é normalmente obliterado na presença de efusão pericárdica
   b. é reconhecido pelo espaço livre de eco entre a artéria pulmonar e o VE
   c. pode parecer como uma falsa câmara no espaço entre o miocárdio e o pericárdio

CAPÍTULO 3

Aperfeiçoando a Ecocardiografia Transesofágica Bidimensional

AUTOR DO RESUMO: Stanton K. Shernan
AUTOR DO CAPÍTULO ORIGINAL: Stanton K. Shernan

■ PONTOS PRINCIPAIS

- As ondas ultrassônicas são enfraquecidas ou atenuadas ao atravessarem tecidos biológicos, principalmente com o uso de transdutores de alta frequência e maiores profundidades de imagem.
- A resolução axial se refere à distância mínima entre duas estruturas orientadas paralelamente ao eixo do feixe de ultrassom, que permite a visualização de tais estruturas como refletores separados e distintos na tela.
- A resolução axial de imagens ecocardiográficas bidimensionais (2D) é otimizada pela redução da duração do pulso, por meio do uso de transdutores de alta frequência com bandas de comprimento amplo e amortecimento apropriado.
- A resolução lateral se refere à capacidade de resolução de duas estruturas adjacentes que são orientadas perpendicularmente ao eixo do feixe como entidades distintas. A resolução lateral também se refere à capacidade do feixe de detecção de objetos pequenos e únicos ao longo da extensão do feixe.
- A resolução lateral das imagens ecocardiográficas 2D é otimizada ao se evitar o uso excessivo de potência ou ganho e pelo emprego de um transdutor focalizado, com alta frequência e grande diâmetro de abertura.
- A resolução temporal das imagens ecocardiográficas 2D pode ser otimizada com manutenção da densidade linear por meio da minimização da profundidade, do ângulo do setor e do uso de transdutores de alta frequência.
- O pré-processamento se refere a modificações do sinal que determinam os valores numéricos específicos atribuídos às intensidades de eco antes do armazenamento na memória do computador.
- O pós-processamento (mapa em escala de cinza) determina a faixa de valores de pixel atribuída a um determinado nível de brilho após a recuperação da memória do computador e afeta apenas o brilho do pixel mostrado, mas não o valor original armazenado.
- O conversor analógico-digital transforma o sinal analógico em um formato digitalizado por meio da atribuição de valores numéricos distintos por meio de um sistema binário.

I. IMPACTO DAS PROPRIEDADES FÍSICAS DO ULTRASSOM NA AQUISIÇÃO DA IMAGEM

A. Física do Ultrassom
- De acordo com a fórmula de velocidade da propagação do som (v): $v = f \times \lambda$, o *comprimento da onda* ultrassonográfica *(λ)* é dependente da *frequência* (f), que é determinada pelas propriedades do transdutor selecionado e da *velocidade* (v), que é determinada pelo meio através do qual o feixe é direcionado.

B. Interação da Onda Ultrassonográfica com os Tecidos Biológicos
- A propagação da onda sonora é afetada pela densidade e homogeneidade do meio de interação.
- A quantidade de ultrassom refletido é diretamente proporcional à diferença na impedância acústica entre dois diferentes tecidos, ao ângulo de impacto, às irregularidades da superfície de interface, ao tamanho da interface com relação ao comprimento da onda ultrassonográfica e à atenuação da onda sonora.
- As estruturas de maior densidade, como tecidos calcificados ou materiais protéticos, refletem mais as ondas ultrassônicas a uma extensão maior e, assim, parecem mais fortemente ecogênicas.
- Ao progredir pelos tecidos, a onda de ultrassom é enfraquecida ou *atenuada*, o que resulta em perda de sinal por reflexão e em dispersão e absorção da energia sonora, com conversão em calor. A atenuação é maior nas frequências mais altas e imagens mais profundas.

II. IMPACTO DA INSTRUMENTAÇÃO ULTRASSONOGRÁFICA SOBRE A GERAÇÃO DA IMAGEM E SUA VISUALIZAÇÃO
- As exigências tecnológicas básicas da imagem de ultrassonografia médica diagnóstica são a capacidade de geração do feixe, a recepção dos ecos de retorno, o processamento do sinal e a formação da imagem.
- O sincronizador principal coordena o tempo decorrido entre a emissão do sinal elétrico pelo transmissor, levando à geração do feixe pulsado de ultrassom pelo transdutor e à conversão eletrônica do sinal ultrassonográfico recebido.
- O transdutor atua como dispositivo de conversão eletroacústica e é composto por múltiplos cristais piezoelétricos, que são capazes de gerar, transmitir e receber ondas ultrassônicas.
- O número de vezes em que o cristal é pulsado ou eletricamente estimulado por segundo é coordenado pelo sincronizador e denominado *frequência de repetição de pulso* (FRP).
- A *resolução axial*, que é a capacidade de distinção entre duas estruturas próximas ao longo da direção da propagação do feixe como duas estruturas

separadas, pode ser otimizada pela redução da duração do pulso, com uso de um transdutor de amortecimento adequado, com alta frequência e comprimento de banda mais amplo.
- A *resolução lateral* descreve a capacidade de um transdutor de diferenciar dois objetos adjacentes a eles mesmos e perpendiculares ao eixo do feixe e pode ser otimizada pelo uso de transdutor de tamanho e formato adequados, foco e frequências mais altas.
- A *resolução temporal* se refere à capacidade de mostrar estruturas em movimento rápido e distinguir eventos em curtos espaços de tempo e pode ser otimizada pelo uso de menores profundidades e tamanhos de setor.
- A *compensação com ganho temporal* confere amplificação seletiva dependente de profundidade por aumentar o ganho do receptor com o aumento do tempo de chegada do eco.
- O *pré-processamento* se refere a modificações do sinal que determinam os valores numéricos específicos atribuídos às intensidades de eco.
- A *faixa dinâmica* mostrada inclui a faixa dos sinais de ultrassonografia restantes depois que os sinais excessivamente fortes que caem além do nível de saturação são eliminados junto com os sinais fracos que estão abaixo dos níveis de rejeição e ruído.
- O aumento da *persistência* faz com que a imagem de uma estrutura em movimentação lenta fique mais regular, por meio da obtenção das médias e atualização dos quadros sequenciais.
- Por fim, *write zoom* ou *seleção de expansão regional* (SER) é uma técnica de ampliação pré-processamento aplicada durante a coleta de dados que, na verdade, aumenta o número de pixels na região expandida, o que melhora a resolução espacial à custa do menor campo de visualização.
- O *conversor analógico-digital* (CAD) transforma o sinal analógico em um formato digitalizado por meio da atribuição de valores numéricos distintos.
- O conversor do *scanner* localiza cada série de ecos correspondente à linha de escaneamento representando pulsos do transdutor. A conversão digital transforma as informações obtidas nestas linhas de escaneamento dos setores radiais em uma matriz retangular, similar a um tabuleiro de damas, de elementos de imagem ou pixels que podem ser armazenados na memória e, por fim, mostrados no vídeo.
- O *pós-processamento* se refere ao processamento da imagem realizado após a recuperação dos dados da memória. O pós-processamento primariamente determina o tom particular de cinza atribuído ao pixel, dependendo da amplitude do sinal com relação ao nível de brilho escolhido pelo operador.
- A cor B é outra função de pós-processamento que representa a intensidade de eco em cores que não os tons de cinza.
- Veja a ampliação em *zoom*, porque o número de pixels que representam a área original escaneada continua o mesmo.
- Após a modificação final do sinal ao pós-processamento, o *conversor analógico-digital* transforma os dados digitalizados armazenados em diferen-

tes números na memória em seu formato analógico como voltagens de variação contínua que controlam o brilho da imagem no monitor.
- A *resolução*, a capacidade de distinção de dois pontos alvos como entidades separadas, é mais bem preservada por meio da gravação e do armazenamento das imagens ultrassonográficas em um disco óptico ao invés de uma fita cassete, que requer maior compressão dos dados.

QUESTÕES

1. A resolução:
   a. é maior com uso de transdutores de alta ao invés de baixa frequência
   b. é maior com o aumento do setor da imagem
   c. é maior quando a imagem é obtida em abertura estreita e campo distal
   d. é maior com o aumento da duração do pulso

2. Ao usar o Doppler de fluxo em cores para avaliar a gravidade da regurgitação mitral:
   a. o mapa de variação aumenta a sensibilidade, mas reduz a especificidade
   b. o FRP deve ser configurado em metade do valor do pico da taxa de fluxo
   c. a área do jato no átrio esquerdo é mais bem quantificada pelo traçado do envelope azul durante a diástole
   d. a resolução da faixa é maior quando a profundidade é maior

3. O aumento do ganho de transmissão:
   a. aumenta a razão sinal-ruído nas estruturas anteriores
   b. reduz a ocorrência de artefatos em espelho nas estruturas posteriores
   c. aumenta o ruído de fundo no Doppler por onda pulsada
   d. reduz o anelamento espectral

4. Os seguintes princípios se aplicam às imagens 2D para diagnóstico:
   a. os pontos focais devem ser o mais distais possíveis para maximizar a resolução
   b. os pontos focais correspondem à área com maior intensidade de ultrassom
   c. os pontos focais correspondem à área com menor intensidade de ultrassom
   d. os pontos focais devem ser os mais proximais possíveis para maximizar a resolução

5. A taxa de quadros pode ser aumentada por:
   a. redução da extensão do setor
   b. redução da FRP
   c. aumento da profundidade
   d. aumento do ganho

CAPÍTULO 4

Anatomia Cirúrgica

AUTOR DO RESUMO: Mohamed A. Abdalla
AUTORES DO CAPÍTULO ORIGINAL: Bruce Bollen, Carlos Duran, Robert M. Savage

■ PONTOS PRINCIPAIS

- O esqueleto fibroso do coração é formado pelas cordas em forma de U do ânulo aórtico que forma os trígonos direito e esquerdo. A partir dos trígonos esquerdo e direito, estende-se uma continuidade de tecido fibroso em torno dos orifícios atrioventriculares esquerdo e direito, formando os ânulos fibrosos dos anéis mitral e tricúspide. Os ânulos fibrosos mitrais afilam-se posteriormente, permitindo a dilatação anular patológica e o aumento da tensão no meio da ondulação do FPVM.
- A Society of Cardiovascular Anesthesiologists and American Society of Echocardiography (ASE) desenvolveram em conjunto um modelo de 16 segmentos do ventrículo esquerdo (VE) com base nas recomendações do Subcommittee on Quantification of the ASE Standards Committee, que divide o VE em três níveis (basal, médio e apical). Os níveis basal e médio dividem-se em seis segmentos e o ápice, em quatro.
- Os três folhetos da valva tricúspide são o anterior, o posterior e o septal. O folheto anterior é normalmente o maior folheto, e o posterior é o menor. A valva tem três comissuras: comissura anterosseptal, comissura anteroposterior e comissura posterosseptal.
- O ânulo pulmonar e a valva estão fixados na base da aorta por uma extensão fibrosa da raiz aórtica chamada de *tendão do cone*.
- O aparelho da valva mitral consiste em esqueleto fibroso do coração, o ânulo mitral, folhetos mitrais, cordas mitrais e o complexo de músculo papilar-parede ventricular. Existem três nomenclaturas usadas para descrever o aparelho: terminologia anatômica, terminologia pela SCA/ASE (Carpentier) e terminologia de Duran.
- A raiz aórtica compreende o ânulo aórtico, folhetos da valva, seios de Valsalva e junção sinotubular. A distorção patológica de qualquer desses pode resultar em disfunção de valva aórtica.
- A valva aórtica possui três cúspides coronarianas (direita, esquerda e não coronariana) com seios correspondentes expandidos inferiormente definidos pela inserção do folheto e junção sinotubular.
- O coração é suprido por três artérias coronárias: artéria descendente anterior esquerda (DAE), a circunflexa (ACx) e coronária direita (ACD). A DAE supre os dois terços anteriores do septo interventricular, parede livre anterolateral do

VE e o sistema de condução infranodal (Feixe de His, ramo direito e fascículo anterior esquerdo). A ACx supre a parede posterior e inferior (7% dos pacientes) do VE e porções do fascículo posterior do RE. Supre também o músculo papilar posteromedial. A ACD supre o ventrículo direito e o VE inferior (em 85% dos pacientes) além do nó AV. A isquemia miocárdica produz anormalidades de movimento de paredes regionais e arritmias que podem ser preditas com base na circulação coronariana.

I. ANATOMIA CIRÚRGICA DO CORAÇÃO

A. Esqueleto fibroso do coração
- O esqueleto fibroso é formado pelas cordas em forma de U das extensões do ânulo aórtico que formam o trígono direito, trígono esquerdo e estrutura fibrosa desde a cúspide coronariana aórtica direita até a raiz da artéria pulmonar.
- O esqueleto suporta o coração dentro do pericárdio (Fig. 4.1).

B. Ventrículos cardíacos
- O ventrículo direito tem duas aberturas separadas pela faixa do miocárdio, a crista supraventricular.
- Duas aberturas são as valvas tricúspide e pulmonar. O VE possui uma abertura comum em sua base, compartilhada pela raiz aórtica e pela valva mitral (Fig. 4.2).

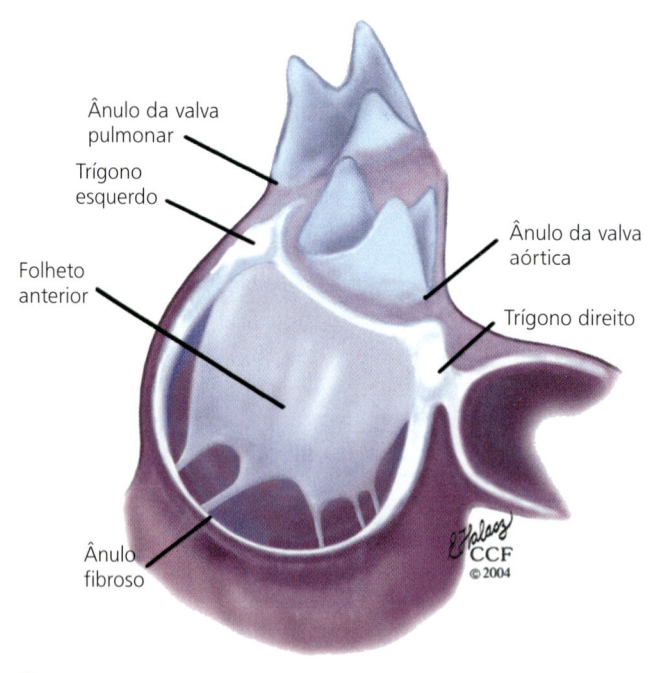

■ FIGURA 4.1

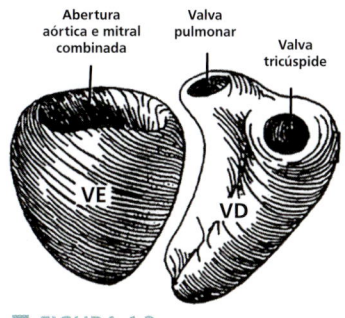

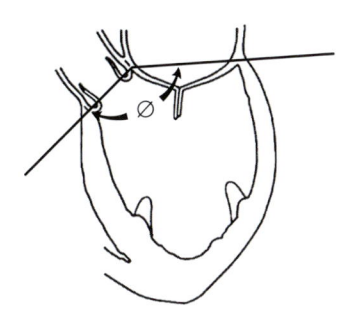

FIGURA 4.2

- Trato de saída ventricular esquerdo (TSVE).
- Definido anteriormente pela porção membranosa e muscular do septo interventricular.
- Definido posteriormente pelo folheto anterior da valva mitral.
- O ventrículo é dividido em um modelo de 16 segmentos.
- O VE divide-se em três níveis: basal, médio e apical. Os níveis basal e médio dividem-se circunferencialmente em seis segmentos, e o apical, em quatro (Figs. 4.3-4.8).

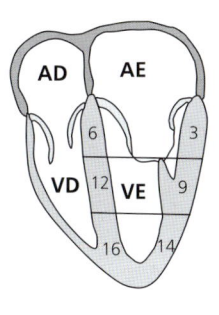

a. Projeção de quatro câmaras

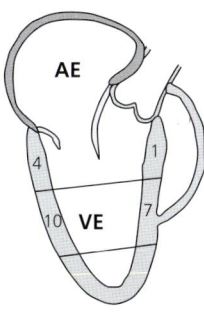

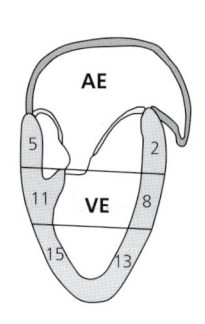

b. Projeção de duas câmaras

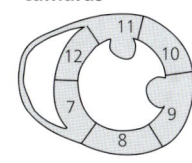

c. Projeção de eixo longo

d. Projeção de eixo curto médio

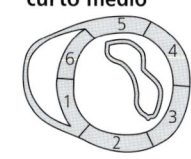

e. Projeção de eixo curto basal

FIGURA 4.3

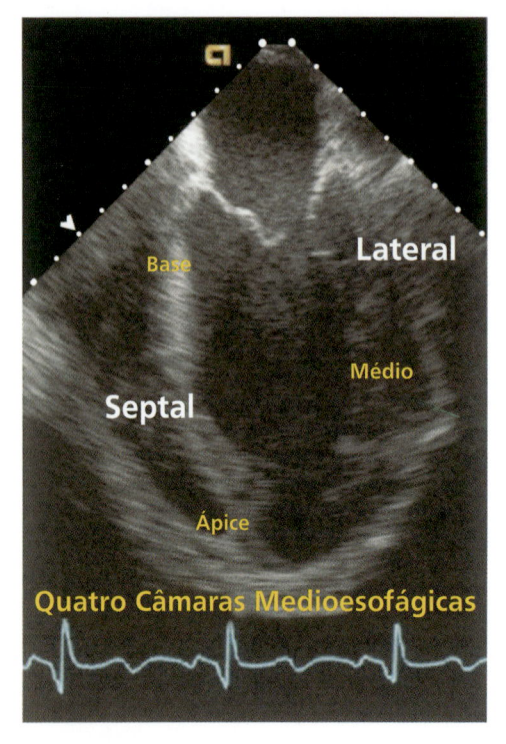

FIGURA 4.4

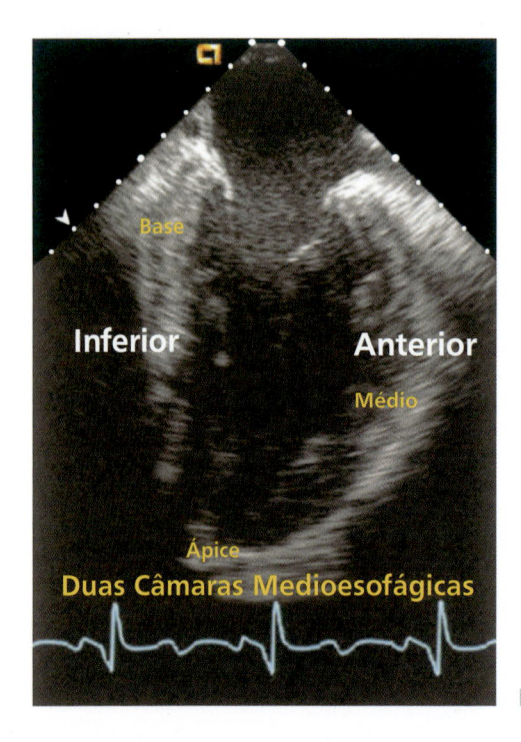

FIGURA 4.5

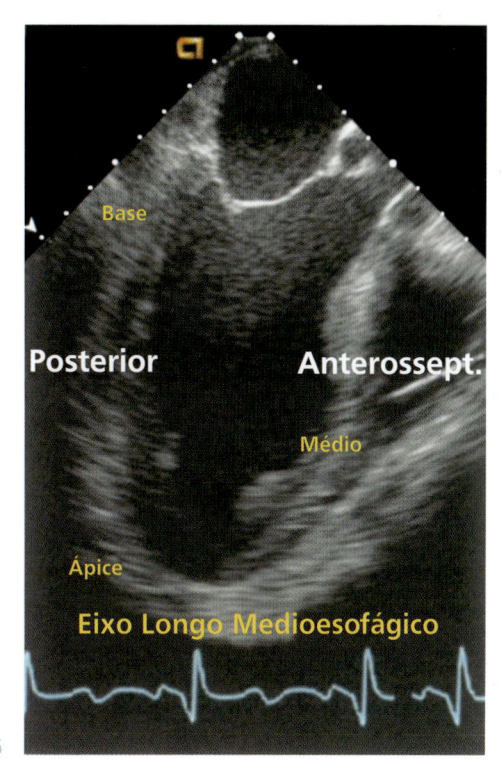

FIGURA 4.6

C. Valva tricúspide
- A valva tricúspide possui três folhetos e três comissuras.
- Os três folhetos são: anterior, posterior e septal.
- Folheto anterior, o maior dos três.
- Forma semicircular a quadrangular.
- O folheto posterior geralmente é o menor.
- Três comissuras: anterosseptal, anteroposterior e posterosseptal.
- Folhetos fixados ao ânulo estão em diferentes níveis no coração.
- Folheto posterior. Metade posterosseptal do folheto septal é horizontal e cerca de 15 mm abaixo da parte mais alta da inserção da valva.
- As cordas originam-se dos músculos papilares ou do músculo posterior ou das paredes septais do ventrículo direito.

D. Valva pulmonar
- Ânulo pulmonar, não é parte do esqueleto fibroso.
- Valva pulmonar: três cúspides com nódulo no ponto médio da margem livre. A bolsa atrás da cúspide é o seio.

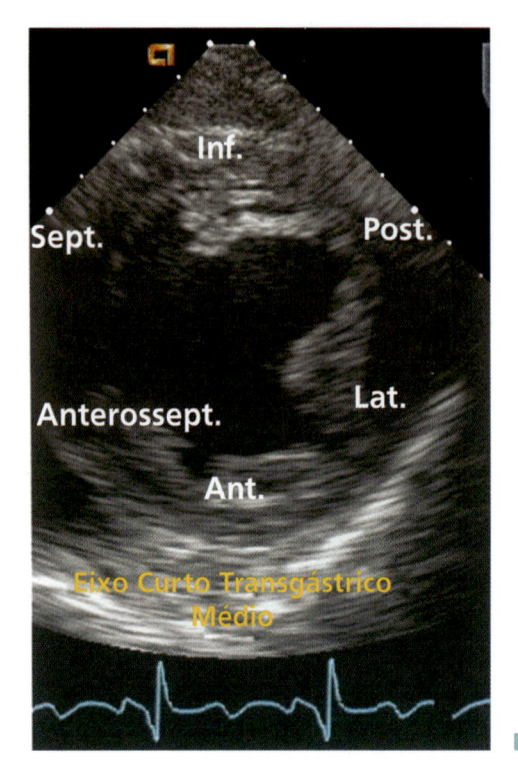

FIGURA 4.7

E. Aparelho da valva mitral
- Consiste no esqueleto fibroso do coração, ânulo mitral, folhetos mitrais, cordas mitrais e complexo músculo papilar-parede ventricular.
- Nomenclaturas cirúrgicas usadas:

    Terminologia de Carpentier-SCA
    - Terminologia dos folhetos mitrais e não envolve a denominação de cordas ou músculos papilares.
    - O folheto posterior é dividido em P1, P2, P3; e o folheto anterior é dividido em A1, A2, A3 (Fig. 4-9).
    - As cordas que surgem do músculo papilar anterior inserem-se em A1, P1 (AC), metade lateral de P2 e A2. Enquanto aquelas que surgem do músculo papilar posterior inserem-se em A3, P3 (PC), a metade medial de P2 e A2.

    Terminologia da Duran
    - Com base na divisão das estruturas, conforme são vistas por um cirurgião que observa através de atriotomia esquerda.
    - Estruturas definidas anteriores (A) ou posteriores (P) e direitas ou esquerdas, conforme são vistas por essa visualização cirúrgica: estruturas do lado esquerdo são notadas pelo numeral 1 e as do lado direito pelo numeral 2.

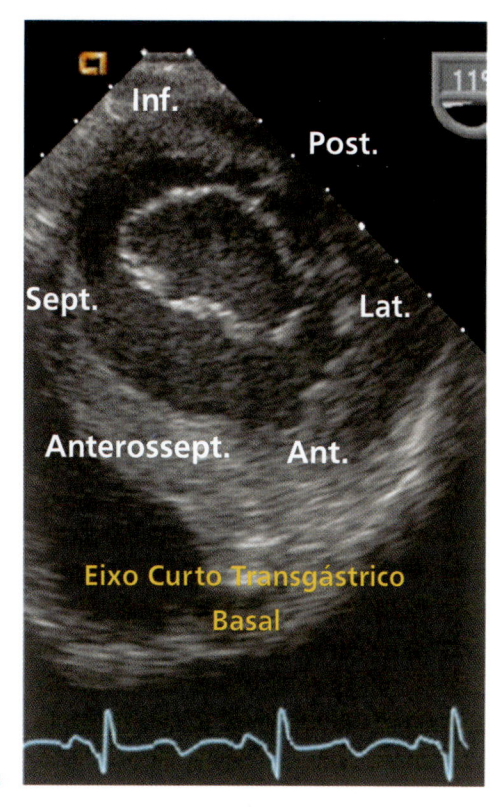

FIGURA 4.8

- Cordas tendíneas são denominadas segundo o folheto no qual estão inseridas.
- Músculos papilares são definidos como M1 (músculo papilar anterior) e M2 (músculo papilar posterior), Duran define ondulações comissurais como esquerda (C1) e direita (C2) conforme são vistas pelo cirurgião através de atriotomia (Fig. 4-10).

Terminologia da ASE/SCA
(por Carpentier)

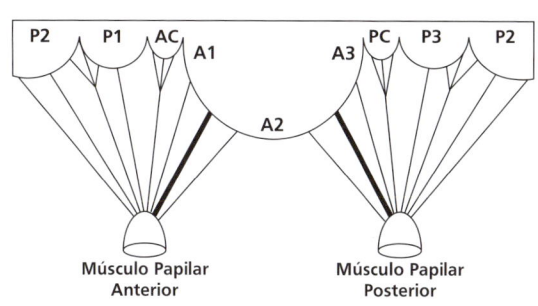

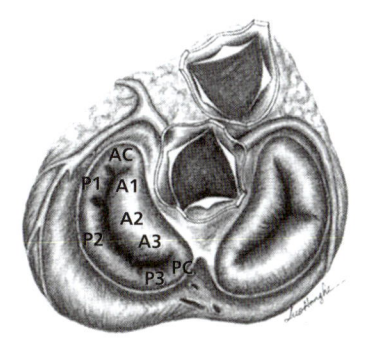

FIGURA 4.9

Terminologia da Duran

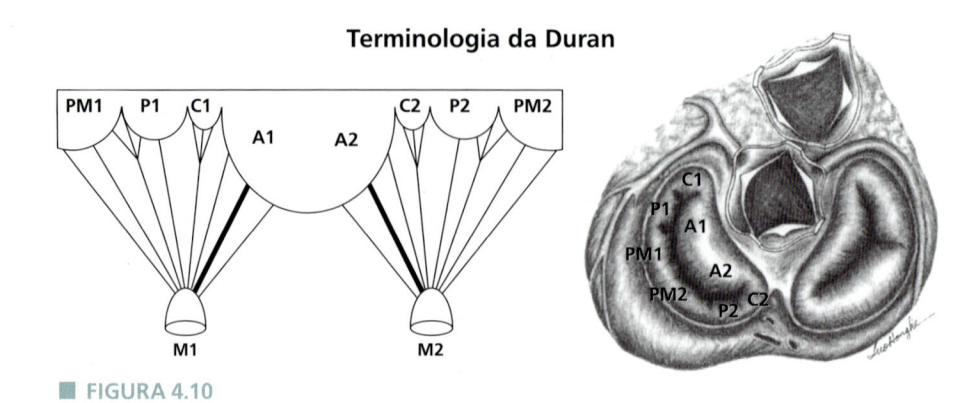

■ FIGURA 4.10

- Folheto anterior é notado como A, e divide-se em metades esquerda (A1) e direita (A2) conforme vistas pelo cirurgião através de atriotomia esquerda, a aparência do folheto posterior apresenta três ondulações: uma ondulação média maior (PM), ondulação lateral (P1) e ondulação medial menor (P2) em cada lado de PM. PM divide-se ainda em metade esquerda (PM1) e metade direita (PM2).

F. Raiz aórtica

- Porção de fluxo de saída ventricular que suporta os folhetos da valva aórtica.
- Limite superior da raiz aórtica é a junção sinotubular e o limite inferior é um plano definido por bases das valvas semilunares aórticas que se inserem no ânulo aórtico em forma de coroa.
- Mensuração do diâmetro da base anular da valva aórtica, seio de Valsalva, junção sinotubular e aorta ascendente fornecem dados importantes para tomada de decisão cirúrgica (Figs. 4.11-4.13).

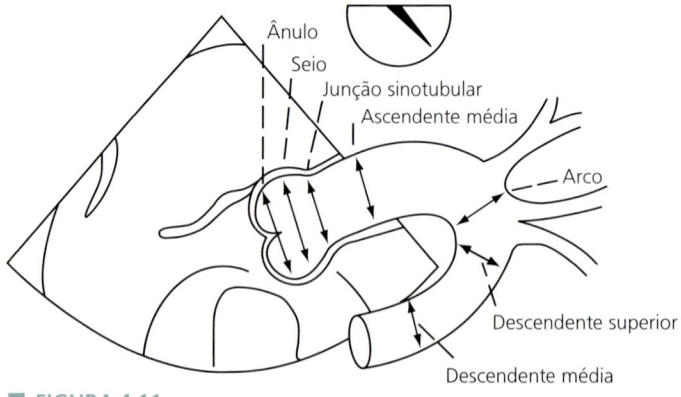

■ FIGURA 4.11

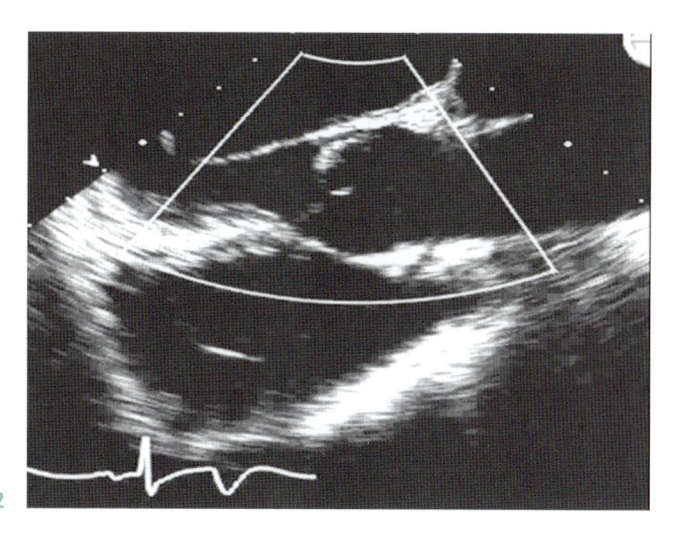

FIGURA 4.12

G. Anatomia coronariana

- Tronco esquerdo e ACD que suprem o coração surgem dos óstios nos seios de Valsalva direito e esquerdo, respectivamente.
- Tronco da artéria coronária esquerda divide-se em artéria DAE e artéria coronária circunflexa.
- O termo dominância com relação à circulação coronariana define qual dos dois vasos termina para formar a artéria descendente posterior.
- Ocorre dominância direita em 85% dos corações, enquanto a dominância esquerda ocorre em cerca de 10-15% dos corações.
- DAE supre dois terços anteriores do septo interventricular, parede livre anterolateral do VE e sistema de condução infranodal (feixe de His, ramo direito e fascículo anterior esquerdo). A ACx supre as paredes posterior e inferior (7% dos pacientes) do VE e porções do fascículo posterior. O RE também supre o músculo papilar posteromedial.

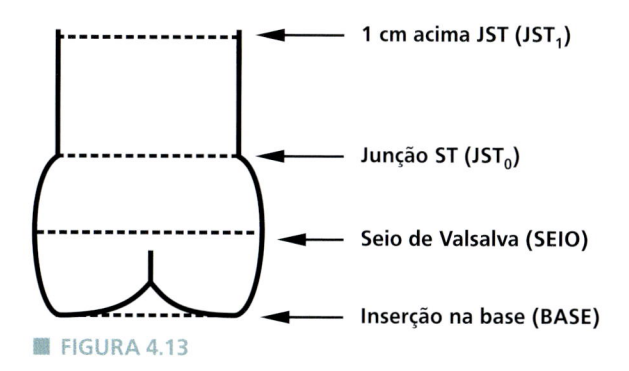

1 cm acima JST (JST_1)

Junção ST (JST_0)

Seio de Valsalva (SEIO)

Inserção na base (BASE)

FIGURA 4.13

- Supre o ventrículo direito, VE inferior (em 85% dos pacientes) e nó AV.
- A isquemia miocárdica produz anormalidades regionais do movimento da parede e arritmias prognosticadas com base na circulação coronariana.

QUESTÕES

1. O melhor plano de obtenção de imagens para avaliar a valva mitral é:
   a. a projeção ME de 2 câmaras
   b. a projeção ME de 4 câmaras
   c. a projeção ME de eixo longo
   d. a projeção ME comissural
   e. todas as anteriores

2. O melhor plano de obtenção de imagens para avaliar a valva aórtica é:
   a. a projeção ME de 2 câmaras
   b. a projeção ME de 4 câmaras
   c. a projeção TG de 2 câmaras de eixo longo
   d. a projeção TG profunda de eixo longo

3. O melhor plano de obtenção de imagens para avaliar a valva tricúspide é:
   a. a projeção ME de 2 câmaras
   b. a projeção ME de 4 câmaras
   c. a projeção ME de eixo longo
   c. a projeção ES de fluxo de entrada-fluxo de saída VD

4. O melhor plano de obtenção de imagem para avaliar a valva pulmonar é:
   a. a projeção ME de eixo longo da câmara:
   b. a projeção ME de 4 câmaras
   c. a projeção TG de 2 câmaras de eixo longo
   d. a projeção ES de fluxo de entrada-fluxo de saída VD

5. O melhor plano de obtenção de imagem para avaliar a ineficácia potencial das estratégias de proteção do miocárdio é:
   a. projeção ES de EC da valva aórtica
   b. a projeção ES de EL da valva aórtica
   c. a projeção ME de 5 câmaras
   d. a projeção de 4 câmaras do seio coronariano
   e. todas as anteriores
   [ME, medioesofágico; EL, eixo longo; EC eixo curto; ES, esofágico superior]

CAPÍTULO 5

Exame ETE Abrangente

AUTOR DO RESUMO: Solomon Aronson
AUTORES DO CAPÍTULO ORIGINAL: Jack S. Shanewise, Daniel P. Vezina, Michael K. Cahalan

■ PONTOS PRINCIPAIS
- O exame abrangente recomendado pelas diretrizes da SCA/ASE consiste em 20 incidências.
- Fazer a triagem para doença esofágica antes de inserir a sonda de ETE.
- Nunca aplique força excessiva ao inserir ou manipular a sonda de ETE.
- Examine cada estrutura com múltiplas incidências.
- Um exame abreviado com oito incidências pode conseguir as aplicações básicas de ETE perioperatória.

I. INTRODUÇÃO/PRINCÍPIOS GERAIS
- Imagens ultrassonográficas são obtidas por varredura eletrônica do feixe de ultrassom através de um arco com imagem em forma de torta criada com o ápice correspondente à posição do transdutor.
- O coração é anterior ao esôfago, assim proximais ao esôfago aparecem estruturas posteriores (p. ex., átrio esquerdo) enquanto as estruturas anteriores (p. ex., ápice do ventrículo esquerdo) encontram-se na parte inferior.
- O eco intraoperatório pode ser realizado por abordagens transesofágica, epicárdica ou epiaórtica.

II. MODALIDADES

A. Ecocardiografia em Modo M
- Uma projeção em uma só dimensão das estruturas ao longo do trajeto de um único feixe.
- Útil para mensurar e cronometrar eventos dentro do coração ao longo do ciclo cardíaco.
- A densidade e a posição da linha de varredura é atualizada 1.000 vezes/s (linha vermelha na Fig. 5-1).

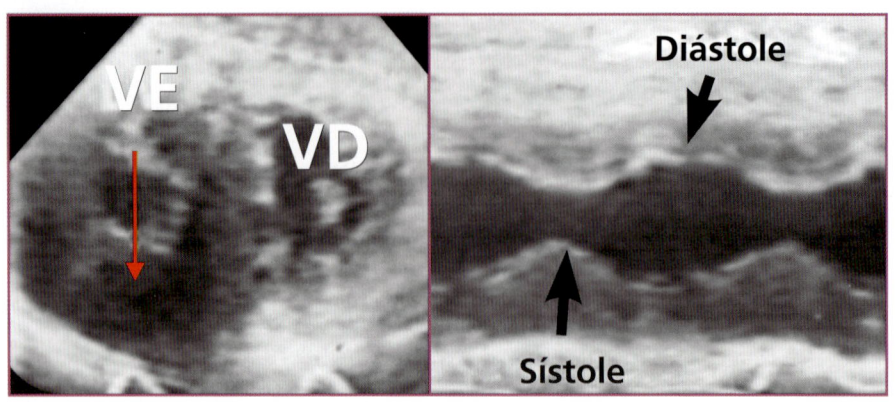

FIGURA 5.1

B. Ecocardiografia com Doppler
- Usada para avaliar o fluxo de sangue pela mensuração da velocidade e direção do FS (Fig. 5-2).
- Quando os feixes são transmitidos e incidem em uma hemácia em movimento, eles são refletidos em diferentes direções. A diferença entre o sinal refletido e o sinal transmitido cria uma alteração da fase Doppler.
- Imagens de fluxo coloridas com Doppler colorido codificam cada pixel de uma imagem do vídeo (Fig. 5-3) e são úteis para detectar o fluxo de valvas incompetentes ou defeitos intracardíacos (Fig. 5-4).

C. Ecocardiografia bidimensional (2D)
- É usada para ver as estruturas e o movimento cardíaco em "tempo real".
- Múltiplas linhas repetitivas de varredura criam a impressão de imagem em "tempo real".
- Atualizada 60 vezes/s.

$$\text{Velocidade} = \frac{\Delta F \cdot C}{2F_o \cdot \cos\emptyset}$$

ΔF = Alteração Freq.
C = Vel. do Som
F_o = Frequência de Ultrassom emitida
$\emptyset$ = Ângulo de Incidência

FIGURA 5.2

FIGURA 5.3

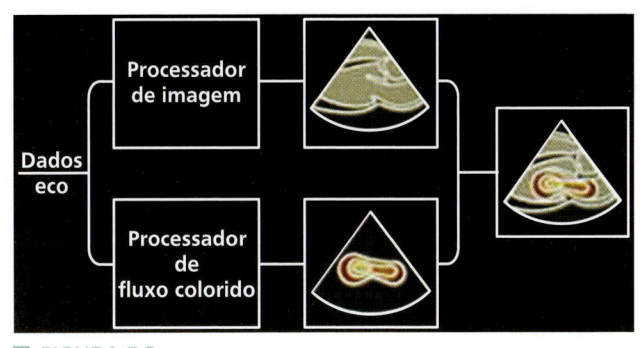

III. APLICAÇÃO CLÍNICA (INCLUI, MAS NÃO SE LIMITA A)

A. Indicações (Tabela 5-1)
- Avaliação das valvas (e seus reparos), padrões de fluxo sanguíneo, função ventricular esquerda, isquemia miocárdica, endocárdio (e suas complicações), fechamentos septais e reparos da doença cardíaca congênita, remoção de ar após cirurgia cardíaca aberta, implante de *stent* endovascular e dissecção, avaliação para hipotensão, avaliação da aorta para canulação, detecção de massas intracardíacas, trombo e vegetações, mensurações do débito cardíaco.

B. Contraindicações (Fig. 5-5)
- *Contraindicações absolutas (ETE em paciente anestesiado):*
  - Doença esofágica.
- *Contraindicações relativas:*
  - História de disfagia.
  - Grave DRGE.

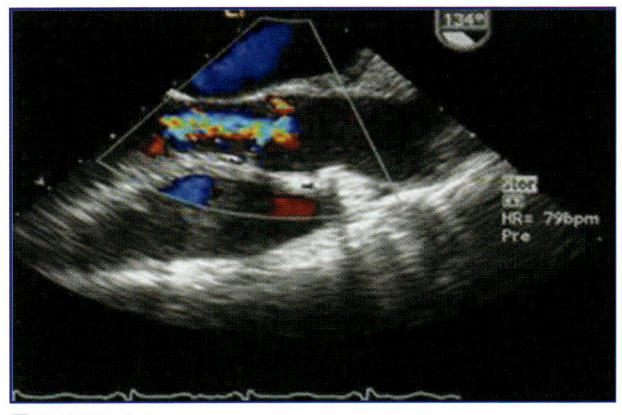

FIGURA 5.4

TABELA 5.1 DIRETRIZES PARA ETE

Indicações de Categoria I	Indicações de Categoria II	Indicações de Categoria III
Apoiada pela mais forte evidência ou opinião de especialista; a ETE com frequência é útil para melhorar os resultados clínicos nesses quadros, sendo muitas vezes indicada dependendo das circunstâncias individuais (p. ex., risco ao paciente e situação da prática)	Apoiada por evidência mais fraca e consenso especializado; a ETE pode ser útil para melhorar os resultados clínicos nesses quadros, dependendo das circunstâncias individuais, mas indicações apropriadas são menos certas	Pouco apoio científico atual ou de especialistas; a ETE é útil de forma infrequente para melhorar os resultados clínicos nesses quadros, sendo incertas as indicações apropriadas
Avaliação intraoperatória de desordens hemodinâmicas agudas, persistentes e potencialmente fatais, nas quais a função ventricular e seus determinantes são incertos e não houve resposta ao tratamento	Uso perioperatório em pacientes com risco aumentado de isquemia miocárdica ou infarto	Avaliação intraoperatória de perfusão miocárdica, anatomia da artéria coronária ou de permeabilidade do enxerto
Uso intraoperatório em reparo de valva	Uso perioperatório em pacientes com risco aumentado de desordens hemodinâmicas	Uso intraoperatório durante o reparo de outras cardiomiopatias que não a cardiomiopatia obstrutiva hipertrófica
Uso intraoperatório na cirurgia cardíaca congênita para a maioria das lesões que requerem circulação extracorpórea	Avaliação intraoperatória de substituição de valva	Uso intraoperatório para endocardite não complicada durante cirurgia não cardíaca
Uso intraoperatório no reparo de cardiomiopatia obstrutiva hipertrófica	Avaliação intraoperatória de reparo de aneurismas cardíacos	Monitoramento intraoperatório para êmbolos durante procedimentos ortopédicos
Uso intraoperatório para endocardite quando testes pré-operatórios foram inadequados ou quando se suspeita de extensão da infecção para o tecido valvar	Avaliação intraoperatória de remoção de tumores cardíacos	Avaliação intraoperatória de reparo de lesões aórticas torácicas
Uso pré-operatório em pacientes instáveis com suspeita de aneurisma aórtico torácico, dissecção ou ruptura que precisam ser avaliados rapidamente	Detecção intraoperatória de corpos estranhos	Uso intraoperatório para pericardite não complicada
	Detecção intraoperatória de embolia aérea durante cardiotomia, cirurgias de transplante cardíaco e procedimentos neurocirúrgicos eretos	Avaliação intraoperatória de doenças pleuropulmonares
	Uso intraoperatório durante trombectomia intracardíaca	Monitoramento de colocação de balão intra-aórtico, desfibriladores cardíacos implantáveis automáticos ou cateteres de artéria pulmonar
	Uso intraoperatório durante embolectomia pulmonar	Monitoramento intraoperatório de administração de cardioplegia
	Uso intraoperatório para suspeita de trauma cardíaco	
	Avaliação pré-operatória de pacientes com suspeita de dissecções agudas de aorta torácica, aneurismas ou ruptura	

TABELA 5.1 *(Cont.)*

Indicações de Categoria I	Indicações de Categoria II	Indicações de Categoria III
Avaliação intraoperatória de função da valva aórtica no reparo de dissecções aórticas com possível envolvimento da valva aórtica	Uso intraoperatório durante reparo de dissecções aórticas torácicas sem suspeita de envolvimento da valva aórtica	
Avaliação intraoperatória de procedimentos de janela pericárdica	Detecção intraoperatória de doença ateromatosa aórtica ou outras fontes de êmbolos aórticos	
Uso em unidade de terapia intensiva para pacientes instáveis com desordens hemodinâmicas inexplicáveis, suspeita de doença valvar ou problemas tromboembólicos (se outros testes ou técnicas de monitoramento não confirmarem o diagnóstico ou os pacientes estão muito instáveis para serem submetidos a outros testes)	Avaliação intraoperatória de pericardiotomia, derrames pericárdicos ou avaliação de cirurgia pericárdica	
	Avaliação intraoperatória de locais anastomóticos durante transplante cardíaco e/ou pulmonar	
	Monitoramento da colocação e função de dispositivos de assistência	

- Odinofagia.
- Lesões instáveis da coluna cervical.
- História de radiação mediastinal.

C. **Complicações (Complicações importantes da ETE são raras [0,19-0,67%])**
- Traumas orofaríngeo, esofágico e dental.
- Disfagia.
- Lesões da mucosa.

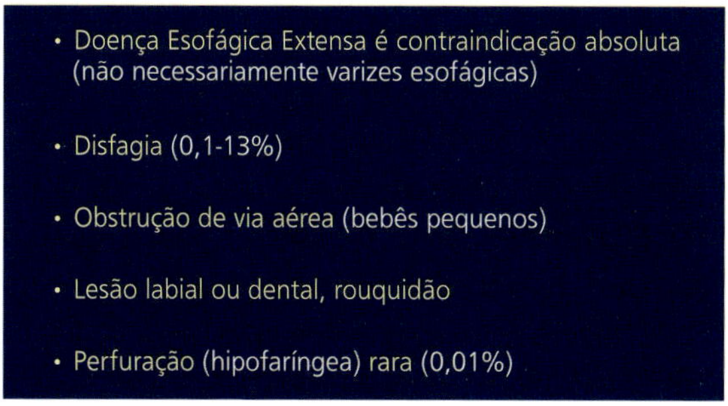

- Doença Esofágica Extensa é contraindicação absoluta (não necessariamente varizes esofágicas)
- Disfagia (0,1-13%)
- Obstrução de via aérea (bebês pequenos)
- Lesão labial ou dental, rouquidão
- Perfuração (hipofaríngea) rara (0,01%)

FIGURA 5.5

- Disfunção laríngea.
- Arritmias.
- Transdutor nunca deve ser forçado, e uma proteção contra mordida sempre deve ser usada.

IV. DIRETRIZES PARA REALIZAÇÃO DE UM EXAME

A. Exame abrangente estabelecido pela SCA/ASE
- Vinte incidências do coração e grandes vasos (Fig. 5-6).
- A variação anatômica individual deve ser considerada e realizados os ajustes.

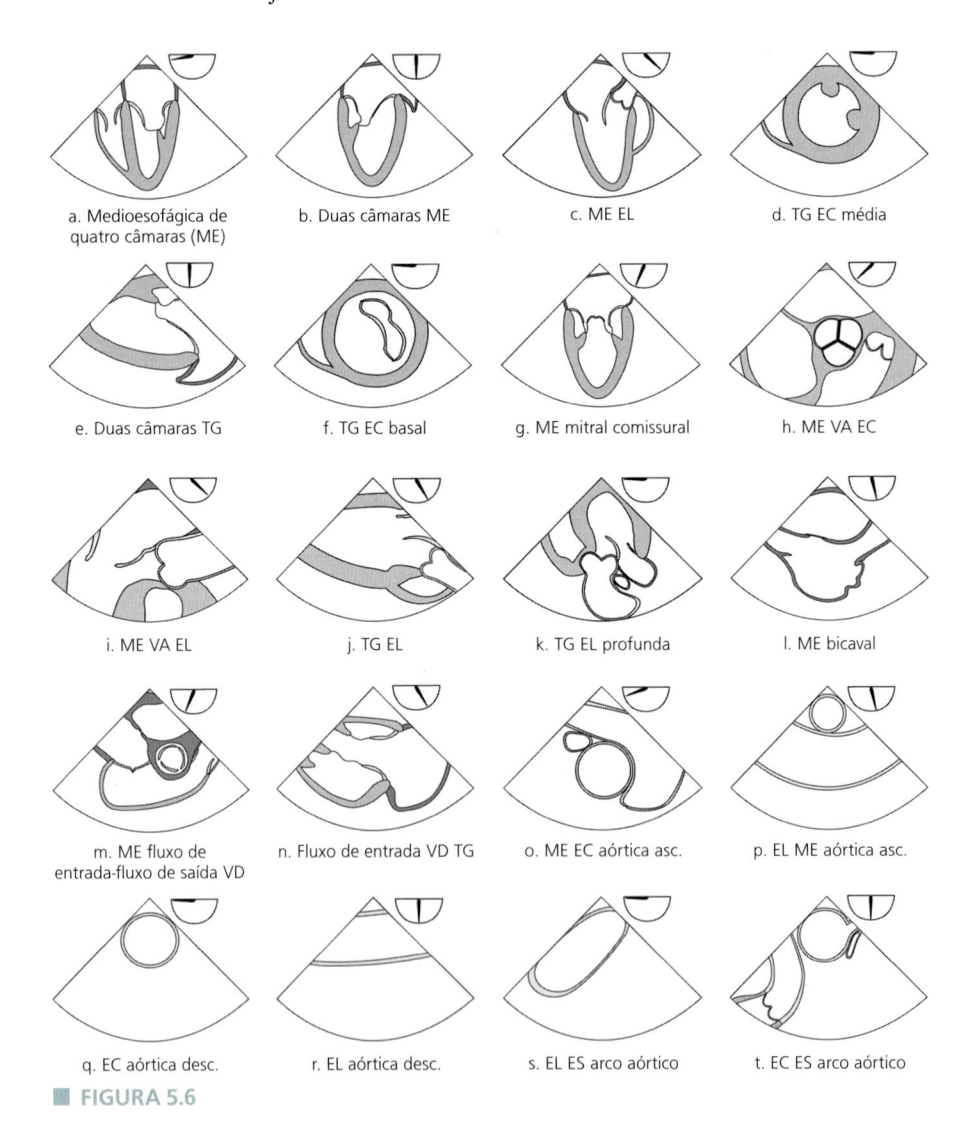

a. Medioesofágica de quatro câmaras (ME)
b. Duas câmaras ME
c. ME EL
d. TG EC média
e. Duas câmaras TG
f. TG EC basal
g. ME mitral comissural
h. ME VA EC
i. ME VA EL
j. TG EL
k. TG EL profunda
l. ME bicaval
m. ME fluxo de entrada-fluxo de saída VD
n. Fluxo de entrada VD TG
o. ME EC aórtica asc.
p. EL ME aórtica asc.
q. EC aórtica desc.
r. EL aórtica desc.
s. EL ES arco aórtico
t. EC ES arco aórtico

FIGURA 5.6

■ FIGURA 5.7

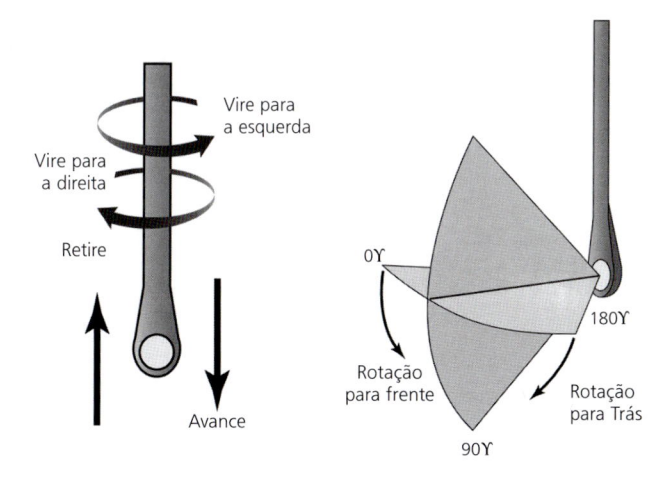

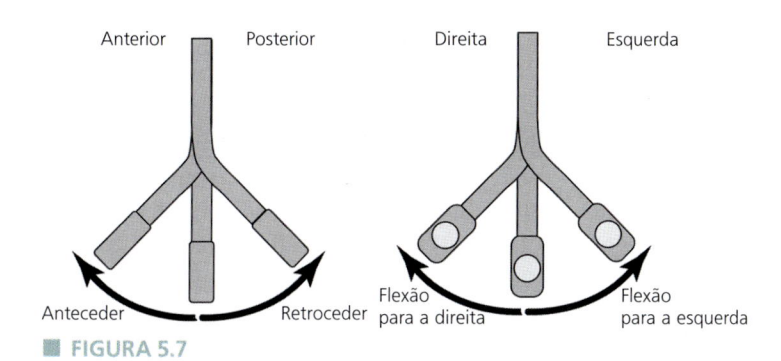

- Nomenclatura (Figs. 5-7 e 5-8) é apresentada em maiores detalhes no livro-texto.
- Um tubo OG deve ser inserido, succionado e retirado antes de inserir a sonda.
- Todos os exames devem ser o mais completo possível para obter as imagens recomendadas.

B. **Manobras Básicas (com o paciente deitado em posição supina, a seguinte terminologia é usada)**
   - Superior significa na direção da cabeça enquanto inferior significa na direção dos pés.
   - Posterior significa na direção da coluna e anterior na direção do esterno.
   - Direita e esquerda denotam os lados direito e esquerdo do paciente.
   - Empurra-se a sonda para avançar o transdutor e puxa-se a sonda para a retirada.

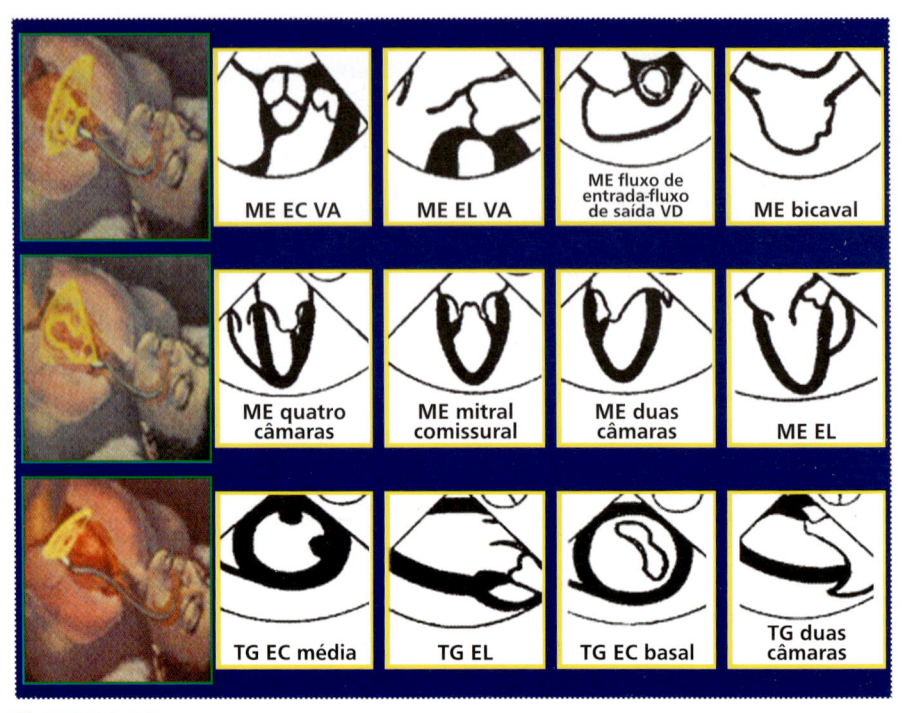

FIGURA 5.8

- Mover a sonda em sentido horário, na direção do lado direito do paciente diz-se virar à direita.
- Mover a sonda em sentido anti-horário, diz-se virar à esquerda.
- Rotação axial de 0 grau na direção de 180 graus, diz-se girar para frente.
- Girar na direção oposta para 0 grau, diz-se girar para trás.
- Flexionar a ponta da sonda anteriormente (a roda grande de controle), diz-se anteflexionar (Fig. 5-7).
- Flexionar a ponta posteriormente, diz-se retroceder.
- Flexionar a ponta para o lado direito do paciente, diz-se flexionar à direita, enquanto para o lado esquerdo do paciente, diz-se flexionar à esquerda (Fig. 5-7).

A seguir, uma descrição de um tipo de exame, com o vídeo acompanhante.
- Comece pela identificação da projeção *da valva aórtica EM eixo curto* e explorando a anatomia da valva aórtica (eco 2D) e o fluxo (Doppler colorido e modo M). Esta projeção normalmente é obtida em nível medioesofágico para esofágico superior (insira a sonda a cerca de 20 a 25 cm) e, então, aplique aproximadamente 20 a 40 graus de rotação do transdutor multiplanar.

Capítulo 5 • Exame ETE Abrangente **57**

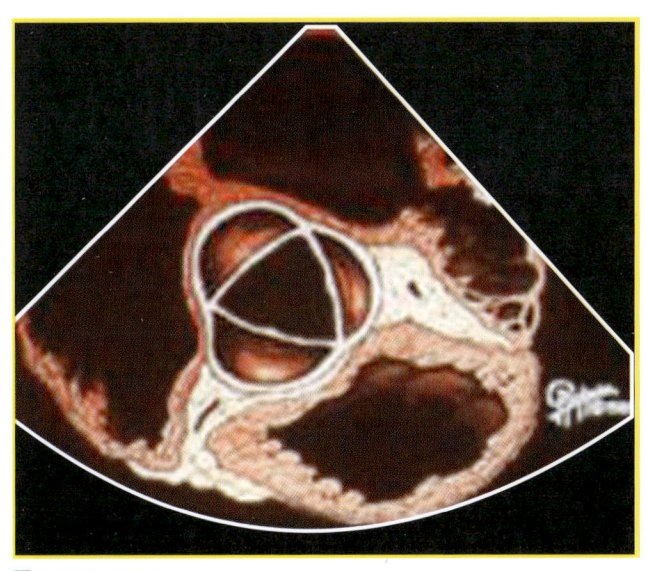

■ **FIGURA 5.9**

- Este plano de imagem é útil para avaliar a anatomia VA, a área da valva aórtica com *planimetria* e insuficiência aórtica com *o modo M colorido (Fig. 5-9 e Vídeos 5-1-5-5)*.
- As Figuras 5-9 e 5-10 demonstram um esquema de linha de varredura simples em um eco modo M com as imagens da valva aórtica em modo M e modo M colorido obtidas em ES de eixo curto. Na Figura 5-11, valva aórtica durante a mesossístole pode ser traçada com planimetria para fazer o cálculo quantitativo da área de valva aórtica (AVA).

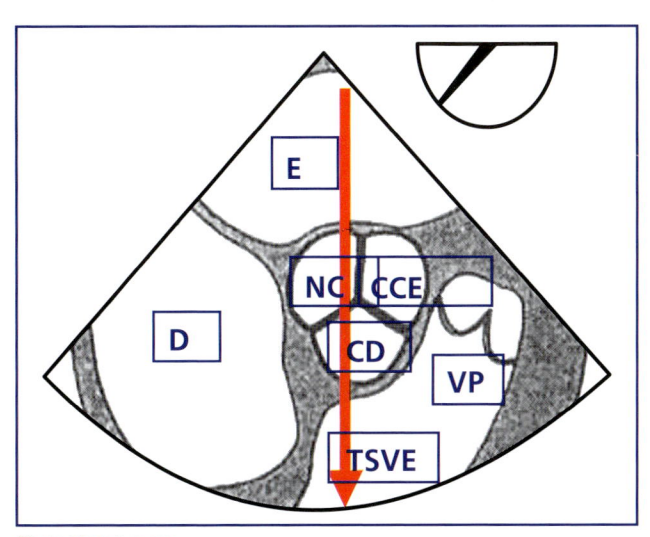

■ **FIGURA 5.10**

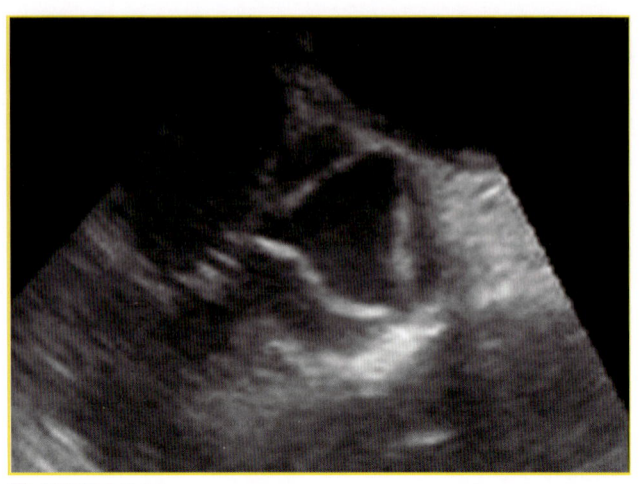

FIGURA 5.11

- Em seguida, no mesmo lugar, continue a girar a sonda em outros 90 graus para frente, na projeção *de eixo longo da valva aórtica*. A imagem ideal permitirá a visualização da base da valva aórtica, seio coronariano, junção sinotubular, e aorta ascendente em um único plano tomográfico. (Com frequência, entretanto, múltiplas incidências são necessárias, uma vez que, algumas vezes, a anatomia de um paciente não permite se obter imagens de todas as estruturas de uma vez). Para assegurar um plano opcional de imagem, os folhetos da valva aórtica devem ser visualizados em seus pontos de articulação ao longo do ânulo, com simetria para o seio protuberante de Valsalva com conversão na junção sinotubular estendendo-se com paredes paralelas da aorta ascendente anterior e posterior. A mensuração das dimensões de todas essas estruturas deve ser efetuada somente após se ter assegurado que um plano de imagem ótima seja obtido. Depois de adquiridas imagens anatômicas e dimensões em 2D, então o Doppler de fluxo colorido é aplicado para avaliar o caráter do fluxo.
- **Essa imagem é útil para avaliação da valva mitral, valva aórtica, raiz aórtica e do TSVE.** Depois de obtida a projeção ES de eixo logo da valva aórtica, ela pode ser congelada durante a mesossístole, e as dimensões do ânulo aórtico, junção sinotubular e raiz aórtica podem ser mensuradas (Fig. 5-12; Vídeo 5-6). O eixo longo da valva aórtica também pode ser visualizado a partir da incidência ME de eixo longo (Vídeos 5-7 e 5-8).
- A imagem é então retornada ao eixo curto da valva aórtica (imagem ponto de referência) e, então, a sonda é virada em sentido horário até que o átrio esquerdo e o átrio direito estejam no centro da imagem (Fig. 5-13).
- A sonda é então girada em direção a 90 graus até ser vista a projeção *medioesofágica bicaval* (Figs. 5-14 e 5-15). Nessa imagem, o septo interatrial pode ser interrogado para evidências de um forame oval patente (2D, CFD, contraste) com ou sem

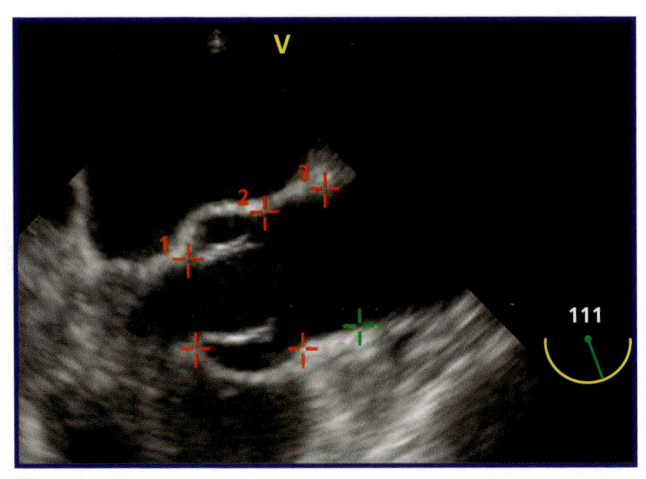

FIGURA 5.12

pressão de via aérea em posição contínua aplicada a uma pressão temporariamente elevada no lado direito do coração logo após a liberação da manobra. O seio coronariano e as veias cavas superior e inferior também estão evidentes nessa projeção (Vídeo 5-9). A projeção ES bicaval com contraste no átrio direito, mas não no átrio esquerdo (Vídeo 5-10).

- Em seguida, quando a sonda é virada em sentido anti-horário e virada para trás na direção de 20 a 40 graus, a projeção *medioesofágica de fluxo de entrada-fluxo de saída do ventrículo direito* será obtida. Nessa projeção, as valvas tricúspide e pulmonar, assim como a parede livre do ventrículo direito podem ser interrogadas (Vídeo 5-11).

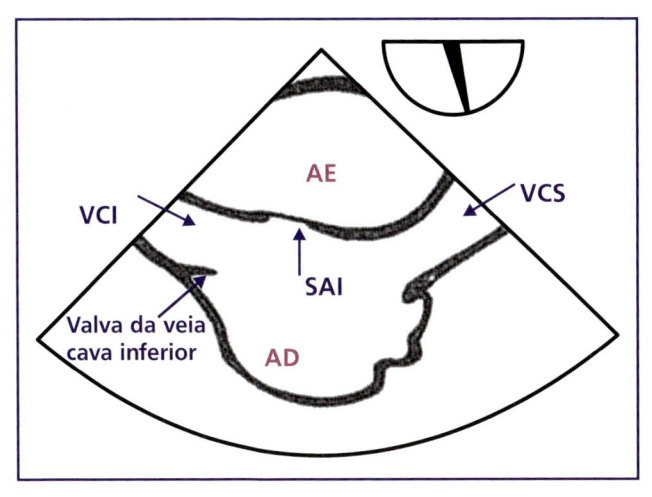

FIGURA 5.13

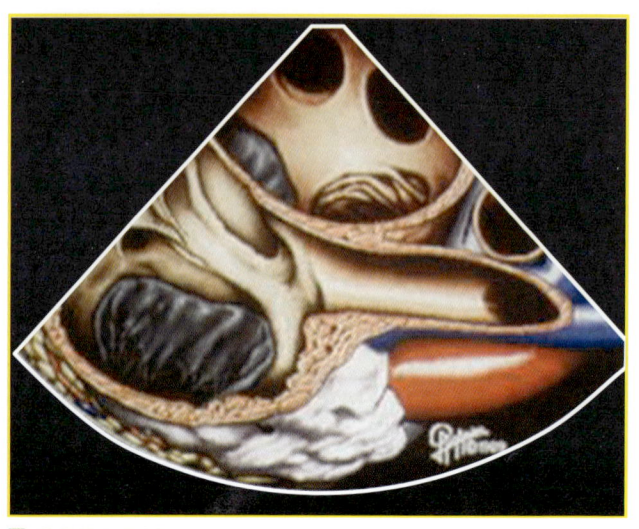

■ FIGURA 5.14

- Essa imagem também é útil para a avaliação da parede livre do VD, regurgitação tricúspide com DFC e valva pulmonar (Fig. 5-16).
  - Com a sonda de ETE ainda neste plano e sem avançar ou retirar a sonda significativamente, deve-se então virá-la mais para a esquerda até ser visualizado o apêndice atrial esquerdo. Então pode-se ainda interrogar a projeção pulmonar superior esquerda com ligeira rotação da sonda.

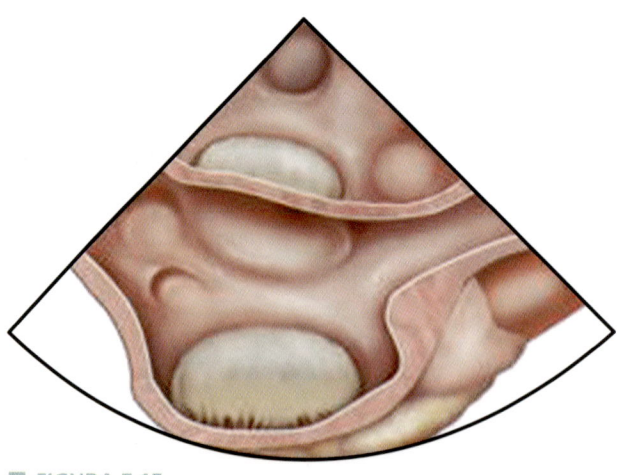

■ FIGURA 5.15

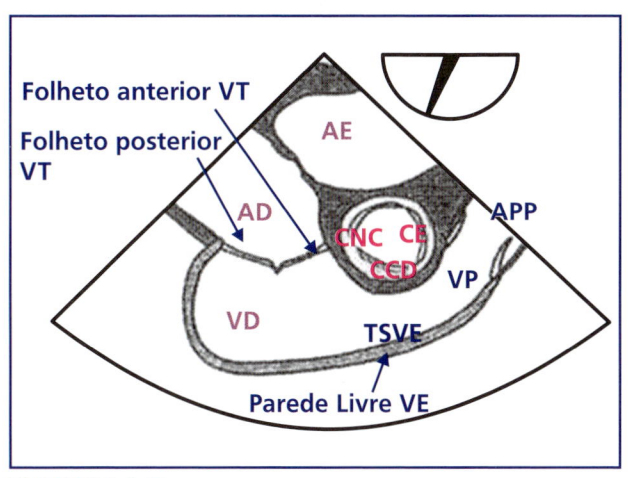

FIGURA 5.16

- Os padrões de fluxo de velocidade venosa pulmonar (Figs. 5-17, 5-18, Vídeo 5-12).
- Após obtenção dessas imagens, a sonda é então avançada para obter imagens de eixo longo do ventrículo esquerdo e direito. Antes de obter a projeção ME, a projeção em cinco câmaras é visualizada. A relação entre as valvas aórtica e mitral são facilmente apreciadas nessa vista, assim como o TSVE (Fig. 5-19; Vídeo 5-13).
- Para obter a projeção ME de quatro câmaras avance a sonda 1 ou 2 cm, ao mesmo tempo mantendo a retroflexão, ou aplique aproximadamente uma rotação de 0 a 5 graus. A valva mitral, assim como a função ventricular direita e

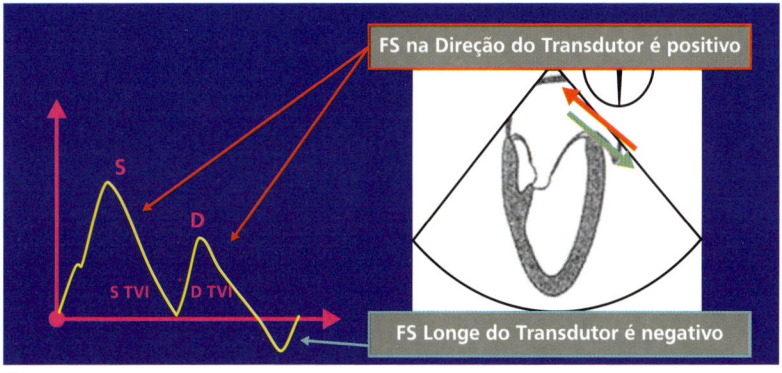

FIGURA 5.17

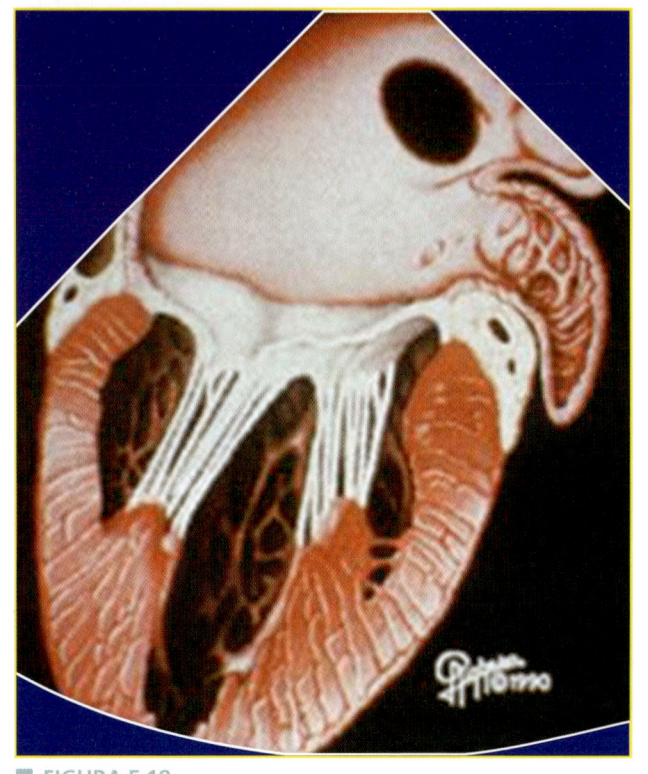

■ FIGURA 5.18

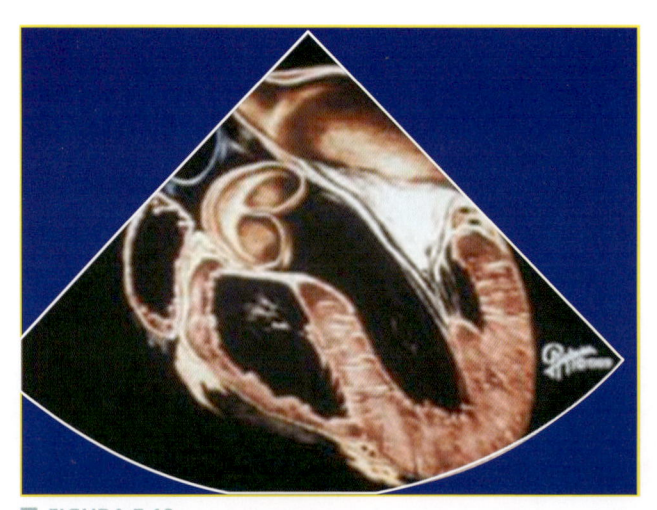

■ FIGURA 5.19

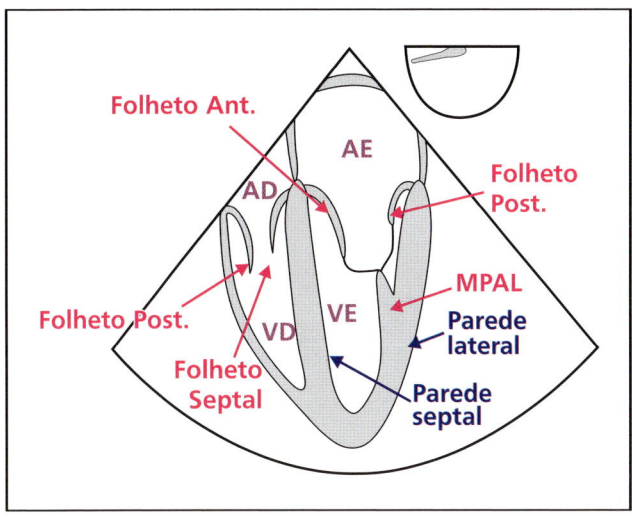

FIGURA 5.20

esquerda, podem ser avaliadas. É criticamente importante assegurar a prevenção do encurtamento do ápice pela aplicação de retroflexão constante da sonda. A função diastólica e as mensurações hemodinâmicas são facilmente realizadas com essa imagem (2D, DOP, DFC, DTT) (Figs. 5-20, 5-22; Vídeo 5-14).

- Quando se gira a imagem, a projeção mitral comissural (Fig. 5-23; Vídeo 5-15–5-17).
- A projeção ME de duas câmaras (Figs. 5-24 e 5-25) e a projeção ME de eixo longo (Fig. 5-26) aparecem sequencialmente quando se continua a girar a sonda. Cada projeção é única e importante para a avaliação da valva mitral e da função do VE (Vídeo 5-18).

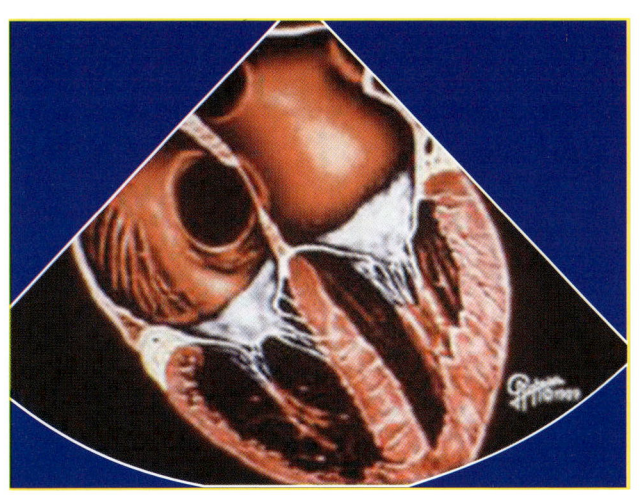

FIGURA 5.21

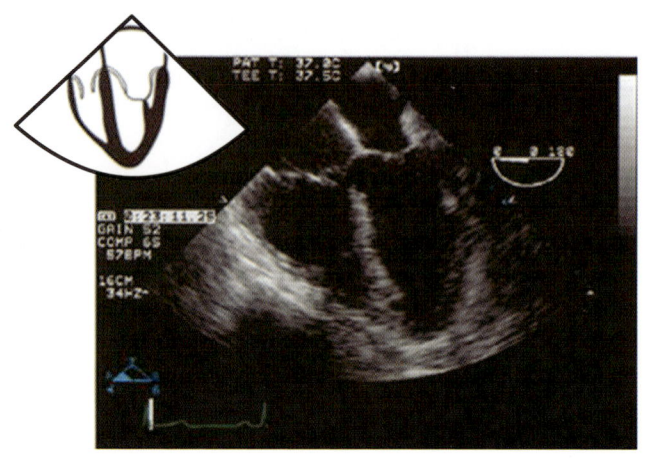

FIGURA 5.22

- Em seguida, a sonda é avançada e anteflexionada para obter a PROJEÇÃO *TG basal de eixo curto* principalmente para avaliação da valva mitral e projeção *TG mediopapilar de eixo curto* para avaliação de pré-carga e função ventricular esquerda.
  - **Esta imagem é útil para avaliação de movimento regional da parede (MRP), VD e VE, alteração fracional de área (AFA) e Pré-carga** (Figs. 5-27, 5-28; Vídeos 5-19, 5-20).
- Enquanto nos planos de TG de eixo curto mencionados anteriormente, caso se gire a sonda na direção de 90 graus, a projeção *de TG de eixo longo* e a projeção *TG de duas câmaras* serão focalizadas, respectivamente. Essas imagens são importantes para a avaliação hemodinâmica e da anatomia subvalvar da valva mitral (Figs. 5-29 e 5-30). Em seguida, a sonda é avançada ligeiramente mais

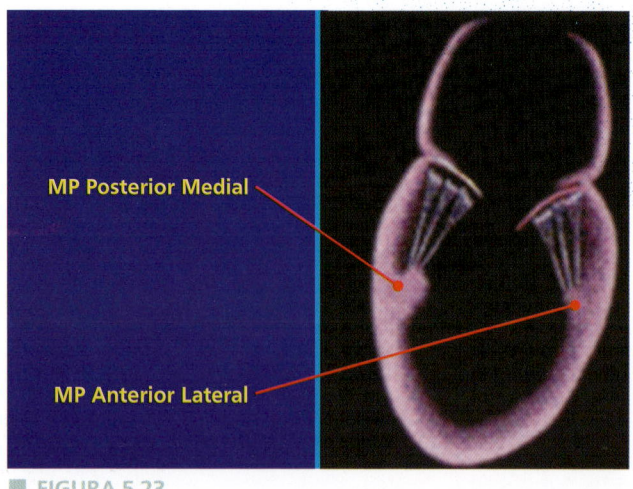

FIGURA 5.23

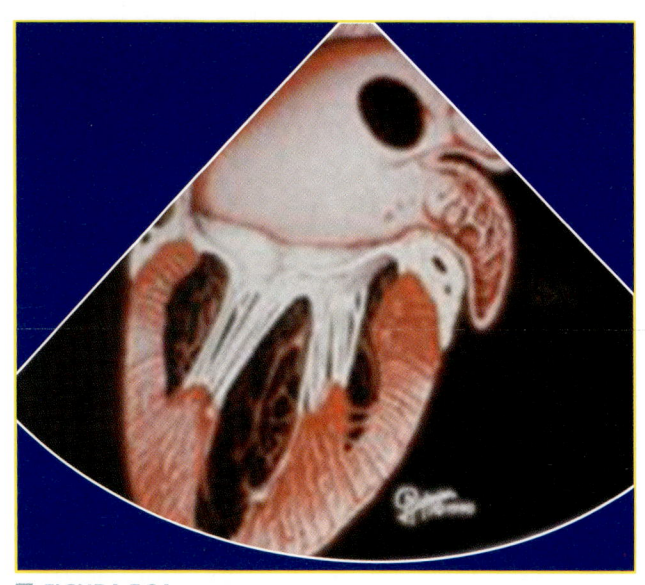

FIGURA 5.24

profunda para obter a TG basal de eixo curto em rotação de 0 grau (Fig. 5-31) e a TG de eixo longo em rotação de aproximadamente 120 graus (Fig. 5-32).
- Em seguida, a sonda é avançada mais profundamente no interior do fundo do estômago e anteflexionada com ligeira rotação de 0 grau e flexão lateral para obter a projeção *TG de eixo longo profunda*, permitindo, assim, um feixe paralelo de Doppler espectral para interrogar a trajetória do trato de saída aórtico (Fig. 5-33; Vídeo 5-21).

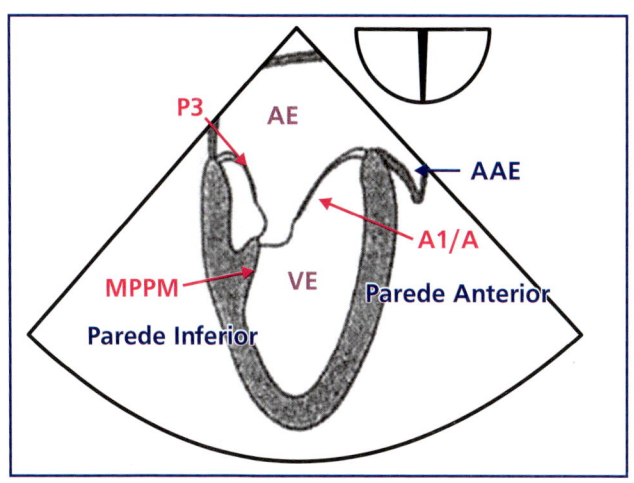

FIGURA 5.25

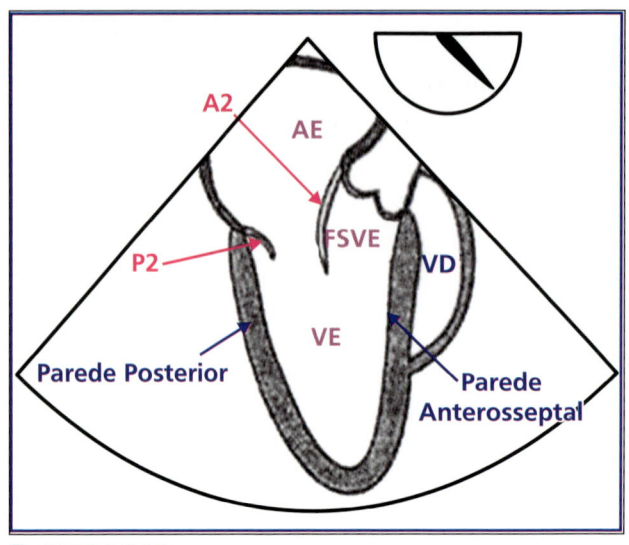

■ FIGURA 5.26

- Finalmente, a sonda ETE depois de estar na projeção TG de eixo longo profunda é girada 180 graus para visualizar a *aorta torácica descendente na* projeção *de eixo curto e de eixo longo*, a sonda é ligeiramente retirada, quando é girada, para revelar as projeções *de eixo curto e eixo longo ME ascendente* e de esôfago superior de eixo longo e as projeções *de eixo curto* (Fig. 5-34).

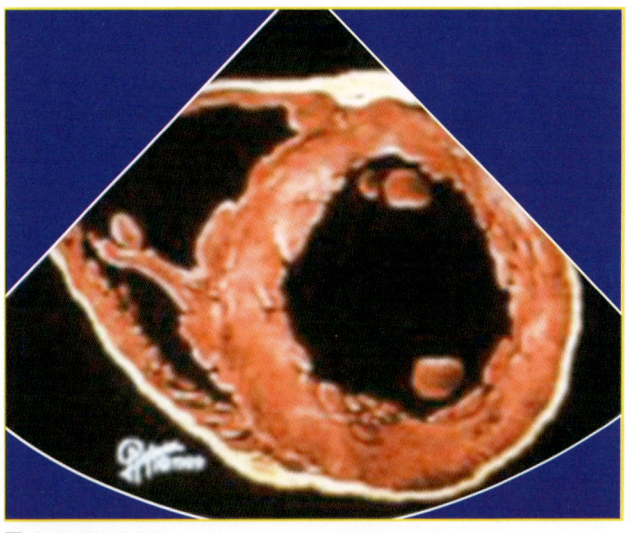

■ FIGURA 5.27

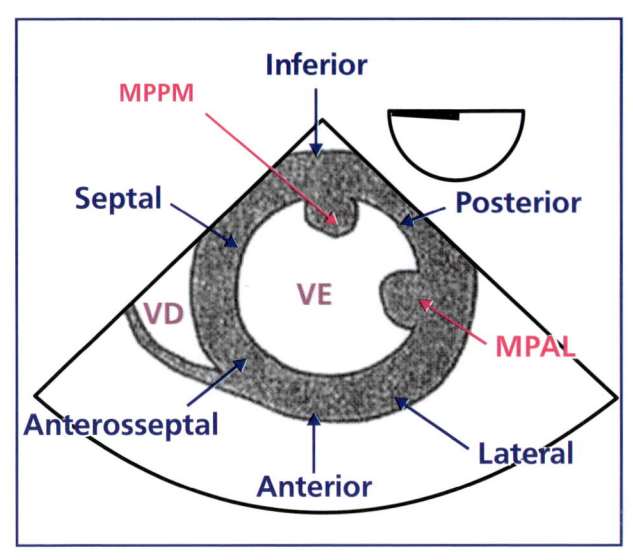

FIGURA 5.28

ES EL de Arco Aórtico (Figs. 5-35 e 5-36).
ES EC de Arco Aórtico (Figs. 5-37 e 5-38).
ME EC de Arco Aórtico (Figs. 5-39-5-41).
EC Aórtico Descendente (Fig. 5-42; Vídeo 5-22).
EL Aórtico Descendente (Fig. 5-43; Vídeo 5-23).

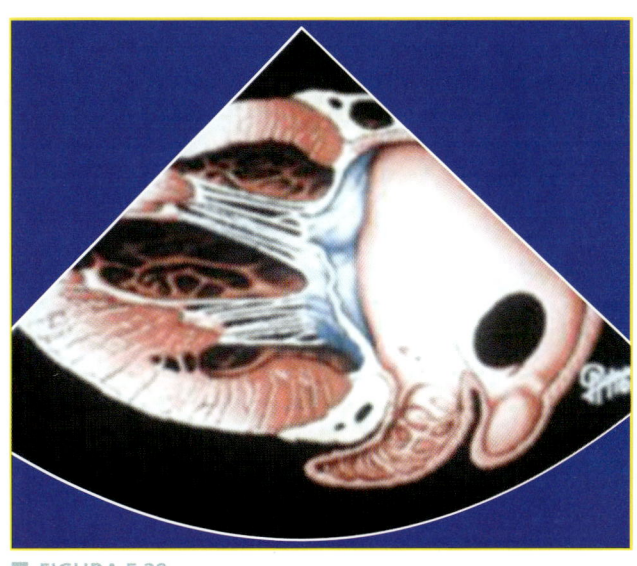

FIGURA 5.29

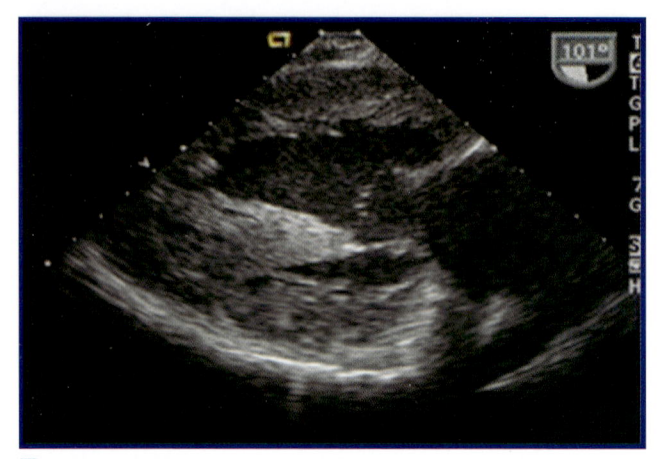

■ FIGURA 5.30

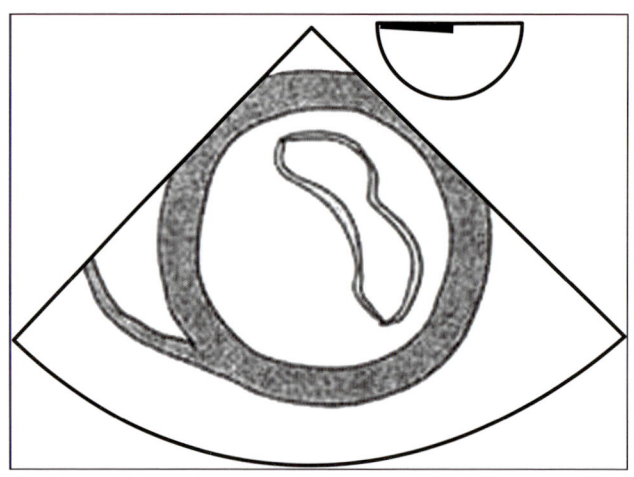

■ FIGURA 5.31

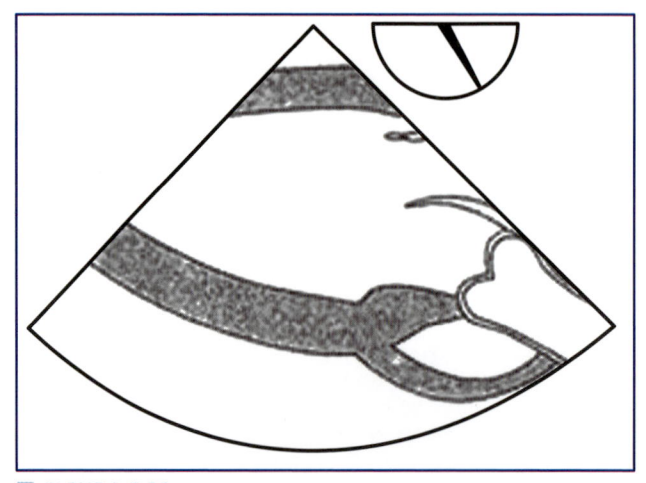

■ FIGURA 5.32

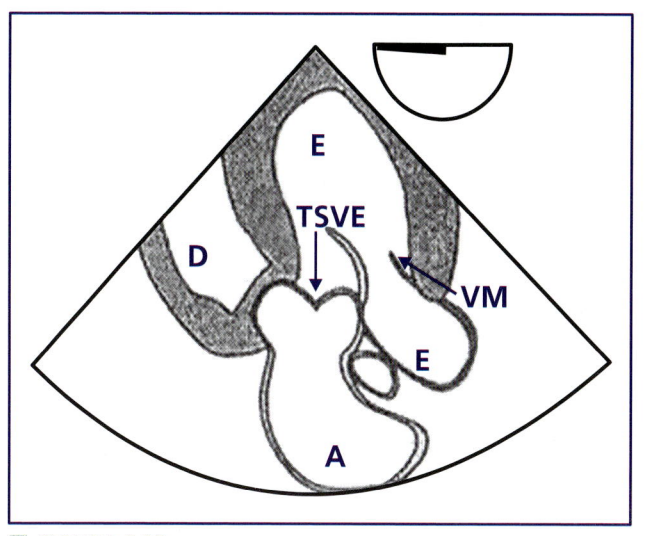

■ FIGURA 5.33

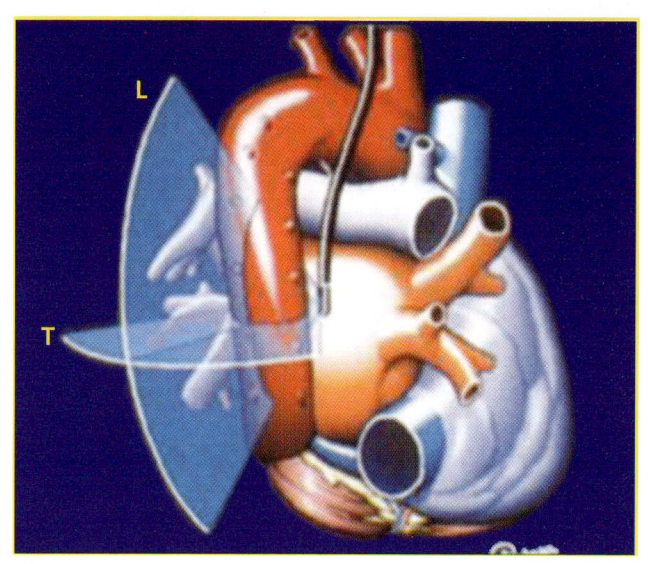

■ FIGURA 5.34

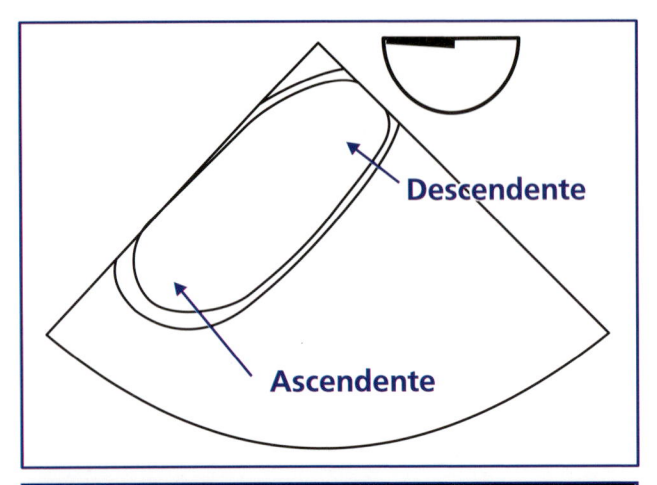

FIGURA 5.35

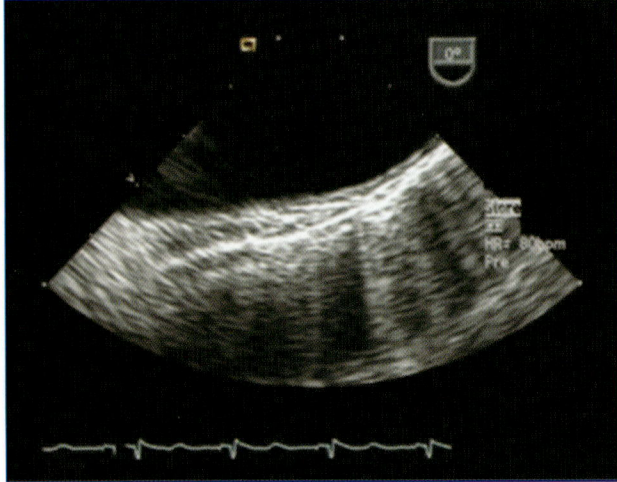

FIGURA 5.36

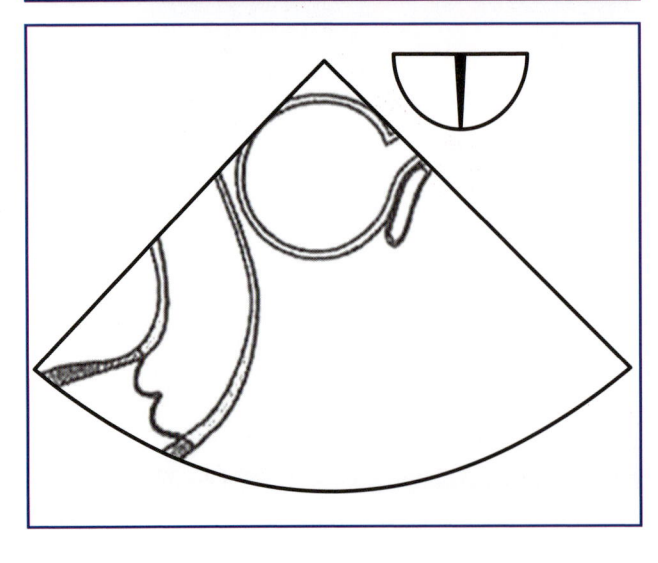

FIGURA 5.37

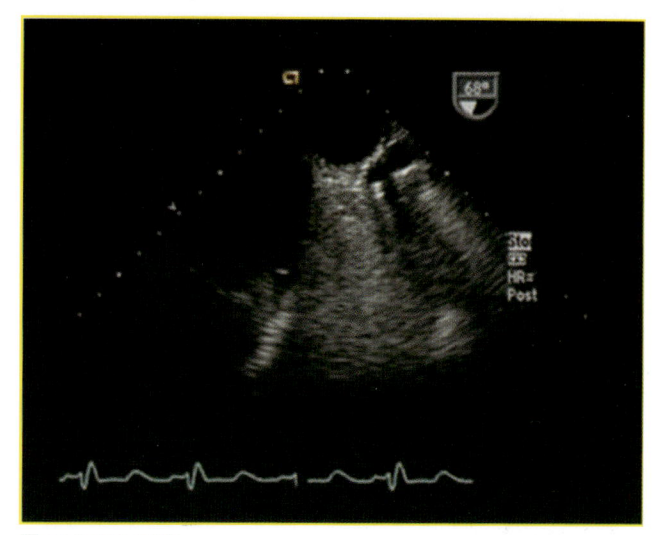

■ FIGURA 5.38

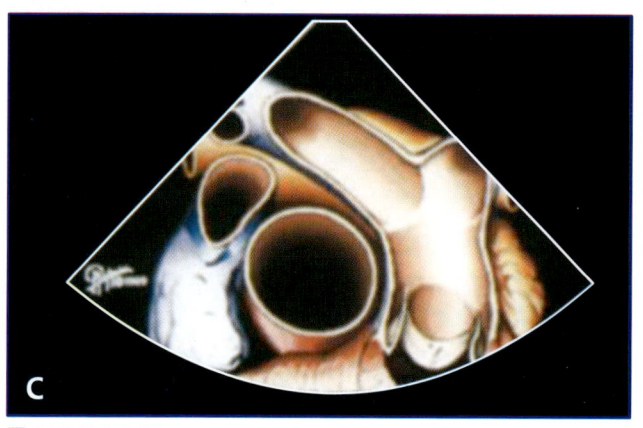

■ FIGURA 5.39

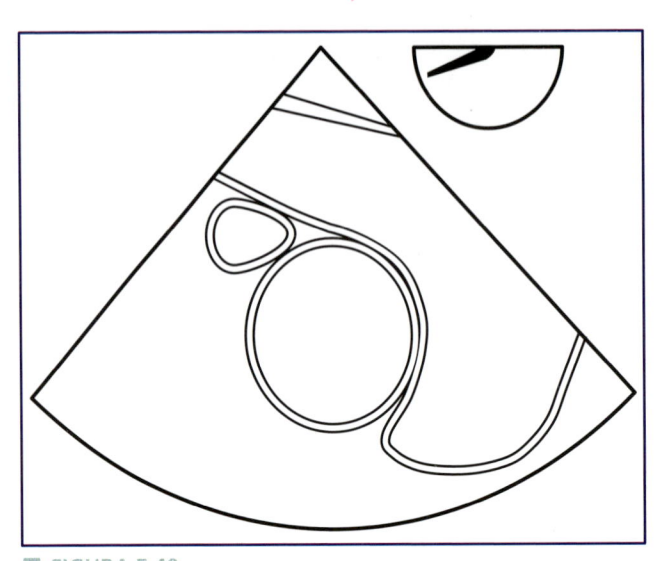

■ FIGURA 5.40

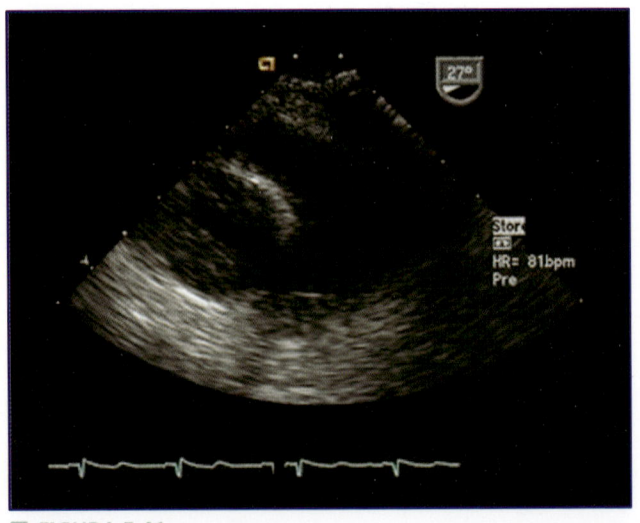

■ FIGURA 5.41

Capítulo 5 • Exame ETE Abrangente **73**

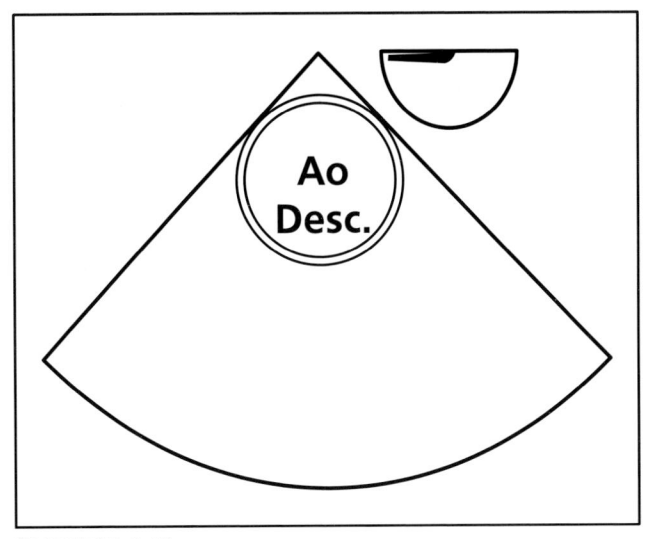

FIGURA 5.42

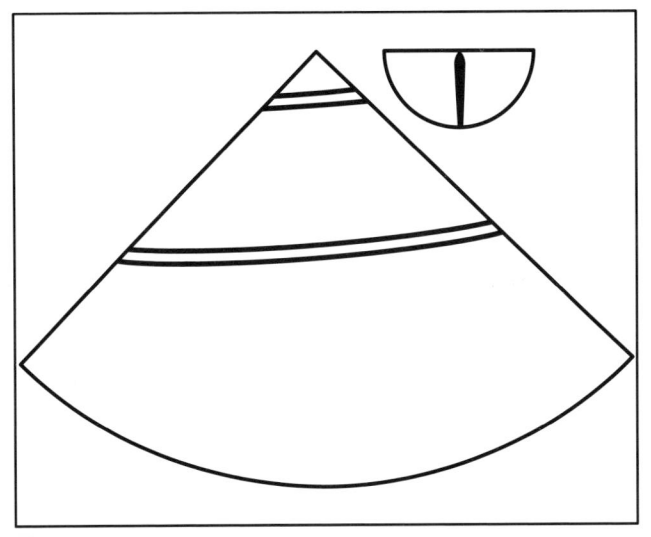

FIGURA 5.43

QUESTÕES

1. O melhor plano de obtenção de imagem para avaliar o ápice anterior é:
   a. a projeção ME de 2 câmaras
   b. a projeção ME de 4 câmaras
   c. a projeção TG de eixo longo de 2 câmaras
   d. a projeção TG de eixo longo de 4 câmaras

2. O melhor plano de obtenção de imagem para avaliar o risco para êmbolo paradoxal é:
   a. a projeção ME de eixo longo
   b. a projeção ES EC aórtica
   c. a projeção ES bicaval
   d. a projeção ME de 2 câmaras

3. O melhor plano de obtenção de imagem ETE para avaliar o estado de volume de um paciente:
   a. a projeção ME de eixo longo
   b. a projeção TG de eixo longo
   c. a projeção TG EC média pap.
   d. a projeção ME de 2 câmaras

4. O(s) melhor(es) plano(s) de obtenção de imagem para avaliar o diâmetro do ânulo da valva mitral:
   a. a projeção ME de eixo longo
   b. a projeção ME de 4 câmaras
   c. a projeção ME comissural
   d. a projeção ME de 2 câmaras

5. O(s) melhor(es) plano(s) de obtenção de imagem para avaliar a pressão arterial sistólica pulmonar:
   a. a projeção ME de eixo longo
   b. a projeção ME de 4 câmaras
   c. a projeção ES de fluxo de entrada-fluxo de saída VD
   d. a projeção TG de 2 câmaras

CAPÍTULO 6

Indicações para o Exame ETE Intraoperatório

AUTOR DO RESUMO: Solomon Aronson
AUTOR DO CAPÍTULO ORIGINAL: Daniel M. Thys

■ PONTOS PRINCIPAIS
- O exame ecocardiográfico transesofágico (ETE) perioperatório recomendado pelas diretrizes SCA/ASE consiste em 20 incidências.
- Desenvolver uma abordagem consistente, sistemática, para realizar o exame abrangente.
- Realizar um exame de ETE abrangente, sempre que possível, aumenta rapidamente o conhecimento e a habilidade, fornece um base para comparação posterior, e é mais provável que detecte anormalidades anteriormente não diagnosticadas.
- Fazer a triagem para doença esofágica antes de inserir a sonda de ETE.
- Nunca aplicar força excessiva ao inserir ou manipular a sonda de ETE.
- Ajustar a profundidade da imagem, ganho global, foco e frequência para otimizar a qualidade da imagem bidimensional.
- Determinar a localização do transdutor de ETE com relação ao coração, então a orientação das imagens, quando ele passa através do coração.
- O plano de obtenção de imagens pode ser movido através da estrutura que está sendo examinada avançando e retirando a sonda, virando (girando) a sonda para a esquerda e para a direita, ou aumentando e diminuindo o ângulo multiplanar.
- A linha central da imagem permanece a mesma, se a sonda não for movida quando o ângulo multiplanar é mudado.
- Examine cada estrutura com múltiplas incidências.
- Um exame abreviado de oito incidências pode alcançar as aplicações básicas de ETE perioperatória mais rapidamente do que o abrangente.

■ INDICAÇÕES PARA O EXAME ETE INTRAOPERATÓRIO
- Em 1996, a ASA/SCA publicou as primeiras indicações para documentar as diretrizes para o parâmetro da prática de exame ETE perioperatório, o que caracterizava as indicações baseadas na evidência de apoio na época.
- As recomendações foram divididas em três categorias, com base na força da evidência de apoio ou opinião especializada de que o exame ETE intraoperatório melhora o resultado.

- Categoria I com o apoio de forte evidência ou opinião especializada (Tabela 6-1).
- Categoria II é apoiada por evidência mais fraca e consenso especializado.
- Categoria III representa a mínima evidência ou o suporte especializado. A falta de evidência com frequência é atribuída à ausência de estudos relevantes em vez da evidência da ineficácia da tecnologia e, portanto, pesquisa e desenvolvimento adicional seriam indicados.
- A indicação médica para o exane ETE intraoperatório deve ser relacionada com a necessidade de cada paciente e não à própria doença; por exemplo, a instabilidade hemodinâmica por causa desconhecida em vez da doença arterial coronariana.
- Em 1997, a AHA/ACC também publicou diretrizes para a aplicação clínica da ecocardiografia, e, em 2000, essas diretrizes foram atualizadas para incluir indicações de ETE intraoperatório (Tabela 6-2).

TABELA 6.1   INDICAÇÕES PARA O EXAME ETE PRÉ-OPERATÓRIO

Categoria I

Avaliação intraoperatória de desordens hemodinâmicas agudas, persistentes, potencialmente fatais, nas quais a função ventricular e seus determinantes são incertos e não responderam ao tratamento
Uso intraoperatório no reparo de valva
Uso intraoperatório na cirurgia cardíaca congênita para a maioria das lesões que requerem circulação extracorpórea
Uso intraoperatório no reparo de cardiomiopatia obstrutiva hipertrófica
Uso intraoperatório para endocardite quando testes pré-operatórios forem inadequados ou se suspeita de extensão de infecção para tecido perivalvar
Uso pré-operatório em pacientes instáveis com suspeita de aneurismas aórticos torácicos, dissecção ou ruptura que precisam ser rapidamente avaliados
Avaliação intraoperatória da função da valva aórtica no reparo de dissecções aórticas com possível envolvimento de valva aórtica
Avaliação intraoperatória dos procedimentos de janela pericárdica
Uso em unidade de terapia intensiva para pacientes instáveis com desordens hemodinâmicas inexplicáveis, suspeita de doença valvar ou problemas tromboembólicos (se outros testes ou monitoramento de técnicas não confirmaram o diagnóstico, ou se os pacientes forem muito instáveis para se submeter a outros testes)
Avaliação intraoperatória de reparo de aneurismas cardíacos
Avaliação intraoperatória da remoção de tumores cardíacos

TABELA 6.1 *(Cont.)*

Categoria II

Uso perioperatório em pacientes com risco maior de isquemia ou infarto do miocárdio
Uso perioperatório em pacientes com risco maior de desordens hemodinâmicas
Avaliação intraoperatória de substituição de valva
Detecção intraoperatória de corpos estranhos
Detecção intraoperatória de embolia aérea durante cardiotomia, operações de transplante cardíaco e procedimentos neurocirúrgicos eretos
Uso intraoperatório durante trombectomia intracardíaca
Uso intraoperatório durante embolectomia pulmonar
Uso intraoperatório para trauma cardíaco suspeitado
Avaliação pré-operatória de pacientes com suspeita de dissecções aórticas torácicas agudas, aneurismas ou ruptura
Uso intraoperatório durante reparo de dissecções aórticas torácicas sem suspeita de envolvimento de valva aórtica
Detecção intraoperatória de doença ateromatosa aórtica ou outras fontes de êmbolos aórticos
Avaliação intraoperatória de pericardiectomia, derrames pericárdicos ou avaliação de cirurgia pericárdica
Avaliação intraoperatória de locais anastomóticos durante transplante cardíaco e/ou pulmonar
Monitoramento da colocação e função de dispositivos de assistência

Categoria III

Avaliação intraoperatória de derrame miocárdico, anatomia da artéria coronária ou permeabilidade de enxerto
Uso intraoperatório durante reparo de outras cardiomiopatias que não a obstrutiva hipertrófica
Uso intraoperatório para endocardite não complicada durante cirurgia não cardíaca
Monitoramento intraoperatório para êmbolos durante cirurgia ortopédica
Avaliação intraoperatória de reparo de lesões aórticas torácicas
Uso intraoperatório para pericardite não complicada
Avaliação intraoperatória de doença pleuropulmonar
Monitoramento da colocação de balão intra-aórtico, desfibriladores cardíacos implantáveis automáticos ou cateteres arteriais pulmonares
Monitoramento intraoperatório de administração de cardioplegia

Practice Guidelines for perioperative transesophageal echocardiography. A report by the American Society of Cardiovascular Anesthesiologists Task Force on transesophageal echocardiography. Anesthesiology. 1996;84:986–1006.

TABELA 6.2 INDICAÇÕES ATUALIZADAS PARA O EXAME ECOCARDIOGRÁFICO INTRAOPERATÓRIO

Classe I
1. Avaliação de desordens hemodinâmicas agudas, persistentes, potencialmente fatais, nas quais a função ventricular e seus determinantes são incertos e não responderam ao tratamento
2. Reparo cirúrgico de lesões valvares, cardiomiopatia obstrutiva hipertrófica e dissecção aórtica com possível envolvimento de valva aórtica
3. Avaliação de substituições de valva complexas que necessitam de homoenxertos ou reimplante coronariano, como o procedimento de Ross
4. Reparo cirúrgico da maioria das lesões cardíacas congênitas que requerem circulação extracorpórea
5. Intervenção cirúrgica para endocardite quando testes pré-operatórios foram inadequados ou há suspeita de extensão tecidual perivalvar
6. Substituição de dispositivos intracardíacos e monitoramento de sua posição durante intervenções de portal de acesso e outras intervenções cirúrgicas cardíacas
7. Avaliação dos procedimentos de janela pericárdica em pacientes com derrames pericárdicos posteriores ou loculados
Classe IIa
1. Procedimentos cirúrgicos em pacientes em risco aumentado de isquemia miocárdica, infarto do miocárdio ou desordens hemodinâmicas
2. Avaliação de substituição de valva, doença ateromatosa, o procedimento de Maze, reparo de aneurisma cardíaco, remoção de tumores cardíacos, trombectomia intracardíaca e embolectomia cardíaca
3. Detecção de embolia aérea durante cardiotomia, operações de transplante cardíaco e procedimentos neurocirúrgicos eretos
Classe IIb
1. Avaliação de suspeita de trauma cardíaco, reparo de dissecção aórtica torácica aguda sem envolvimento valvar e locais anastomóticos durante transplante cardíaco e/ou pulmonar
2. Avaliação da função miocárdica regional durante e após procedimentos de revascularização do miocárdio sem bomba
3. Avaliação de pericardiectomia, derrames pericárdicos e cirurgia pericárdica
4. Avaliação de derrame miocárdico, anatomia coronariana ou permeabilidade do enxerto
5. Testes de estresse com dobutamina para detectar isquemia induzida pela demanda ou predizer alterações funcionais após revascularização miocárdica
Classe III
1. Avaliação do fluxo residual do canal após interrupção do canal arterial patente
2. Reparo cirúrgico de comunicação interatrial (CIA)

Cheitlin MD, Armstrong WF, Aurigemma GP et al. ACC/AHA/ASE 2003 guideline update for the clinical application of echocardiography – summary article: a report of the American College of Cardiology/American Heart Association Task Force on Practice Guidelines (ACC/AHA/ASE Committee to Update the 1997 Guidelines for the Clinical Application of Echocardiography). Publicado simultaneamente em J Am Soc Cardiol. 2003;2(5):954-970 and Circulation.

QUESTÕES

1. Selecione a melhor resposta; é indicado exame ETE intraoperatório:
   a. quando a área de jato de regurgitação mitral é de 5 cm^2 no pré-operatório e a cirurgia de valva mitral está planejada
   b. quando o diâmetro da *vena contracta* mitral é de 7 cm no pré-operatório e um procedimento de revascularização miocárdica (RM) sem bomba está planejado
   c. quando a reversão de fluxo anterógrado na veia pulmonar superior esquerda existe pré-operatoriamente na sístole e a troca da valva aórtica (TVA) está planejada
   d. quando o sinal Doppler espectral através da valva mitral, dentro do VE, é bifásico e RM está planejada

2. Verdadeiro ou Falso:
   Avaliação intraoperatória de desordens hemodinâmicas agudas, persistentes e potencialmente fatais, nas quais a função ventricular e seus determinantes são incertos e não responderam ao tratamento é uma indicação de categoria Ia para o exame ETE intraoperatório

3. Verdadeiro ou Falso:
   Detecção intraoperatória de embolia aérea durante cardiotomia, operações de transplante cardíaco e procedimentos neurocirúrgicos eretos, é uma indicação de categoria Ia para o exame ETE intraoperatório

4. Verdadeiro ou Falso:
   Monitoramento intraoperatório para êmbolos durante procedimentos ortopédicos é uma indicação de categoria III para o exame ETE intraoperatório

5. Selecione a melhor resposta das opções abaixo:
   a. A indicação para o exame ETE intraoperatório deve ser relacionada com o procedimento de base planejado
   b. A indicação para o exame ETE intraoperatório deve ser relacionada com a necessidade do paciente independente da cirurgia planejada
   c. A indicação para o exame ETE intraoperatório deve ser relacionada com o diagnóstico invasivo ou não invasivo planejado ou a monitoramento planejado
   d. A indicação para o exame ETE intraoperatório deve ser relacionada a ser especificamente apoiada por evidência de categoria Ia

CAPÍTULO 7

Organização do Serviço de ETE

AUTOR DO RESUMO: Solomon Aronson
AUTORES DO CAPÍTULO ORIGINAL: Glenn S. Murphy, Joseph P. Mathew, Stanton K. Shernan

■ PONTOS PRINCIPAIS

- Os médicos que realizam a ecocardiografia transesofágica intraoperatória (ETE) devem estabelecer uma relação colaborativa com um colega que tenha treinamento avançado em ETE.
- Após cada exame ETE, a sonda deve ser cuidadosamente inspecionada para quaisquer rachaduras ou perfurações.
- Os riscos de uma injúria elétrica ao paciente será reduzido se um teste de extravasamento elétrico for realizado após cada uso da sonda.
- Durante a história pré-operatória e o exame físico, os pacientes devem ser examinados para quaisquer sinais ou sintomas de doença esofágica ou gástrica. Os riscos e benefícios da ETE devem ser cuidadosamente avaliados em pacientes com contraindicações relativas à ETE.
- A profilaxia rotineira com antibióticos para prevenir endocardite não é necessária antes da ETE com exceção dos pacientes de alto risco.
- As sondas de ecocardiografia transesofágica devem ser desinfetadas por, pelo menos, 20 minutos em uma solução à base de glutaraldeído para eliminar contaminantes bacterianos e virais.
- Os programas de Melhora Contínua da Qualidade (MCQ) são um componente necessário de todo serviço de ETE.

I. INTRODUÇÃO

Desde sua introdução, nos anos de 1980, a ETE intraoperatória se tornou um componente de rotina na prática de anestesia cardíaca e é geralmente empregada durante os procedimentos não cardíacos para auxiliar nos diagnósticos. Na maioria das vezes, os exames ETE intraoperatória são realizados e interpretados por anestesiologistas nos Estados Unidos e Canadá (Figs. 7-1 e 7-2).

II. REQUISITOS

- Investimentos em pessoas e funcionários.
- Estreita colaboração com outros serviços.
- Investimento para manutenção e atualização de equipamentos.
- Espaço para armazenamento de equipamento, arquivar estudos e leitura.

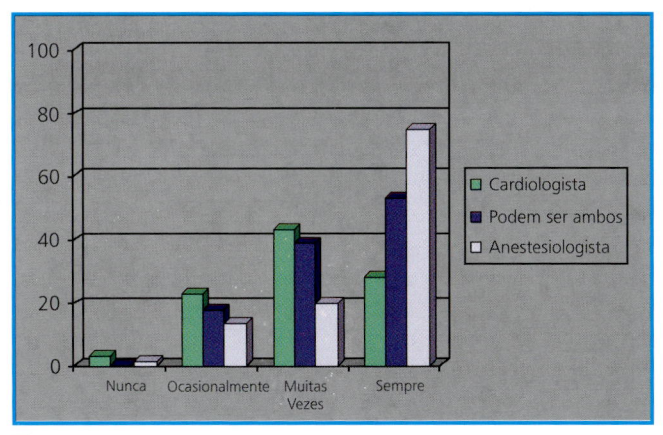

■ FIGURA 7.1

- Compreensão da auditoria do faturamento.
- Um programa de garantia de qualidade.

III. TREINAMENTO E CREDENCIALIZAÇÃO

- 1996: Força-tarefa sobre as diretrizes práticas estabeleceu as habilidades em ETE recomendadas para a realização de um exame e são listadas na Tabela 7-1.
- 2003: Força-tarefa sobre diretrizes de treinamento estabeleceu as recomendações para níveis básicos e avançados.
- Nível básico, 150 exames realizados com supervisão apropriada, incluindo 50 que são realizados pessoalmente.
- Nível avançado, 300 exames realizados com supervisão apropriada, incluindo 150 que são realizados pessoalmente.
- É recomendado que o nível básico e o avançado de treinamento mantenham 20 e 50 horas de EMC (educação médica continuada), respectivamente.

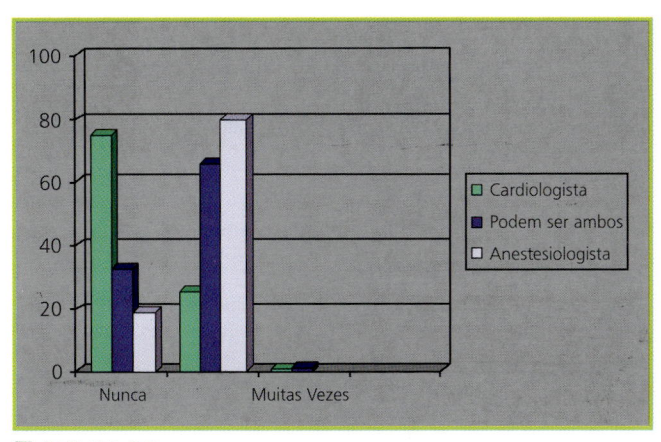

■ FIGURA 7.2

TABELA 7.1 OBJETIVOS RECOMENDADOS DE TREINAMENTO PARA ECOCARDIOGRAFIA PERIOPERATÓRIA BÁSICA E AVANÇADA

Treinamento Básico

Habilidades Cognitivas

1. Conhecimento dos princípios físicos da formação da imagem ecocardiográfica e mensuração da velocidade do sangue
2. Conhecimento da operação do aparelho de ultrassom, incluindo todos os controles que afetam a qualidade dos dados exibidos
3. Conhecimento do equipamento manuseado, controle de infecção e segurança elétrica associados às técnicas de ecocardiografia perioperatória
4. Conhecimento das indicações, contraindicações e complicações potenciais para a ecocardiografia perioperatória
5. Conhecimento das técnicas diagnósticas alternativas apropriadas
6. Conhecimento da anatomia tomográfica normal revelada pelas técnicas ecocardiográficas perioperatórias
7. Conhecimento de perfis de velocidade de fluxo sanguíneo comumente encontrados conforme mensurado por ecocardiografia Doppler
8. Conhecimento das manifestações ecocardiográficas de lesões e disfunção de valvas nativas
9. Conhecimento das manifestações ecocardiográficas de massas cardíacas, trombos, cardiomiopatias, derrames pericárdicos e lesões dos grandes vasos
10. Conhecimento detalhado das apresentações ecocardiográficas de isquemia e infarto do miocárdio
11. Conhecimento detalhado das apresentações ecocardiográficas de função ventricular normal e anormal
12. Conhecimento detalhado das apresentações ecocardiográficas de embolização aérea

Habilidades Técnicas

1. Capacidade de operar aparelhos de ultrassom, incluindo os controles primários que afetam a qualidade dos dados exibidos
2. Capacidade de inserir a sonda de ETE com segurança no paciente anestesiado, com intubação traqueal
3. Capacidade de realizar um exame abrangente de ETE e de diferenciar estruturas e função cardíacas normais daquelas acentuadamente anormais
4. Capacidade de reconhecer alterações acentuadas na contração ventricular segmentar indicativa de isquemia ou infarto do miocárdio
5. Capacidade de reconhecer alterações acentuadas no enchimento e ejeção ventriculares globais
6. Capacidade de reconhecer a embolização aérea
7. Capacidade de reconhecer lesões macroscópicas e disfunção valvares
8. Capacidade de reconhecer grandes massas intracardíacas e trombos
9. Capacidade de detectar grandes derrames pericárdicos
10. Capacidade de reconhecer artefatos ecocardiográficos comuns
11. Capacidade de comunicar os resultados ecocardiográficos de maneira efetiva aos profissionais de saúde, ao registro médico e aos pacientes
12. Capacidade de reconhecer complicações da ecocardiografia perioperatória

TABELA 7.1 *(Cont.)*

Treinamento Avançado

Habilidades Cognitivas

1. Todas as habilidades cognitivas definidas sob treinamento básico
2. Conhecimento detalhado dos princípios e metodologias da ecocardiografia qualitativa e quantitativa
3. Conhecimento detalhado da função valvar nativa e protética, incluindo lesões e disfunção da valva
4. Conhecimento da doença cardíaca congênita (se a prática congênita estiver planejada, então esse conhecimento deve ser detalhado)
5. Conhecimento detalhado de todas as outras doenças do coração e grandes vasos que sejam relevantes no período perioperatório (se a prática pediátrica estiver planejada, então esse conhecimento pode ser mais geral do que detalhado)
6. Conhecimento detalhado das técnicas, vantagens, desvantagens e complicações potenciais dos procedimentos cirúrgicos cardíacos geralmente usados para tratamento de doença cardíaca adquirida e congênita
7. Conhecimento detalhado de outros métodos diagnósticos apropriados para correlação com ecocardiografia perioperatória

Habilidades Técnicas

1. Todas as habilidades técnicas definidas sob treinamento básico
2. Capacidade de adquirir ou direcionar a aquisição de todos os dados ecocardiográficos necessários, incluindo obtenção de imagens epicárdicas e epiaórticas
3. Capacidade de reconhecer alterações sutis na contração ventricular segmentar indicativas de isquemia ou infarto do miocárdio
4. Capacidade de quantificar as funções ventriculares sistólica e diastólica e de estimar outros parâmetros hemodinâmicos relevantes
5. Capacidade de quantificar a função valvar normal e anormal da valva nativa e protética
6. Capacidade de avaliar a adequação dos planos cirúrgicos cardíacos
7. Capacidade de identificar inadequações nas intervenções cirúrgicas cardíacas e as razões básicas das inadequações
8. Capacidade de auxiliar na tomada de decisão clínica na sala cirúrgica

Reproduzida com permissão de Calahan MK, Abel M, Goldman M et al. American Society of Echocardiography and Society of Cardiovascular Anesthesiologists task force guidelines for training in perioperative echocardiography. Anesth Analg. 2002;94:1384-1388.

IV. EQUIPAMENTO

- O custo da manutenção (assim como o de compra) de um sistema pode ser considerável.
- Os custos indiretos e diretos incluem:
  - Contrato de serviços.
  - Limpeza de equipamento.
  - Técnicos.
  - Detector de extravasamento elétrico.
  - Cabos de sonda.
  - Custos de processamento do faturamento.
  - Espaço de armazenamento (arquivar estudos).
  - Capacidade de recuperar estudos antigos arquivados.
  - Procedimentos e substâncias químicas que danificam a sonda de ETE estão listados na Tabela 7-2.

TABELA 7.2 PROCEDIMENTOS E SUBSTÂNCIAS QUÍMICAS QUE DANIFICAM AS SONDAS

Procedimentos que danificam as sondas
Uso de autoclave
Imersão em alvejante de cloro ou álcool
Imersão do controle manual em qualquer líquido
Esterilização térmica a seco
Esterilização com ultravioleta
Imersão prolongada (várias horas) em solução para desinfecção
Substâncias químicas que danificam as sondas
Iodo
Óleo mineral
Acetona
Anestésicos aerossólicos em *spray* (se aplicados diretamente na sonda)

Adaptada de Sequoia Ultrasound System: User and Reference Manuals. Mountain View, CA: Accuson Corp., 2000-2001.

QUESTÕES

1. Qual das seguintes questões é necessária para estabelecer um serviço independente de ETE intraoperatória?
   a. Estreita colaboração com outros serviços
   b. Investimento para manutenção e atualização de equipamentos
   c. Espaço para armazenamento de equipamentos, arquivos de estudos e leitura
   d. Um programa de garantia de qualidade
   e. Todas as anteriores

2. Manutenção de habilidades cognitivas e técnicas requer:
   a. mínimo de 50 exames ao ano com 25 realizados pessoalmente
   b. mínimo de 5 horas ao ano de créditos de EMC Categoria I em eco
   c. mínimo de 25 estudos de ETE intraoperatória ao mês para ser designado como serviço "independente"
   d. todas as anteriores
3. Qual(s) das seguintes ações é (são) necessária(s) para um reembolso confiável?
   a. Submeter um código ICD-9 apropriado
   b. Submeter um código CPT apropriado
   c. Armazenamento do estudo
   d. Submeter um relatório
   e. Todas as anteriores
4. Verdadeiro ou Falso:
   É recomendado que os níveis básico e avançado de treinamento mantenham 20 e 50 horas de EMC, respectivamente
5. Verdadeiro ou Falso:
   Certificação de nível básico requer que 150 exames sejam realizados com supervisão apropriada, incluindo 50 que sejam realizados pessoalmente e aprovação no exame de certificação básica, quando disponível

CAPÍTULO 8

Função Ventricular Sistólica Global

AUTOR DO RESUMO: Solomon Aronson
AUTORES DO CAPÍTULO ORIGINAL: Nhung T. Lam, Solomon Aronson

■ PONTOS PRINCIPAIS

- A avaliação da função ventricular global é, muitas vezes, a indicação primária para ecocardiografia pré-operatória.
- A ecocardiografia transesofágica (ETE) é bem adequada para prover acurada avaliação e monitoramento do enchimento ventricular e da função sistólica.
- A avaliação da função ventricular global durante instabilidade hemodinâmica é uma indicação de classe 1A para ETE intraoperatória.

I. MÉTODOS DE MENSURAÇÃO DA FUNÇÃO VENTRICULAR GLOBAL

A. Índice de movimento da parede (IMP)
- Escores escalonados são atribuídos a cada movimento segmentar da parede, em que a média fornece uma avaliação global semiquantitativa.
- Há boa concordância com relação à fração de ejeção estimada e outras mensurações do fator de ejeção (Fig. 8-1).
- Obtida a partir da projeção transgástrica de eixo curto.
- A proporção da área diastólica da câmara ventricular esquerda (VE) na projeção papilar média de eixo curto está reduzida durante a sístole.
- A mudança da área fracional (MAF)% = [área diastólica final – área sistólica final] × 100/área diastólica final.
- Geralmente estimada visualmente.
- Circunferência da câmara pode ser traçada na sístole e diástole para fornecer um cálculo mais acurado.
- Pode omitir anormalidades de movimento de parede fora de um plano mensurado.
- Acurácia limitada para avaliação da função ventricular global.
- Planos oblíquos podem reduzir a acurácia.

B. Fração de ejeção
- Mensure a alteração de volume (volume de ejeção) de todo o ventrículo em vez da alteração da área de um único plano.
- Mensuração mais precisa da função ventricular global.

FIGURA 8.1

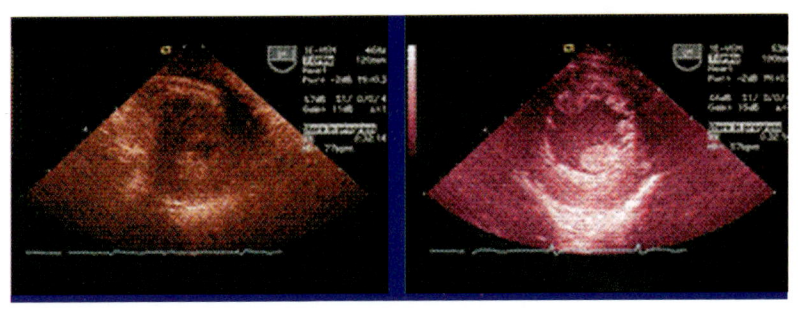

- FE% = [volume diastólico final – volume sistólico final] × 100/volume diastólico final.
- A fração de ejeção normal é de 55-75%.

C. Métodos geométricos (que se adaptam à forma elipsoidal estereotipada)
- Método elipsoidal de um só plano.
- Método hemielipsoidal cilíndrico.
- Método de comprimento da área.
- Estime o volume a partir do diâmetro e mensurações de comprimento em um ou dois planos.
- Hipóteses geométricas limitam a acurácia da FE; quando o MRP ou formas ventriculares incomuns estiverem presentes.
- Se as mensurações não incluírem o ápice verdadeiro (i. e., incidência encurtada), então os volumes e a FE também não serão confiáveis.

D. Método de Simpson modificado (também conhecido como método da soma de disco, mostrado nas Figuras 8-2 e 8-3)
- Considerado o melhor método para derivar os volumes ventriculares e a fração de ejeção.

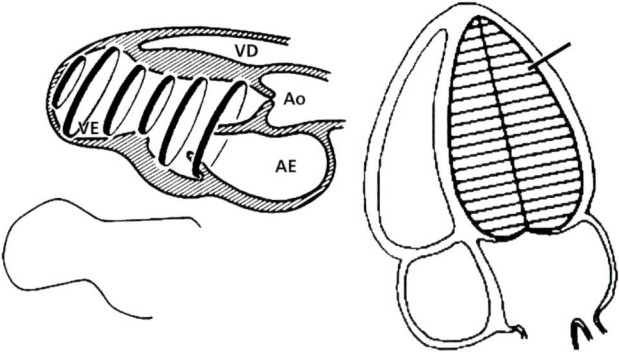

FIGURA 8.2

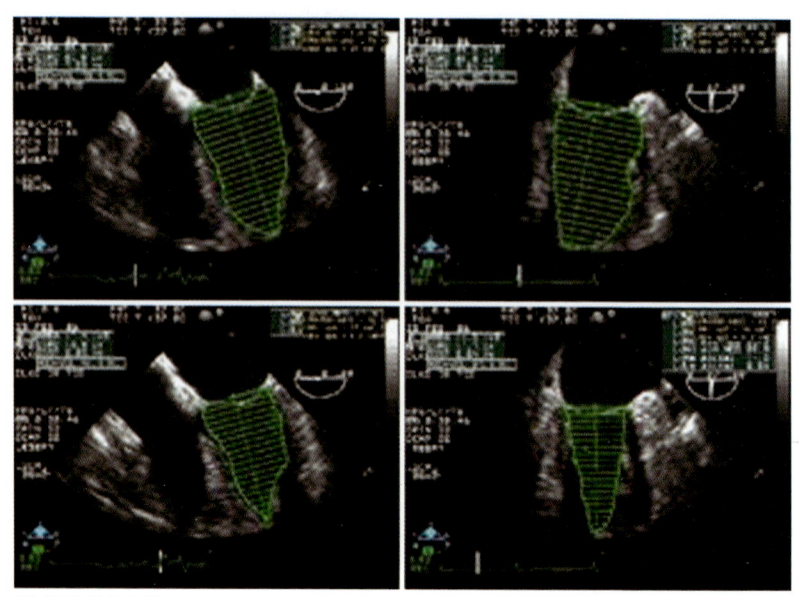

FIGURA 8.3

- A margem endocárdica é traçada em dois planos ortogonais (p. ex., projeções medioesofágicas de quatro câmaras e de duas câmaras).
- *Software* de computador modela o ventrículo como uma série de 20 ou mais discos elípticos empilhados.
- O volume de cada disco é, então, calculado a partir da espessura do disco, dos diâmetros de cada disco elipsoidal e de todos os volumes somados para produzir o volume total do ventrículo.
- Discos cilíndricos ou modelos elipsoidais giratórios podem ser gerados a partir de uma só projeção tomográfica, mas com acurácia reduzida, de um plano de imagem (eixo longo).
- Validado (angiografia).
- VE dividido em diâmetros equivalentes.
- Fatias cilíndricas somadas.

E. Método da soma de disco biplano
- Permite formas variáveis de ventrículos.
- Pode considerar significativas anormalidades regionais de movimento de parede, mas ainda pode ser limitada pela qualidade de imagem ou incidências encurtadas.
- Duas projeções não devem ser combinadas, se as extensões da câmara diferirem em mais de 20% para reduzir os erros de encurtamento.
- ETE *versus* dados angiográficos são comparáveis (Tabela 8-1).[1]

TABELA 8.1 ACURÁCIA DAS TÉCNICAS ECOCARDIOGRÁFICAS DE AVALIAÇÃO DE VOLUME VENTRICULAR ESQUERDO

	VSF	VDF	FE
Extensão da área	r = 0,95	r = 0,88	r = 0,80
De Simpson	r = 0,93	r = 0,85	r = 0,85

VDF, volume diastólico final; VSF, volume sistólico final; FE, fração de ejeção.

F. Avaliação de pré-carga

- A avaliação da pré-carga é um parâmetro fundamental que determina profundamente o tratamento anestésico da circulação.
- A ETE pode prover avaliação quantitativa da pré-carga durante toda a cirurgia.
- A única projeção melhor para a contínua avaliação da pré-carga é a TG média EC a fim de avaliar a área diastólica final do VE (ADFVE).
- Os pontos-chave para entender o que se refere à ADFVE é como segue:
  - Validado para refletir com acurácia o volume diastólico final do VE (VDFVE).
  - Cálculo feito a partir de traçado do endocárdio no final da diástole.
  - Os valores normais são tipicamente 12 a 18 cm^2.
- Além disso, há muitas pistas indiretas da ETE que podem fornecer avaliação contínua da pré-carga, incluindo:
  - A direção da protuberância do septo intra-atrial.
  - Padrões de fluxo com Doppler espectral do fluxo sanguíneo venoso pulmonar e fluxo de entrada mitral.
  - A área diastólica final (ADF) é considerada um sinal de estado de volume, enquanto a área sistólica final (ASF) reflete mais as alterações de resistência vascular sistêmica (RVS).
  - As hipóteses de pré-carga (Figs. 8-4 e 8-5; esquemático). O VDFVE é determinado por imagem TG papilar média do VE, conforme mostrado no Vídeo 8-1, podendo também ser inferido a partir de outros sinais de eco indiretos, como desvio intra-atrial, conforme demonstrado na Figura 8-6, Vídeos 8-2, 8-3 e 8-4.

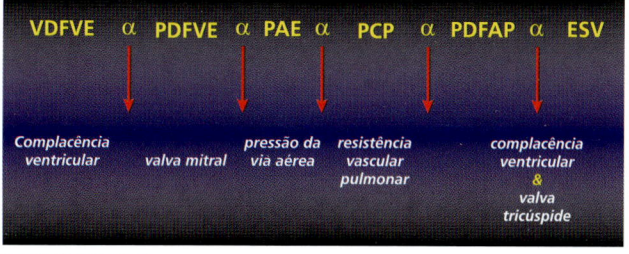

VDFVE α PDFVE α PAE α PCP α PDFAP α ESV

Complacência ventricular | valva mitral | pressão da via aérea | resistência vascular pulmonar | complacência ventricular & valva tricúspide

FIGURA 8.4

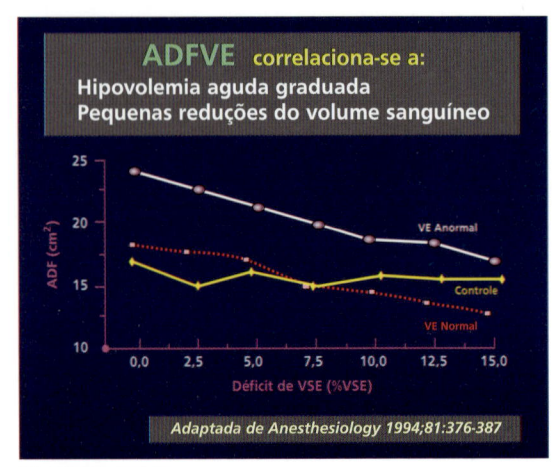

FIGURA 8.5

II. ÍNDICES INDEPENDENTES DA CARGA DA FUNÇÃO VENTRICULAR

- Nem MAF nem a fração de ejeção do VE (FEVE) são índices puros de contratilidade miocárdica.
- Ambas são dependentes das contrações de carga, *especialmente nos extremos de pré-carga e pós-carga*.
- Os circuitos de pressão-volume em diferentes condições de carga resultam em uma relação sistólica final linear.
- A inclinação de uma relação sistólica final linear é denominada elastância sistólica final.
- A área dentro dos circuitos de pressão-volume é um trabalho sistólico.
- O trabalho sistólico pode ser plotado contra os VDFs para obter o trabalho recrutável na pré-carga.
- Essas mensurações são muito mais complexas e incluem mensurar as pressões intraventriculares ou seus representantes.

III. MENSURAÇÕES MENOS DEPENDENTES DA CARGA

- Mais fáceis de obter.
- Raramente relatadas.

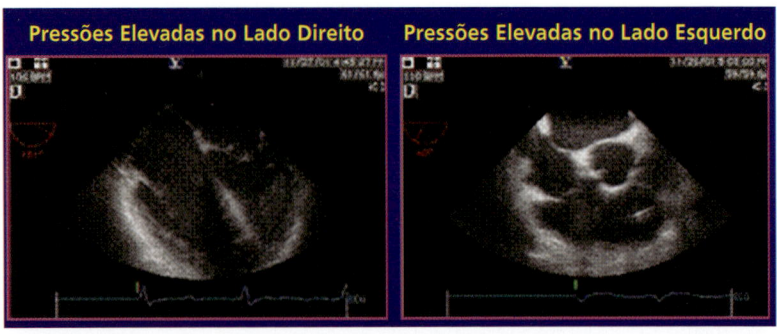

FIGURA 8.6

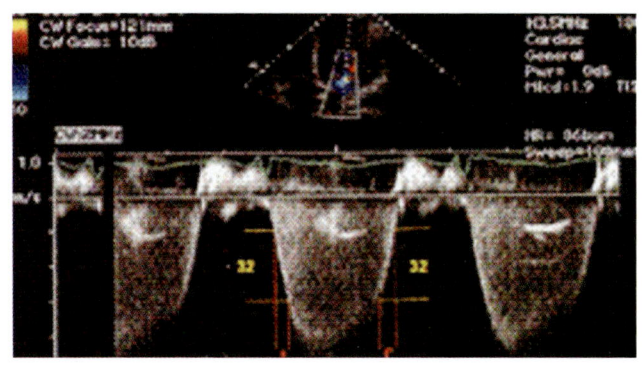

FIGURA 8.7

- Podem ser corrigidas para VDF para torná-lo independente da carga.
- Independente da geometria ventricular.
- Independente da determinação subjetiva de bordas endocárdicas.
- **Relação de pico de pressão sistólica-volume diastólico final.**
- **Potência cardíaca:**
  - *A potência cardíaca média é o produto de volume sistólico (VS), pressão arterial média (PAM) e frequência cardíaca (FC).*
- Pico de potência instantânea.
- **dP/dt** do jato de RM (se a regurgitação mitral – RM – estiver presente, pode ser derivada com Doppler).
- Mensuração de contratilidade relativamente independente da carga.

Mensurado com Doppler de fluxo colorido (DFC), a $V_{máx}$ do fluxo mitral insuficiente a uma velocidade de varredura de 100 mm/s, demonstrada na Figura 8-7; o Registre $V_{máx}$ a 1 e 3 m/s e aplique a equação de Bernoulli modificada, demonstrada na Figura 8-8.

- **Índice de desempenho miocárdico.**
- Soma do tempo de contração isovolumétrica e tempo de relaxamento isovolumétrico dividida pelo tempo de ejeção.
- Combina a função sistólica e a diastólica em um índice.
- Bom valor prognóstico.[2]
- **Avaliação da função sistólica global: sumário** (Fig. 8-9; Vídeo 8-5)

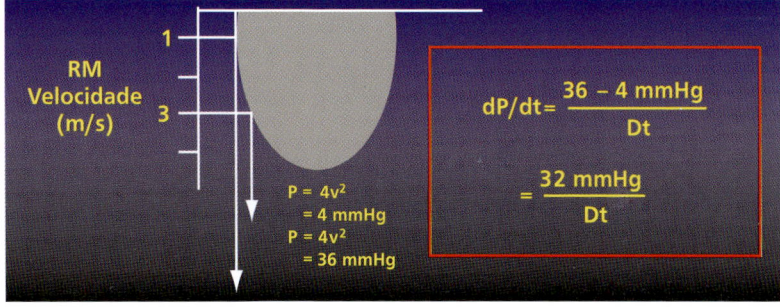

FIGURA 8.8

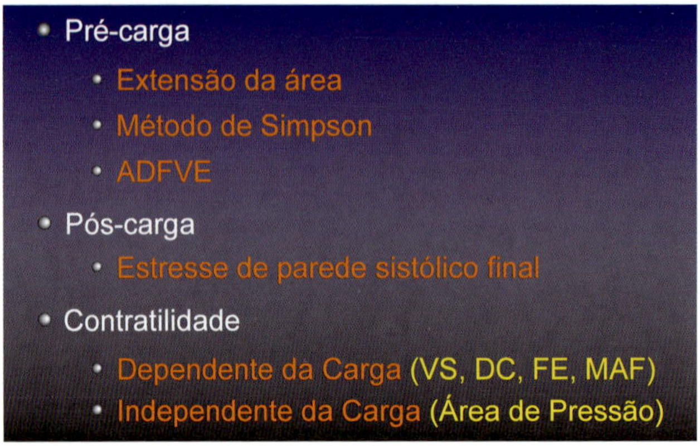

- **Pré-carga**
  - Extensão da área
  - Método de Simpson
  - ADFVE
- **Pós-carga**
  - Estresse de parede sistólico final
- **Contratilidade**
  - Dependente da Carga (VS, DC, FE, MAF)
  - Independente da Carga (Área de Pressão)

FIGURA 8.9

REFERÊNCIAS

1. Smith MD, MacPhail B, Harrison MR et al. Value and limitations of transesophageal echocardiography in determination of left ventricular volumes and ejection fraction. *J Am Coll Cardiol.* 1992;19(6):1213–1222.
2. Poulsen SH, Jensen SE, Nielsen JE et al. Serial changes and prognostic implications of a Doppler-derived index of combined left ventricular systolic and diastolic myocardial performance in acute myocardial infarction. *Am J Cardiol.* 2000;85:19–25.

QUESTÕES

1. Ao calcular a MAF do VE, o sistema de mensuração empregado de área sistólica final deve corresponder a:
   a. espessura septal máxima
   b. pico de onda t no ECG
   c. ascensão inicial da onda t
   d. o menor diâmetro do VE

2. A pressão sistólica VD pode ser determinada por avaliação de quais parâmetros de Doppler com Onda Pulsada?
   a. Fluxo de saída da valva pulmonar
   b. Regurgitação da veia pulmonar
   c. Regurgitação da valva tricúspide
   d. Fluxo de entrada diastólico da valva tricúspide
   e. Fluxo sistólico da veia pulmonar

3. A pré-carga pode ser derivada diretamente ou indiretamente de todas as projeções de obtenção de imagens por ETE a seguir, com exceção de:
   a. Projeção de fluxo de saída da valva pulmonar
   b. Projeção de fluxo de entrada da veia pulmonar
   c. Projeção ME de quatro câmaras
   d. Projeção ES bicaval
   e. Projeção TG EC

4. O método de soma de disco biplano:
   a. permite formas ventriculares variáveis
   b. é limitado pelo encurtamento
   c. é comparável aos dados angiográficos
   d. é um método superior, se comparado ao método de Simpson, para determinação da FE

5. Qual das seguintes questões são verdadeiras no que se refere aos índices independentes de carga da função ventricular?
   a. A FEVE não é um índice puro de contratilidade miocárdica por ser dependente de pré-carga e pós-carga
   b. Os circuitos de pressão-volume, em diferentes condições de carga, resultam em uma relação sistólica final linear com a inclinação da relação sistólica final-elastância sistólica final
   c. A área dentro de um circuito de pressão-volume é um trabalho sistólico
   d. São independentes da geometria ventricular

CAPÍTULO 9

Avaliação da Função Ventricular Regional

AUTORES DO RESUMO: Lori B. Heller, Solomon Aronson
AUTORES DO CAPÍTULO ORIGINAL: Lori B. Heller, Solomon Aronson

■ PONTOS PRINCIPAIS

- A American Society of Echocardiography (ASE) divide o ventrículo esquerdo (VE) em 17 segmentos (Fig. 9-1).
- Os níveis basal e médio do VE têm, cada qual, os segmentos inferior, lateroinferior, anterolateral, anterior, anterosseptal e inferosseptal.
- O nível apical tem os segmentos: inferior, lateral, anterior e septal. O ápice é o segmento final.
- Todos os segmentos podem ser visualizados ou de uma localização medioesofágica ou transgástrica da sonda.
- Quando anormalidades do movimento da parede são observadas, conhecer os padrões típicos de suprimento sanguíneo para esses segmentos pode ajudar a identificar a artéria coronária ou enxerto comprometido.
- Uma descrição do movimento da parede deve ser designada a cada segmento.
- Hipocinesia leve refere-se à diminuição (inferior à 30%) do movimento da parede para dentro na direção do centro do VE durante a sístole (sendo normal que seja superior a 30%).
- Hipocinesia grave refere-se apenas ao movimento da parede leve com menos de 10% de espessamento sistólico.
- Acinesia refere-se à ausência tanto de movimento quanto de espessamento endocárdico.
- Discinesia refere-se ao movimento da parede para fora durante a sístole e afinamento endocárdico durante a sístole.
- Como o movimento pode ser passivo, o espessamento é percebido como mais confiável do que o movimento da parede endocárdica para determinar a anormalidade de movimento da parede.

I. MODELO SEGMENTAR DO VENTRÍCULO ESQUERDO

- As funções ventriculares global e regional são os elementos-chave na avaliação de pacientes com doença cardíaca isquêmica.
- Múltiplas imagens devem ser adquiridas de múltiplos planos, devendo ser feitas hipóteses sobre a forma do ventrículo e distribuição da artéria coronária dentro dele (Fig. 9-2).

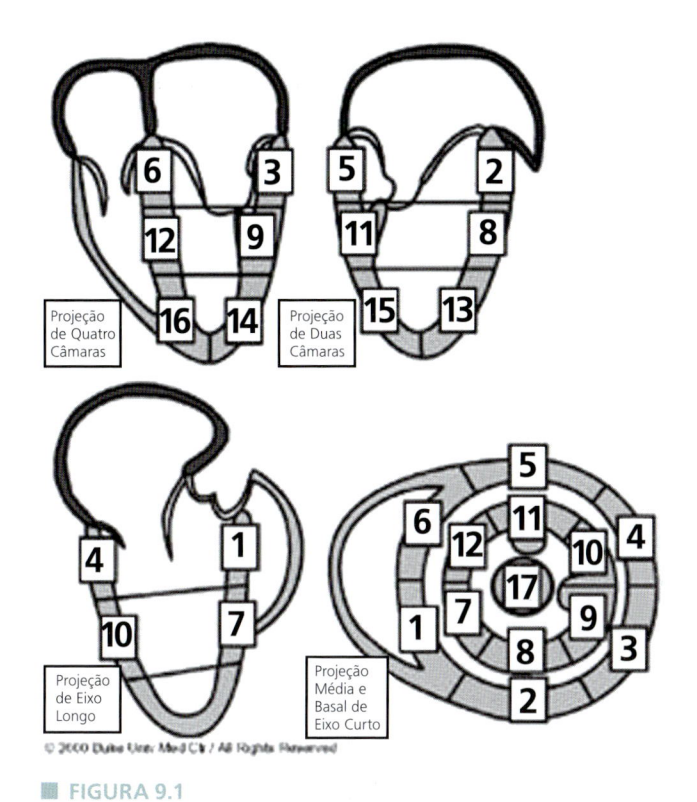

Capítulo 9 • Avaliação da Função Ventricular Regional 95

FIGURA 9.1

FUNÇÃO SISTÓLICA REGIONAL

DAE
ACx
ACD

FIGURA 9.2

- A Society of Cardovascular Anesthesiologist e a ASE recomendaram um modelo de 16 segmentos para avaliação regional do VE (Fig. 9-3).
- A American Heart Association (AHA) publicou um estudo de sua posição sobre a padronização da nomenclatura de segmentação com base em um modelo de 17 segmentos com diferenças menores na nomenclatura.
- A ASE adotou esses novos padrões; mas a *Society of Cardiovascular Anesthesiologists* e o *National Board of Echocardiography* não os adotaram.
- A avaliação da função regional do VE pode ser realizada com a obtenção de cinco incidências-padrão (três da janela medioesofágica e duas da janela transgástrica; Fig. 9-4).
- Obtenção das projeções medioesofágicas do VE
  - Posicione o transdutor posterior ao átrio esquerdo (AE) no nível médio da valva mitral.
  - O plano de obtenção de imagem é, então, orientado para atravessar simultaneamente o centro do ânulo mitral e o ápice do VE.

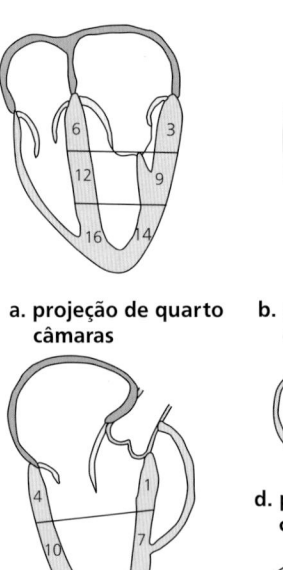

a. projeção de quarto câmaras
b. projeção de duas câmaras
c. projeção de eixo longo
d. projeção de eixo curto médio
e. projeção de eixo curto basal

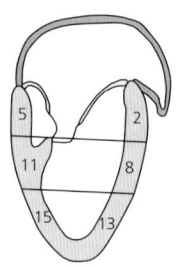

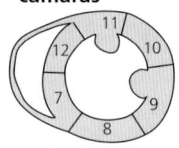

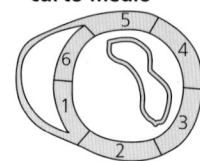

Segmentos Basais
1 = Basal Anterosseptal
2 = Basal Anterior
3 = Basal Lateral
4 = Basal Posterior
5 = Basal Inferior
6 = Basal Septal

Segmentos Médios
7 = Médio Anterosseptal
8 = Médio Anterior
9 = Médio Lateral
10 = Médio Posterior
11 = Médio Inferior
12 = Médio Septal

Segmentos Apicais
13 = Apical Anterior
14 = Apical Lateral
15 = Apical Inferior
16 = Apical Septal

■ FIGURA 9.3

FIGURA 9.4

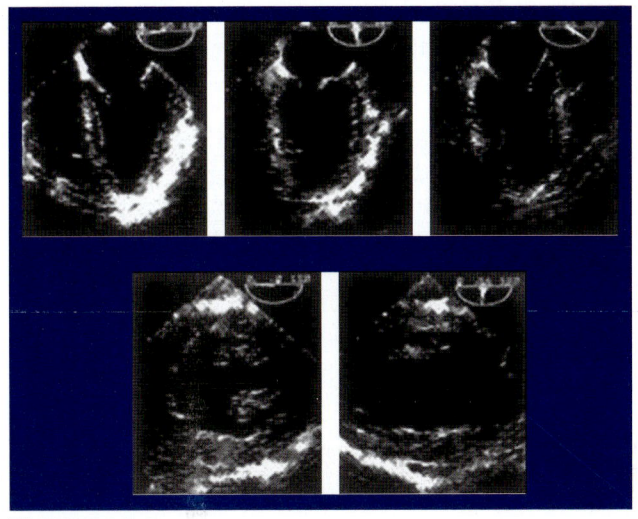

- A profundidade deve ser ajustada para incluir todo o ventrículo (normalmente 16 cm).
- A rotação do ângulo multiplanar de 0 grau deve manter sob visualização o centro do ânulo mitral e o ápice do VE.
- Projeção medioesofágica de quatro câmaras
  - É obtida girando-se o ângulo multiplanar para frente a partir de 0 grau até a valva aórtica não ser mais visível e o diâmetro do ânulo tricúspide estiver maximizado, normalmente entre 10 e 30 graus.
  - Mostra os três segmentos (basal, médio e apical) em ambas as paredes, septal e lateral (Vídeo 9-1; Fig. 9-5).

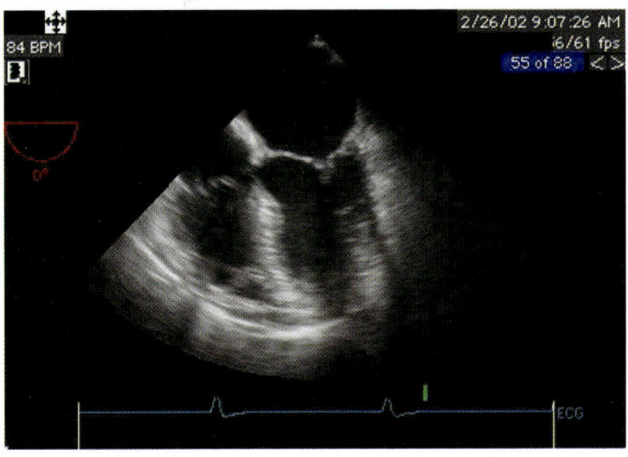

FIGURA 9.5

- No início do Vídeo 9-1, o trato de saída do VE (TSVE) e parte da valva aórtica são visualizados. Essa imagem deve ser girada ligeiramente na direção de 10 a 20 graus para obter uma representação de quatro câmaras (Vídeo 9-1).
- A projeção medioesofágica de duas câmaras
  - É obtida girando-se o ângulo multiplanar para frente até que o átrio direito e o ventrículo direito (VD) desapareçam, normalmente entre 90 e 110 graus (Vídeo 9-2).
  - Mostra os três segmentos (basal, médio e apical) em ambas as paredes, anterior e inferior (Fig. 9-6).
- A projeção medioesofágica de eixo longo
  - É desenvolvida girando-se o ângulo multiplanar para frente até que o TSVE, valva aórtica e a aorta descendente proximal sejam visualizados, normalmente entre 120 e 160 graus (Vídeo 9-3).
  - Esse vídeo mostra os segmentos basal e medioanterosseptal (não os segmentos apicais), assim como os segmentos basal e médio posterior.
  - Portanto, com o plano de imagem adequadamente orientado através do centro do ânulo mitral e o ápice do VE, pode-se examinar todo o VE sem mover a sonda e simplesmente girar o ângulo multiplano de 0 a 180 graus.
- As projeções transgástricas do VE
  - São adquiridas avançando-se a sonda para dentro do estômago e anteflexionando a ponta até o coração ser visualizado.

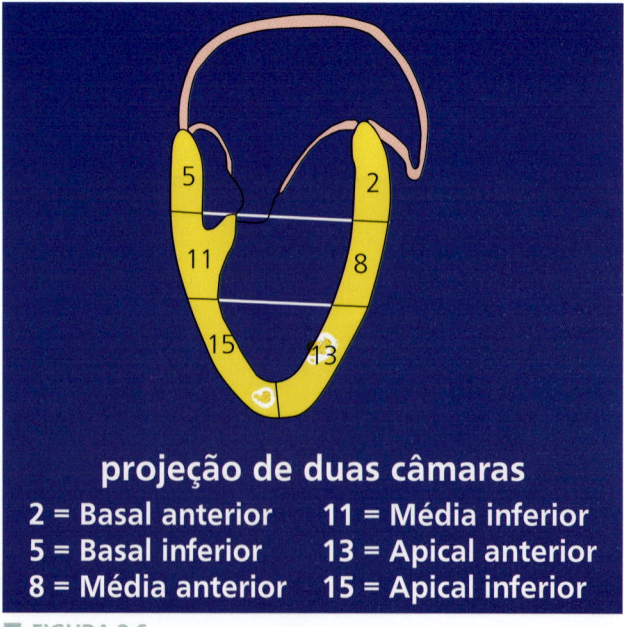

projeção de duas câmaras

2 = Basal anterior   11 = Média inferior
5 = Basal inferior   13 = Apical anterior
8 = Média anterior   15 = Apical inferior

■ FIGURA 9.6

- Um ângulo multiplanar de 0 grau de um eixo curto do VE deve aparecer.
- A sonda é, então, virada para a direita ou para a esquerda, conforme necessário, para centralizar o VE em exibição.
- A profundidade deverá ser ajustada para maximizar todo o VE, normalmente de 12 cm.
• A projeção transgástrica mediopapilar do VE (Vídeo 9-4) é obtida avançando-se o escopo até aproximadamente 40 cm a partir dos dentes e anteflexionando-se a ponta da sonda ligeiramente até que os músculos papilares sejam visualizados.
  - Os músculos papilares devem ter um tamanho aproximadamente igual e as imagens obtidas onde eles se inserem na superfície do ventrículo.
  - A parede anterior com mais frequência está mais distante do transdutor, estando a parede inferior oposta a ele.
  - A parede posterior (ou inferolateral) encontra-se entre os músculos papilares, estando a parede anterosseptal diretamente oposta a partir destes.
  - A parede lateral está adjacente à parede posterior (inferolateral), estando o septo oposto a partir desta.
  - Normalmente, é mais fácil identificar a parede posterior primeiro (entre os dois músculos papilares) e depois identificar os segmentos restantes a partir dali.
  - Todos os segmentos visualizados nessa projeção são os segmentos médios. Os segmentos basal e apical não são vistos nessa projeção.
• As projeções transversas de eixo curto têm a vantagem de mostrar simultaneamente porções do VE supridas pelas artérias coronárias direita, circunflexa e descendente anterior esquerda (Figs. 9-7; 9-8; Vídeo 9-4).
  - O nível mediopapilar é usado para determinar informações referentes à função cardíaca e estado de volume do paciente.
  - Há três níveis de projeções transgástricas: basal, onde a valva mitral é vista; médio, ao nível dos músculos papilares; e apical.
    - Retirando-se a sonda a partir da projeção mediopapilar (Vídeo 9-4) até o aparelho mitral, desenvolve-se a projeção transgástrica basal de eixo curto (Vídeo 9-5; Fig. 9-9).
    - Em alguns pacientes, avançar a sonda a partir da posição média desenvolve a projeção transgástrica apical de eixo curto, mas com frequência a imagem se perde (Vídeo 9-6; Fig. 9-9).
• A projeção transgástrica de duas câmaras desenvolveu-se da projeção transgástrica basal de eixo curto girando-se o ângulo multiplanar para frente até que o ápice e o ânulo mitral sejam visualizados, normalmente próximo a 90 graus (Vídeo 9-7).
• A sonda deve ser virada para a esquerda ou direita, conforme necessário, para abrir a câmara do VE, maximizando seu tamanho na imagem.
• Essa projeção normalmente mostra os segmentos basal e médio das paredes inferiores, mas não o ápice.

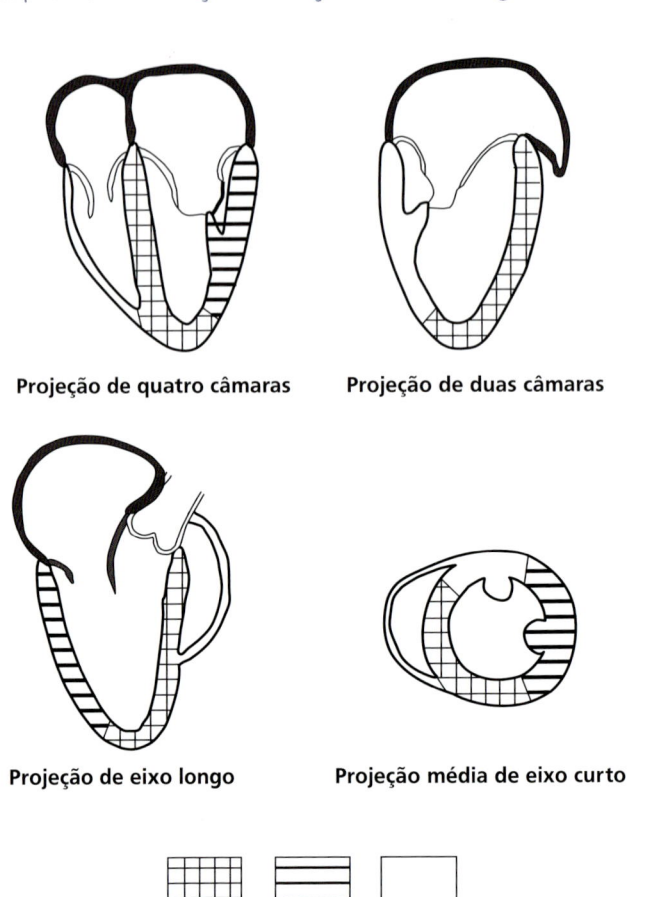

Projeção de quatro câmaras   Projeção de duas câmaras

Projeção de eixo longo   Projeção média de eixo curto

DAE   ACx   ACD

■ **FIGURA 9.7**

II. ARTEFATOS POTENCIAIS

A. Encurtamento

- Ocorre quando o plano de obtenção de imagem não está corretamente alinhado ao longo do eixo da câmara que está sendo examinada (Fig. 9-10). Assim, cria-se uma imagem que é mais curta do que o seu comprimento real.
- Na ETE, isto ocorre com mais frequência no ápice do VE.
- O Vídeo 9-8 e a Figura 9-11 mostram projeções medioesofágicas de quatro câmaras do coração. Nessas imagens, o ápice do ventrículo está surgindo na direção da base do coração na sístole. (No Vídeo 9-8, há também um prolapso do folheto posterior da valva mitral). O ápice, portanto, está sendo encurtado, e a verdadeira dimensão da cavidade sistólica ventricular não é vista, e o ápice aparece hipertrofiado.

FLUXO CORPORAL CORONARIANO

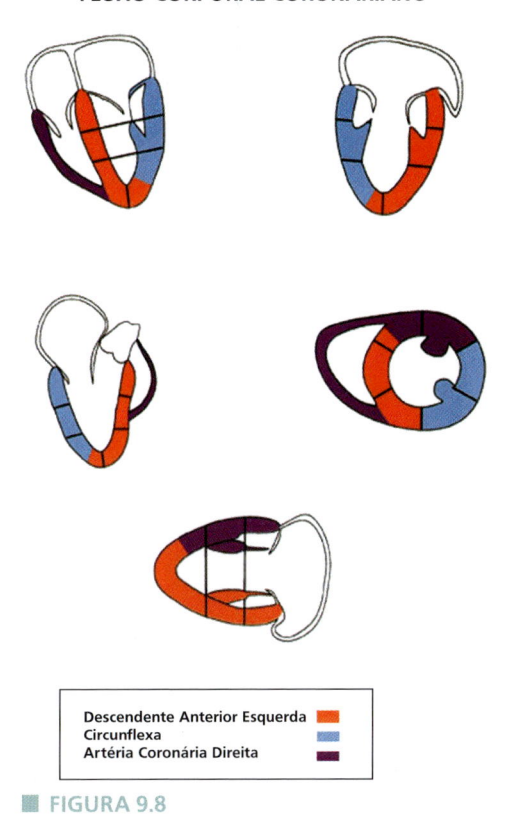

Descendente Anterior Esquerda
Circunflexa
Artéria Coronária Direita

■ **FIGURA 9.8**

B. Pseudoespessamento
- O pseudoespessamento ocorre quando o coração se move de um lado a outro através do plano de obtenção da imagem, criando a ilusão de alteração da espessura parede (Fig. 9-12).
- A fim de avaliar com precisão o movimento e a espessura da parede, o plano de obtenção de imagem deve estar perpendicular à região do VE que está sendo examinado.

III. AVALIAÇÃO DO MOVIMENTO DA PAREDE VENTRICULAR ESQUERDA
- A análise da função segmentar do VE baseia-se na avaliação visual qualitativa do movimento e/ou espessura de um segmento durante a sístole.
- O movimento regional da parede caracteriza-se pela observação de um movimento do endocárdio durante a sístole.
- Quando o equilíbrio de suprimento-demanda de oxigênio miocárdico piora, anormalidades graduadas do movimento regional da parede progridem da leve hipocinesia até a grave hipocinesia, depois para acinesia e, finalmente, discinesia.

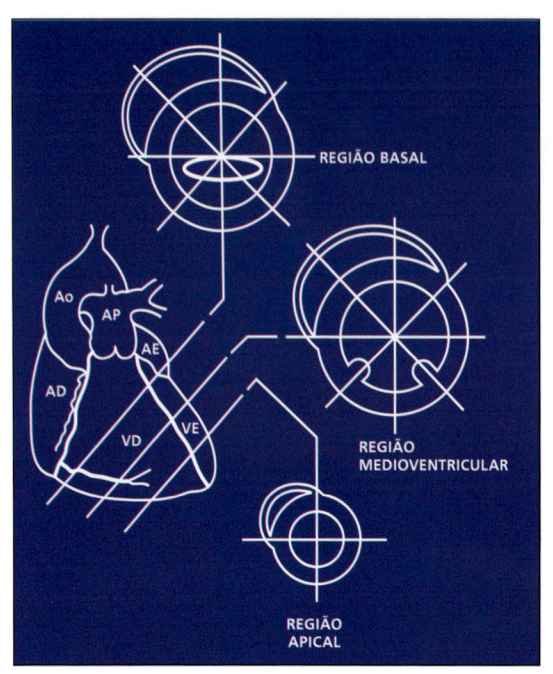

FIGURA 9.9

- A seguinte escala graduada qualitativa para o movimento da parede é extensamente usada na literatura ecocardiográfica intraoperatória:
  - Endocárdio normal ou se move na direção do centro da cavidade VE durante a sístole superior à 30%.
  - Endocárdio levemente hipocinético ou se move na direção do centro da cavidade VE inferior à 30%, porém acima de 10% na sístole.

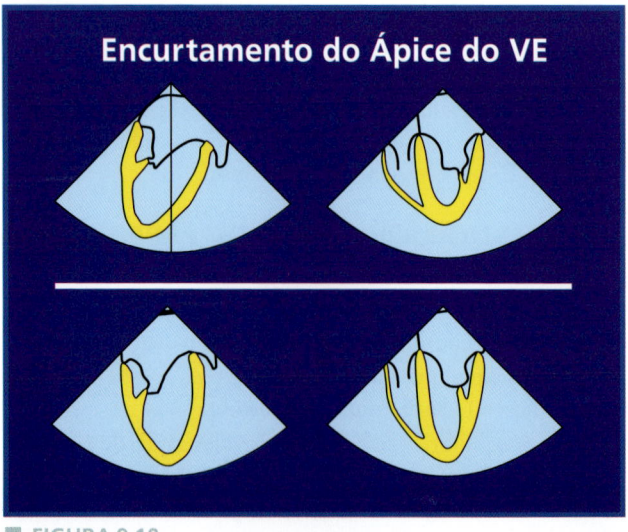

FIGURA 9.10

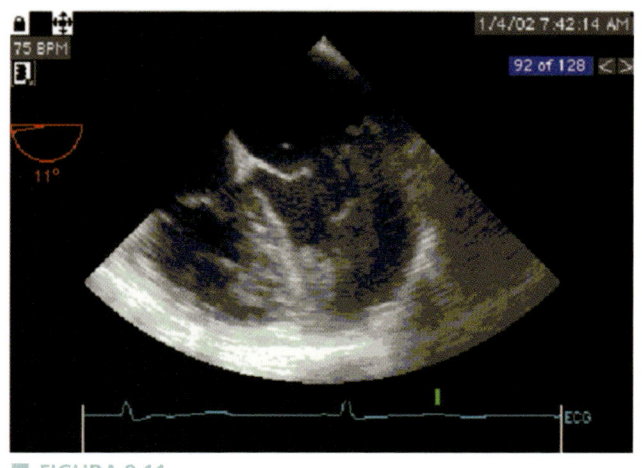

FIGURA 9.11

- Endocárdio gravemente hipocinético ou se move na direção do centro da cavidade VE, porém menos de 10% na sístole.
- Endocárdio acinético, ou não se move, nem se torna espesso.
- Endocárdio discinético ou se move para longe do centro da cavidade VE durante a sístole.
- Todos os 16 segmentos são examinados pela obtenção de cinco projeções em corte transversal do VE, três através da janela medioesofágica e duas através das janelas transgástricas.
- Nos Vídeos 9-9 e 9-10, todos os segmentos estão contraindo-se normalmente, com exceção da parede inferior. A parede inferior, nessa imagem, está localizada no aspecto superior do setor. É identificada por sua localização diretamente subsequente à parede posterior (inferolateral na nomenclatura da AHA). A parede posterior está sempre entre os dois músculos papilares ou, nessa imagem, à direita do setor. A

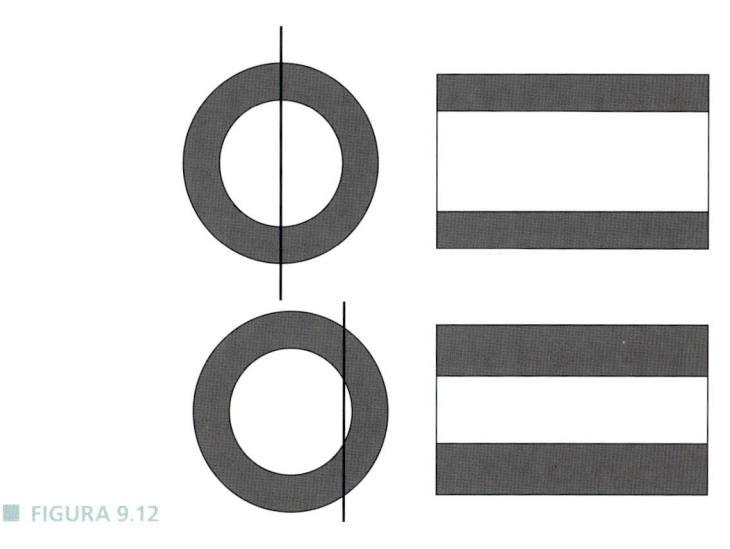

FIGURA 9.12

parede inferior está se movendo na direção do centro da cavidade ventricular, inferior a 30%, porém mais de 10%. Portanto, está levemente hipocinética.
- A parede inferior no Vídeo 9-11, Figuras 9-8 e 9-9 e a parede anterior no Vídeo 9-6 de modo semelhante estão levemente hipocinéticas, com os outros segmentos restantes mostrando movimento normal da parede. Embora a projeção mediopapilar de eixo curto do VE forneça um indicador relativamente bom da perfusão coronariana geral e do movimento regional da parede, deve-se reconhecer que nem todos os segmentos estão identificados nessa projeção. Portanto, pode-se ainda ter uma considerável área de isquemia apesar do movimento normal do endocárdio nessa única imagem.
- Hipocinesia grave, ou o movimento do endocárdio na direção do centro da cavidade VE inferior a 10% durante a sístole, de toda a parede lateral, é visto na projeção de quatro câmaras no Vídeo 9-12. Há escurecimento na cavidade VE e dilatação da câmara indicando significativa disfunção do VE. Outra evidência da disfunção do VE é a parede septal que se encontra discinética, movendo-se na direção do VD a cada sístole.
- Múltiplas anormalidades do movimento regional da parede podem ser vistas no Vídeo 9-13. Nessa projeção mediopapilar transgástrica de eixo curto, as paredes anterior e lateral estão acinéticas, e a parede posterior (inferolateral) estão gravemente hipocinéticas. Há ainda um pequeno derrame pericárdico inferior.
- No Vídeo 9-9, a projeção transgástrica de eixo curto mostra uma parede inferior acinética. Toda a parede septal anterior e inferior na projeção transgástrica de eixo curto, no Vídeo 9-13, também está acinética.
- Nas projeções medioesofágicas, é importante inspecionar os três níveis segmentares, basal, médio e apical) de cada parede (dois níveis em incidência basal e média de eixo longo). As anormalidades do movimento da parede, muitas vezes, envolvem um único segmento.
- O movimento rotacional, visto em projeções de eixo curto, com frequência pode ser ilusório ao se avaliar o movimento da parede (Vídeo 9-14). A parede inferior está sendo puxada em sentido horário, mas não está movendo-se normalmente na direção do centro da cavidade VE.

IV. LIMITAÇÕES

- Os riscos podem ser encontrados na análise do movimento da parede.
- Deve-se dar especial consideração ao septo em particular com relação ao movimento e à espessura da parede. O septo é composto de duas partes, a porção muscular inferior e a porção membranosa basal. O septo basal não exibe o mesmo grau de contração como a parte muscular inferior. Na porção basal mais superior, ele está fixado ao trajeto do fluxo de saída aórtico. Seu movimento nesse nível, normalmente, é paradoxal durante a sístole ventricular.

- Outro problema potencial da avaliação do movimento de parede é decorrente do bloqueio de ramo ou marca-passo ventricular. Nessa situação, a avaliação de anormalidades do movimento da parede induzidas por estresse (AMPIE) deve compensar pelo movimento global do coração, o que pode ser realizado pela avaliação do movimento regional da parede endocárdica e também pelo espessamento miocárdico. Inicialmente, o septo pode parecer discinético, contudo, movendo-se na direção do centro da cavidade VE, embora não em sincronia com o resto do miocárdio, secundário ao bloqueio de ramo esquerdo.

V. TÉCNICAS PARA MELHORAR A IMAGEM E A DETECÇÃO DE BORDA ENDOCÁRDICA

- Para avaliar de maneira apropriada o movimento regional da parede e a função ventricular esquerda, é essencial o reconhecimento da borda endocárdica.
- Modalidades de detecção automáticas de borda baseiam-se na tecnologia que utiliza a detecção por máquina da interface tecido-sangue (Fig. 9-13).
- Um aumento da ecodensidade ou um artefato na cavidade ventricular pode afetar a acurácia desse método.
- Agentes de contraste opacificam a cavidade VE, permitindo que as bordas entre o sangue e o miocárdio sejam identificadas visualmente.
  - Vídeo 9-15 – anormalidade paradoxal do movimento de parede septal e distensão ventricular direita.

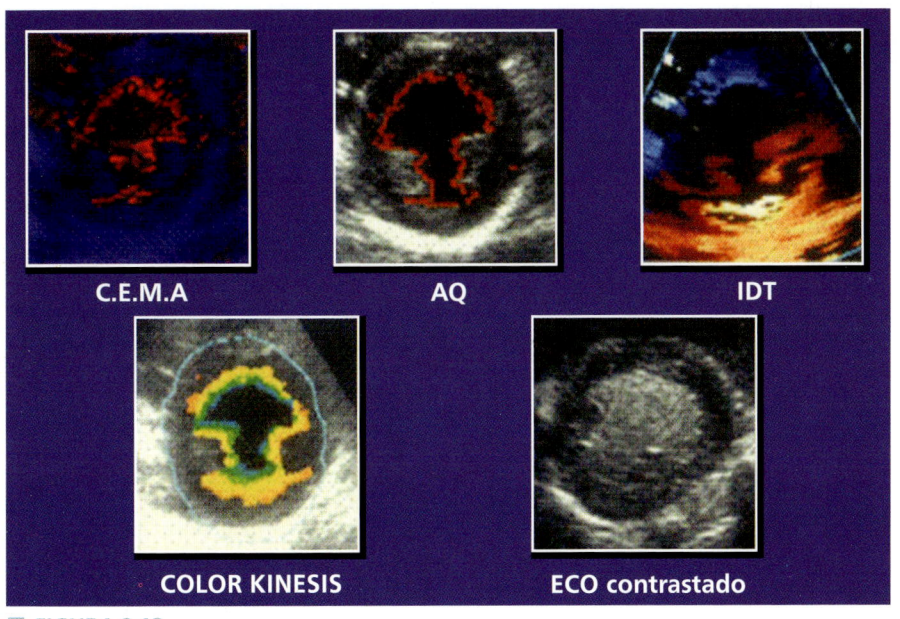

FIGURA 9.13

VI. APLICAÇÃO INTRAOPERATÓRIA

- Segmentos miocárdicos hipocinéticos estão associados a defeitos mínimos de perfusão comparados aos defeitos de perfusão significantes que acompanham os segmentos acinéticos ou discinéticos.
- A hipocinesia, portanto, é menos preditiva de morbidade pós-operatória do que a acinesia ou a discinesia.
- A AMPIE persistente, grave, está associada à isquemia miocárdica e morbidade pós-operatória.
- A avaliação por ETE de AMPIE pode ser usada para predizer os resultados da cirurgia de revascularização do miocárdio (CRM); com sua persistência teremos um prognóstico de pior resultado (Fig. 9-1).

QUESTÕES

1. O(s) melhor(es) plano(s) de obtenção de imagens para avaliar isquemia do território suprido pela ACD é (são):
   a. a projeção ME de eixo longo
   b. a projeção TG de duas câmaras
   c. a projeção ES EL aórtica
   d. a projeção ME de duas câmaras

2. Se houver um baixo débito súbito, inesperado, após anuloplastia por anel da valva mitral, o(s) melhor(es) plano(s) de obtenção de imagens, com maior probabilidade de identificar este início recente de um baixo débito é (são):
   a. a projeção ME de eixo longo para descartar comunicação interventricular (CIV)
   b. a projeção TG EC da câmara para descartar isquemia anterolateral
   c. a projeção ES bicaval para descartar forame oval patente (FOP)
   d. a projeção ES de fluxo de entrada-fluxo de saída VD para descartar isquemia de VD

3. Causas não isquêmicas das anormalidades de movimento de parede regional incluem:
   a. bloqueio de ramo
   b. repuxamento
   c. pseudoencurtamento
   d. hibernação
   e. todas as anteriores

4. Verdadeiro ou Falso:
   A ASE divide o VE em 16 segmentos

5. Qual das seguintes descrições de movimento da parede endocárdica está correta?
   a. Hipocinesia leve refere-se ao movimento para dentro acima de 10% e abaixo de 20% na direção do centro do VE durante a sístole
   b. Movimento normal da parede refere-se ao movimento para dentro superior a 30% na direção do centro do VE durante a sístole
   c. Hipocinesia grave refere-se ao movimento da parede para dentro com menos de 10% de espessamento diastólico
   d. Discinesia refere-se ao movimento da parede para fora durante a sístole e a diástole

CAPÍTULO 10

Avaliação da Valva Mitral

AUTORES DO RESUMO: Robert M. Savage, Solomon Aronson
AUTOR DO CAPÍTULO ORIGINAL: Colleen G. Koch

■ PONTOS PRINCIPAIS

- O complexo da valva mitral consiste de anel mitral, folheto anterior, folheto posterior, cordas tendíneas e miocárdio ventricular esquerdo. A integridade estrutural da valva mitral requer que todos os elementos do aparato funcionem apropriadamente.
- A avaliação abrangente de um paciente com regurgitação mitral engloba a integração das avaliações ecocardiográficas transesofágicas quantitativa, semiquantitativa e qualitativa, juntamente com os aspectos clínicos da apresentação do paciente.
- A doença cardíaca reumática continua sendo a etiologia primária da estenose mitral. As características incluem graus variados de espessamento subvalvular e de folheto, depósito de cálcio e redução da mobilidade dos folhetos.
- O **escore de block** fornece um escore simples geral que reflete o grau de deformidade do folheto em pacientes com estenose mitral reumática. Escores mais altos refletem deformidade avançada de folheto.
- O método PISA (do inglês *proximal isovelocity surface area*) pode ser aplicado para calcular de forma quantitativa o grau de regurgitação mitral, bem como o grau de estenose mitral. Um fator de correção é aplicado para estimar a área valvar na estenose mitral uma vez que o ângulo delimitado pelos folhetos mitrais cria uma superfície de forma cônica.

I. ANATOMIA DA VALVA MITRAL

- Os componentes anatômicos do complexo da valva mitral incluem parede atrial esquerda, anel mitral, folheto anterior, folheto posterior, cordas tendíneas e músculos papilares anterolateral e posteromedial.
- O folheto anterior é triangular e engloba 1/3 do anel. Apresenta a extensão da base à margem mais longa que o folheto posterior.
- Parte do anel anterior tem uma fixação comum com o esqueleto fibroso do coração com a cúspide coronária esquerda e metade da cúspide não coronária da valva aórtica.
- A nomenclatura padrão adotada pela *Society of Cardiovascular Anesthesiologists* e *American Society of Echocardiography* divide os folhetos anterior e posterior em três regiões segmentares.

II. INTEGRIDADE ESTRUTURAL DA VALVA MITRAL

A. Regurgitação mitral
- Carpentier e colegas categorizaram a disfunção da valva mitral baseada no movimento normal, excessivo ou restritivo do folheto.
- Alterações na ecocardiografia bidimensional sugestivas de insuficiência mitral grave incluem dimensões atriais esquerdas ≥ 5,5 cm e dimensão diastólica ventricular esquerda ≥ 7 cm.
- A intensidade aumentada do sinal de Doppler de onda contínua e um envelope completo são consistentes com regurgitação mitral grave.
- O pico de velocidade da onda E transmitral superior a 1,2 m/s é consistente com regurgitação mitral grave.
- A área máxima do jato no Doppler de fluxo colorido superior a 6 cm² é preditivo de regurgitação mitral grave. No entanto, vários fatores podem influenciar o tamanho do jato, inclusive fatores técnicos (ganho, taxa de quadros, frequência do transdutor), hemodinâmica, complacência atrial esquerda e forma excêntrica.
- O componente sistólico invertido ou embotado das formas das ondas venosas pulmonares é consistente com regurgitação mitral importante. No entanto, os padrões do fluxo venoso pulmonar também são influenciados pela função diastólica ventricular esquerda (relaxamento e complacência), mudanças nas condições de carga, função e complacência atrial esquerda e arritmias.
- Vena contracta é a parte mais estreita do jato regurgitante já que a imagem é feita com Doppler de fluxo colorido quando o jato emerge do orifício regurgitante. Largura da vena contracta ≥ 6 mm é compatível com regurgitação mitral grave.
- A área do orifício regurgitante (AOR) pode ser medida por ecocardiografia bidimensional e com Doppler de onda pulsada ou pelo método PISA. Uma AOR ≥ 0,4 cm² é associada à regurgitação mitral severa.
- Um volume regurgitante superior a 60 mL e uma fração de regurgitação maior que 55% são associados à regurgitação mitral grave.

B. Estenose mitral
- Os sinais ecocardiográficos bidimensionais de estenose mitral importante incluem espessamento das cordas tendíneas, espessamento do folheto e restrição da mobilidade (abaulamento diastólico), aumento do átrio esquerdo com contraste espontâneo e possível aumento ventricular esquerdo com regurgitação tricúspide associada à hipertensão pulmonar secundária.
- Um gradiente de pressão média transmitral superior a 10 mmHg calculado pela equação de Bernoulli é consistente com estenose mitral grave.

- A planimetria da área da valva mitral pode ser feita diretamente com plano de imagem bidimensional transgástrico no eixo curto basal. As limitações dessa técnica incluem erros técnicos de mensuração, fatores de instrumentação e situações clínicas nas quais a qualidade da imagem é ruim.
- O tempo de meia pressão (TMP) superior a 300 m/s medido a partir do perfil de velocidade Doppler transmitral é associado à estenose mitral grave. Fontes potenciais de erro incluem frequências cardíacas elevadas concomitantes, insuficiência aórtica grave, defeitos de septo atrial ou disfunção ventricular esquerda e período após valvuloplastia mitral.
- A equação da continuidade fornece uma medida precisa da área da valva mitral. A equação da continuidade pode subestimar a área da valva mitral em pacientes com regurgitação mitral concomitante secundária a um aumento da medida do Doppler da integral velocidade-tempo da valva mitral.
- A técnica PISA pode ser usada para estimar a área da estenose mitral a partir da superfície de isovelocidade da área hemisférica no lado atrial esquerdo e velocidade de *aliasing* correspondente e velocidade de pico transmitral.

QUESTÕES

1. Qual das seguintes opções é verdadeira a respeito do aparato da valva mitral?
   a. Consiste de um anel fibroso e 2 folhetos
   b. Os folhetos anterior e posterior juntos excedem a área do anel mitral.
   c. O anel mitral diminui em área conforme vai descendendo durante a sístole
   d. As cordas de 1ª ordem se fixam às margens livres dos folhetos, as de 2ª ordem ao corpo dos folhetos e as de 3ª na base de ambos os folhetos

2. Entre os métodos usados para graduar a regurgitação mitral, qual deles é o menos específico?
   a. Comprimento do jato regurgitante, áreado jato
   b. Área do jato como um percentual da área atrial esquerda
   c. Largura da vena contracta
   d. Jatos regurgitantes excêntricos
   e. PISA no átrio esquerdo

3. Alterações no perfil Doppler venoso pulmonar são muito úteis na quantificação da gravidade da regurgitação mitral. A regurgitação trivial ou leve é geralmente associada a:
   a. padrão de fluxo em que onda S > onda D
   b. padrão de fluxo com onda S sistólica embotada < onda D
   c. padrão de fluxo com inversão do fluxo sistólico
   d. velocidade de pico de onda E > velocidade da onda A

4. Achados associados à estenose de valva mitral grave incluem:
  a. calcificação de anel mitral
  b. trombo de átrio esquerdo
  c. dilatação atrial
  d. disfunção ventricular direita
  e. regurgitação tricúspide
  f. todas as opções acima

5. Entre os métodos usados para graduar a estenose mitral, qual deles é o mais específico para área valvar?
  a. Gradientes de pressão transmitral
  b. TMP
  c. PISA
  d. Equação da continuidade

CAPÍTULO 11

Valva Aórtica

AUTOR DO RESUMO: Christopher A. Troianos
AUTOR DO CAPÍTULO ORIGINAL: Christopher A. Troianos

■ PONTOS PRINCIPAIS

- A proximidade entre a valva aórtica e o esôfago permite o diagnóstico preciso do mecanismo da disfunção da valva aórtica, a estimativa do tamanho da valva para sua substituição e a identificação de lesões associadas.
- A avaliação completa da valva aórtica utiliza imagem bidimensional e Doppler colorido, de onda pulsada e onda contínua para avaliação quantitativa das lesões estenóticas e regurgitantes.
- A medida da velocidade do fluxo na valva aórtica fornece uma estimativa do gradiente valvar por meio da equação de Bernoulli modificada. A força da contração ventricular e o fluxo sanguíneo transaórtico determinam a velocidade transvalvular além do tamanho do orifício estenótico. A gravidade da estenose aórtica é subestimada em pacientes com disfunção ventricular esquerda (VE) grave. Esses pacientes requerem determinação da área para que a gravidade da estenose aórtica seja avaliada.
- Muitas vezes, existe uma discrepância entre as medidas do gradiente derivadas do cateterismo cardíaco e do Doppler devido a diferenças nas técnicas e medidas. As medidas do Doppler normalmente excedem as do cateterismo.
- A área da valva aórtica (AVA) é determinada por planimetria ou pela equação DE continuidade.
- A insuficiência aórtica é causada por condições que afetam as cúspides aórticas ou secundariamente por doenças que acometem a aorta ascendente.
- A ecocardiografia bidimensional é útil na identificação da etiologia da insuficiência aórtica e lesões associadas, mas não na avaliação da gravidade da regurgitação.
- Doppler colorido, de onda pulsada e contínua são usados para quantificar a gravidade da regurgitação, porém cada técnica tem suas limitações.

TÓPICO – AVALIAÇÃO DA VALVA AÓRTICA

I. INTRODUÇÃO

- A ecocardiografia perioperatória é usada para avaliar a anatomia, função e hemodinâmica da valva aórtica, além de outras anormalidades miocárdicas e valvulares associadas a lesões da valva aórtica.
- A ecocardiografia com Doppler permite a análise quantitativa das lesões estenóticas e regurgitantes e facilita, pelas suas informações, as decisões informadas sobre a intervenção cirúrgica, o tipo de intervenção (reparo *versus* troca), a correção do reparo cirúrgico inadequado e a reoperação devido a complicações.

II. ABORDAGEM – PLANOS DE IMAGEM DA VALVA AÓRTICA PELA ETE

- As incidências importantes da ecocardiografia transesofágica (ETE) multiplanar da valva aórtica incluem as medioesofágicas de eixo curto e eixo longo, as quais são melhores para obtenção de imagem bidimensional das três cúspides e de seus seios aórticos associados. As projeções transgástrica profunda de eixo longo e transgástrica de eixo longo são melhores para a avaliação por Doppler e análise quantitativa da estenose ou insuficiência aórtica.

III. PATOLOGIA

A. Estenose aórtica

- As causas mais frequentes de estenose aórtica incluem degeneração calcificante nos idosos, valvulite reumática e anomalias congênitas (bicúspide, unicúspide).
- Abaulamento dos folhetos e redução da separação (menos de 15 mm) no exame ecocardiográfico bidimensional são compatíveis com estenose aórtica significativa. A imagem no eixo curto da valva aórtica também permite a planimetria direta da área; no entanto, o alinhamento inadequado da imagem, a calcificação intensa e uma valva com orifício podem ser fatores limitantes dessa técnica.
- As velocidades de pico no Doppler são mais bem adquiridas nas projeções transgástrica profunda ou transgástrica de eixo longo e, em geral, excedem 3 m/s na estenose aórtica significativa.
- As diferenças entre os valores pré- e intraoperatórios dos gradientes de pressão associados à estenose aórtica podem ser decorrentes de alterações nas condições de carga, frequência cardíaca e força de contração. Além disso, os gradientes de "pico instantâneo" do Doppler podem exceder os gradientes pico a pico adquiridos no laboratório de cateterismo. Os perfis de Doppler associados à estenose aórtica tendem a ter formatos simétricos e precisam ser diferenciados da obstrução dinâmica do trato de saída do ventrículo esquerdo (TSVE), o qual tende a ter um perfil de velocidade do fluxo Doppler mais assimétrico, com formato de adaga.
- A equação da continuidade usa a relação entre o produto da área e da velocidade de pico do TSVE, dividida pela velocidade de pico na valva aórtica para calcular a AVA. A técnica do "duplo envelope", na qual as velocidades no TSVE e na valva aórtica são visíveis em uma única onda de Doppler contínua, pode ser útil para estimar a AVA quando os volumes sistólicos variam de batimento a batimento no paciente com fibrilação atrial.
- Achados ecocardiográficos associados importantes em pacientes com estenose aórtica incluem a presença de hipertrofia do VE e disfunção diastólica, potencial para movimento sistólico anterior da valva mitral após a troca da valva aórtica (TVA), insuficiência aórtica atual e outras lesões valvulares como regurgitação mitral ou estenose.

B. Insuficiência aórtica
- A insuficiência aórtica é geralmente causada por doença valvular intrínseca (como reumática, calcificante, miomatosa, endocárdica, congênita) ou secundária à dissecção ou dilatação da aorta ascendente.
- A área do orifício de regurgitação da valva aórtica pode ser medida diretamente por planimetria a partir da projeção medioesofágica de eixo curto da valva aórtica, usando Doppler de fluxo colorido simultâneo para identificar o orifício persistente da valva durante a diástole. Alternativamente, a largura do jato na razão orifício/TSVE pode ser medida na projeção medioesofágica de eixo longo da valva aórtica usando imagem colorida no modo M.
- A avaliação por Doppler de onda contínua da insuficiência aórtica a partir das projeções transgástrica profunda de eixo longo ou transgástrica de eixo longo revela um rápido declínio na fase de desaceleração (mais de 3 m/s^2) com insuficiência aórtica grave. No entanto, essa medida, juntamente com a penetração do jato no VE, pode ser afetada pela resistência vascular sistêmica e complacência do VE.
- O fluxo holodiastólico na aorta torácica descendente avaliado por Doppler de onda pulsada também pode ter correlação com insuficiência aórtica significativa.
- As frações e os volumes de regurgitação também podem ser usados para avaliar a gravidade da insuficiência aórtica, usando a rede de fluxo cardíaco determinado na artéria pulmonar ou valva mitral, e o fluxo sistólico na valva aórtica ou TSVE obtido das áreas correspondentes e integrais velocidade-tempo.
- Achados ecocardiográficos importantes associados à insuficiência aórtica incluem sobrecarga de volume no VE, fechamento prematuro da valva mitral e vibração do folheto anterior. Além disso, a insuficiência aórtica pode causar uma superestimativa da área da valva mitral pelo método do tempo de meia pressão (TMP).

TÓPICO – CONSIDERAÇÕES CIRÚRGICAS DA VALVA AÓRTICA

I. INTRODUÇÃO
- O tratamento cirúrgico da valva aórtica continua evoluindo. O desenvolvimento de novas próteses valvares, técnicas cirúrgicas e avaliação ecocardiográfica intraoperatória da anatomia e função da valva aórtica contribuem para uma abordagem mais individualizada de cada paciente.
- A ecocardiografia intraoperatória, especialmente a ecocardiografia transesofágica, oferece ao cirurgião a compreensão mais detalhada e dinâmica da raiz aórtica, da valva aórtica e do TSVE. Além dos seus benefícios clínicos, a ETE intraoperatória de rotina tem mostrado implicações relacionadas com a economia de custos nos pacientes submetidos à cirurgia de valva.

II. CONSIDERAÇÕES CIRÚRGICAS – REPARO DA VALVA AÓRTICA

- Em adultos, as valvas estenóticas são raramente responsivas a reparo. O reparo de uma valva aórtica insuficiente requer compreensão dos mecanismos de insuficiência da valva.
- O ecocardiograma intraoperatório fornece informações detalhadas que ajudam a formular planos de reparo e avaliam os resultados do reparo. A identificação da cúspide doente, do mecanismo de regurgitação, do tamanho do anel e da presença de calcificação do anel aórtico é de suma importância na hora de escolher a técnica de reparo.
- Na valva aórtica tricúspide insuficiente, a principal causa do prolapso é o alongamento do folheto com prolapso ou ruptura das bordas livres da cúspide em uma área de fenestração. Nesses casos, realiza-se uma ressecção triangular do folheto. Com frequência, existe necessidade de adicionar uma anuloplastia ao reparo para reduzir a circunferência do anel e aumentar a coaptação.
- Para o reparo de uma valva aórtica bicúspide, a técnica é muito similar, com ressecção ou plicatura da porção central redundante do folheto prolapsado, no local da rafe, seguido por anuloplastia.

III. CONSIDERAÇÕES CIRÚRGICAS – TROCA DA VALVA AÓRTICA

- A técnica de implantação de próteses com suporte é a mesma da prótese mecânica, bem como valvas biológicas e, muitas vezes, consiste em uso de suturas não invertidas em colchoeiro com fio de poliéster trançado, com ou sem compressas.
- Valvas mecânicas podem ser implantadas em posição intra ou supra-anelar, dependendo do tipo.
- A vantagem da posição supra-anelar é que a valva propriamente dita se acomoda acima do anel, pois o anel de sutura fica posicionado no nível do influxo da valva, movendo a implantação da valva para uma posição supra-anelar.
- Na teoria, isso permite que se coloque uma valva maior no mesmo paciente com gradientes de pressão menores do que uma valva menor implantada na posição intra-anelar.
- Heteroenxertos teciduais sem suporte podem ser implantados na posição subcoronária, usando a chamada técnica de mão livre. Trata-se de uma técnica de duas linhas de sutura, onde a sutura proximal (influxo) é circular e localizada no anel aórtico e a linha de sutura distal (fluxo de saída) acompanha as comissuras e a base dos seios aórticos.
- Ao usar a valva sem suporte e a técnica subcoronária, é muito importante verificar se o diâmetro da junção sinotubular do paciente se encontra dentro dos limites normais, caso contrário haverá pouca coaptação das cúspides e consequente regurgitação aórtica. Por esta razão, é necessário que a raiz aórtica seja avaliada com cuidado durante o ecocardiograma intraoperatório.
- Homoenxertos, os quais são constituídos de raiz aórtica cadavérica (com uma banda muscular de VE, com ou sem o folheto anterior da valva mitral e aorta ascendente), são muito úteis quando há comprometimento extenso da raiz aórtica, como nos pacientes com valvas infectadas.

- Procedimento de Ross, o qual consiste de uma TVA com autoenxerto pulmonar e reconstrução do enxerto do trato de saída do ventrículo direito com um homoenxerto pulmonar. A anatomia aórtica é importante, pois o autoenxerto pulmonar é uma valva sem suporte; qualquer anormalidade da raiz aórtica e junção sinotubular pode resultar em regurgitação valvular. O diâmetro do anel aórtico deve ser medido, bem como o diâmetro da aorta ascendente e a junção sinotubular.
- A avaliação do autoenxerto pulmonar é mais bem feita por ecocardiografia transesofágica.
- A valva pulmonar deve ser tricúspide sem qualquer grau de regurgitação.
- Outro fator importante é o tamanho do anel pulmonar e, especificamente, a junção sinotubular; essas estruturas devem ter diâmetros normais para a idade do paciente.
- Ao final do procedimento, o autoenxerto deve ser avaliado quanto à anatomia e competência da valva. Uma regurgitação leve (1+) persistente vai provavelmente resultar em progressão precoce e insuficiência.

IV. SELEÇÃO DA PRÓTESE VALVAR

- A prótese ideal para pacientes com patologia aórtica não responsiva a reparo é aquela com baixa taxa de deterioração estrutural, baixas taxas de eventos tromboembolíticos sem a necessidade de anticoagulação, boa disponibilidade, alta resistência à infecção e de fácil implantação.
- A mortalidade operatória é equivalente em todos os tipos de TVA.
- Com relação às valvas bioprotéticas e aloenxertos, a principal vantagem é a anticoagulação desnecessária, com taxas de tromboembolismo e hemorragia relacionadas com a anticoagulação inferiores àquelas das valvas mecânicas.
- Outra vantagem proposta das valvas sem suporte (xenoenxertos, homoenxertos e autoenxertos) é o desempenho hemodinâmico superior.
- Ainda precisa ser mostrado que gradientes transvalvulares pós-operatórios inferiores se traduzem em aumento da sobrevida.
- Valvas biológicas apresentam resistência maior à infecção e são as valvas de escolha para pacientes com endocardite. Nos pacientes com grande destruição do anel aórtico, a substituição da raiz por homoenxerto é uma opção muito boa, pois pode excluir as cavidades de abscesso da circulação e reconstruir o trato de saída esquerdo.
- A durabilidade limitada é a principal desvantagem de todas as bioproteses.
- Por estarem livres da taxa de deterioração estrutural, as valvas mecânicas são muitas vezes consideradas uma boa escolha, quando a substituição é necessária em pacientes com idades entre 30 e 60 anos.
- Para pacientes com menos de 30 anos de idade, o procedimento de Ross é provavelmente a melhor cirurgia.
- Homoenxertos aórticos são uma alternativa razoável em pacientes jovens, porém existem dados sugerindo que pacientes mais jovens se encontram sob risco mais alto de deterioração estrutural da valva mais precoce.
- Para alguns pacientes com mais de 65 anos de idade, uma bioprótese com suporte é a valva de escolha.

TÓPICO – AVALIAÇÃO NA CIRURGIA DE VALVA AÓRTICA

I. INTRODUÇÃO

- A avaliação da morfologia e da mobilidade do folheto, do grau de calcificação, da doença da raiz aórtica e da etiologia da disfunção da valva são aspectos importantes da avaliação bidimensional.
- A determinação precisa das dimensões da raiz, e valva aórtica é importante para orientar a terapia e escolher o tipo e o tamanho da prótese a ser implantada.
- A avaliação pós-operatória identifica complicações associadas ao reparo ou substituição e estimula à intervenção cirúrgica para corrigir o reparo inadequado da valva e a reoperação em decorrência de complicações.
- A aplicação de ecocardiografia com Doppler (onda pulsada, onda contínua e colorido) com imagem bidimensional permite a avaliação completa das lesões estenóticas e regurgitantes.

II. QUESTÕES CRÍTICAS DURANTE A CIRURGIA DA VALVA AÓRTICA

- A ecocardiografia fornece informações essenciais para a avaliação de pacientes com doença de valva aórtica.
- A ecocardiografia intraoperatória é usada para confirmar o diagnóstico pré-operatório, determinar a viabilidade do reparo *versus* substituição, medir o tamanho da valva a ser implantada e examinar a valva implantada ou reparada quanto a complicações.
- A mensuração pré-operatória do tamanho da valva é importante quando valvas de disponibilidade limitada, como homoenxertos, vão ser implantadas.
- A ecocardiografia intraoperatória é usada para diferenciar a doença da valva aórtica de outras causas que produzem um gradiente entre o VE e a aorta esquerda, como miocardiopatia obstrutiva hipertrófica e estenose supravalvular.

III. PAPEL DA ECOCARDIOGRAFIA TRANSESOFÁGICA (ETE) NA TOMADA DE DECISÃO CIRÚRGICA

- A ETE intraoperatória nos pacientes com doença conhecida de valva aórtica submetidos à substituição da valva é usada para confirmar o diagnóstico pré-operatório e determinar a etiologia da disfunção valvar.
- No pós-operatório, a ETE é usada para avaliar o sucesso do reparo ou função da prótese valvar.
- A ETE é importante para orientar a terapia hemodinâmica durante a cirurgia da valva aórtica. Uma avaliação precisa da função do VE é importante durante o período pós-operatório imediato em decorrência da complacência ventricular inerentemente baixa presente nos pacientes com hipertrofia do VE, em virtude da estenose aórtica de longo prazo ou hipertensão crônica. O volume do VE é mais precisamente determinado pela avaliação ecocardiográfica bidimensional da área transversal do VE do que pela medida das pressões de enchimento com um cateter de artéria pulmonar.

IV. EXAME ECOCARDIOGRÁFICO INTRAOPERATÓRIO FOCADO

- Um exame ecocardiográfico intraoperatório focado é uma breve avaliação específica da anatomia e da função mais pertinente para o cirurgião. Para pacientes cujo diagnóstico pré-operatório de doença da valva aórtica é confirmado e bem estabelecido, isso normalmente envolve uma verificação dos achados pré-operatórios, inclusive elucidação da etiologia da disfunção da valva, estimativa do tamanho da valva e análise dos achados associados.
- A quantificação da gravidade da estenose tanto por determinação do gradiente quanto da área geralmente não é necessária durante o exame focado do paciente cujo diagnóstico de estenose aórtica foi bem estabelecido antes da cirurgia, mas, muitas vezes, foi incluído em um exame mais amplo.
- O exame focado de pacientes com regurgitação aórtica grave e submetidos à cirurgia de valva aórtica envolve uma avaliação ecocardiográfica bidimensional para determinar a etiologia da regurgitação (folhetos *versus* raiz aórtica) e exame por Doppler de fluxo colorido do TSVE para analisar a gravidade da regurgitação.
- Para pacientes submetidos à substituição de valva, outro aspecto do exame focado é a determinação do tamanho da valva e a adequação da implantação de tipos específicos de valva.

V. EXAME ECOCARDIOGRÁFICO INTRAOPERATÓRIO ABRANGENTE

- O exame ecocardiográfico intraoperatório abrangente é de suma importância para o processo de tomada de decisão cirúrgica, sobretudo em pacientes em que a gravidade da doença é mínima ou moderada.
- A gravidade da estenose aórtica pode ser observada pela ecocardiografia bidimensional, a determinação do gradiente pela medida da velocidade transaórtica e o cálculo da área por planimetria e equação da continuidade.
- Um dilema clínico comum encarado pelos médicos que cuidam de pacientes de cirurgia cardíaca é o portador de doença da artéria coronária (DAC) que requer revascularização do miocárdio (CRM) e é diagnosticado com estenose aórtica moderada.
- Uma prática aceita em pacientes submetidos à CRM com estenose aórtica grave (área da valva inferior a 1 cm^2 e gradiente superior a 40 mmHg) é a TVA e CRM combinadas.
- Contrariamente, o consenso é de CRM apenas para pacientes com DAC e estenose aórtica leve (AVA maior que 1,5 cm^2 e gradiente de valva aórtica [GVA] inferior a 25 mmHg).
- Pacientes com estenose aórtica moderada (AVA de 1-1,5 cm^2 e GVA de 25-40 mmHg) submetidos à CRM apresentam uma clínica controversa. O dilema existe nos pacientes com estenose aórtica não grave e, muitas vezes, assintomática.
- Com base apenas na gravidade da estenose aórtica, esses pacientes não são candidatos à TVA, mas por serem submetidos à CRM, a TVA concomitante é levada em consideração.

- A ecocardiografia intraoperatória não apenas é essencial na avaliação da valva aórtica, como também na análise das estruturas cardíacas e vasculares que são afetadas pelas técnicas empregadas durante a cirurgia de valva aórtica, inclusive disfunção diastólica e sistólica do VE, regurgitação mitral, disfunção ventricular direita e dilatação da aorta ascendente.
- No pós-operatório, o exame abrangente é focado na função da prótese valvar, complicações pós-implante, função pós-reparo e resolução das lesões dinâmicas não cirurgicamente abordadas.

QUESTÕES

1. Qual das seguintes afirmativas abaixo melhor caracteriza a valva AV?
   a. É composta de três cúspides em forma de crescente
   b. Atrás de cada folheto se encontra o respectivo seio aórtico
   c. Os folhetos e os seios são nomeados de acordo com a artéria coronária adjacente
   d. Todas as opções acima

2. O TSVE consiste de:
   a. superfície inferior do folheto mitral anterior
   b. septo interventricular
   c. parede anterior do VE
   d. todas as opções acima

3. As melhores projeções da ETE para avaliar a valva aórtica incluem:
   a. projeção medioesofágica de eixo curto da valva aórtica (ME EC VA)
   b. projeção medioesofágica de eixo longo da valva aórtica (ME EL VA)
   c. projeção transgástrica de eixo longo (TG EL)
   d. projeção transgástrica profunda de eixo longo (TG profunda EL)
   e. projeção transgástrica de eixo curto (TG EC)

4. A avaliação ecocardiográfica da regurgitação aórtica é minimamente feita com que método?
   a. Área do *intervalo* diastólico final entre as cúspides aórticas
   b. Largura da vena contracta da valva aórtica
   c. Inversão do fluxo diastólico na aorta torácica
   d. Tempo de meia pressão na presença de disfunção diastólica

5. Os achados típicos da ecocardiografia na avaliação da estenose aórtica grave incluem:
   a. área da valva aórtica de 1 a 2 cm^2
   b. calcificação das bordas livres dos folhetos
   c. abaulamento diastólico
   d. dilatação da raiz aórtica

CAPÍTULO 12

Valvas Tricúspide e Pulmonar

AUTOR DO RESUMO: Solomon Aronson
AUTORES DO CAPÍTULO ORIGINAL: Rebecca A. Schroeder, Jonathan B. Mark, Katherine A. Grichnik

■ PONTOS PRINCIPAIS

- Em geral, a regurgitação tricúspide (RT) clinicamente importante é secundária à patologia no lado esquerdo ou hipertensão pulmonar.
- As melhores projeções para avaliar a valva tricúspide (VT) são a medioesofágica de quatro câmaras, de via de entrada e de saída do ventrículo direito (VD), medioesofágica bicaval modificada e transgástrica da via de entrada do VD.
- As projeções mais úteis para avaliação da valva pulmonar (VP) são a medioesofágica da via de entrada e saída do VD, transgástrica da via de entrada do VD e esofágica superior de eixo curto da aorta.
- A diferenciação entre RT fisiológica e patológica envolve exame dos padrões de fluxo venoso hepático, velocidade de pico do jato de RT, tamanho relativo do VD e átrio direito (AD) e padrão na análise do Doppler de fluxo colorido.
- O aparato da VT é distinguido pelo anel pouco definido, seu grande folheto anterior e seus pequenos folhetos septal e posterior, e seus grandes músculos papilares anteriores e pequenos músculos papilares septal e posterior correspondentes.
- O aparato da VP difere da estrutura da valva aórtica (VA) por seu anel indistinto e tamanho ligeiramente menor.
- Estimativas da pressão sistólica na AP são mais bem feitas na projeção medioesofágica modificada bicaval. Por essa abordagem, a direção do fluxo da RT é mais bem alinhada com a direção do feixe de ultrassom.
- No procedimento de Ross, a VP é transplantada para a posição da VA e substituída por um homoenxerto.
- O tronco pulmonar principal ascendente pode ser bem visualizado em múltiplas projeções, permitindo a avaliação anatômica dessa estrutura. A artéria pulmonar principal direita também pode ser visualizada e avaliada quanto à presença de patologia, bem como o posicionamento do cateter de artéria pulmonar.

I. VALVA TRICÚSPIDE (FIG. 12-1; VÍDEOS 12-1 E 12-2)

- A VT consiste de folhetos anterior, posterior e septal, sendo o folheto septal o maior deles (Fig. 12-2).
- A área normal da VT, 7 a 9 cm², é maior que a de qualquer outra valva.
- Na presença de folhetos normais, a RT é chamada de funcional e é mais provavelmente decorrente da disfunção e/ou dilatação do VD.
- A RT primariamente decorrente de anormalidades de folheto é rara e inclui síndrome carcinoide, doença cardíaca reumática e endocardite.
- O diâmetro do anel tricúspide normal é maior e mais apical do que o do anel mitral.
- A VT apresenta três músculos papilares, anterior, posterior e septal, sendo o anterior o maior, o qual emerge da banda moderadora.

II. EXAME ECOCARDIOGRÁFICO TRANSESOFÁGICO DA VALVA TRICÚSPIDE

A. Anatomia e orientação da imagem

- A VT repousa no campo distal com relação ao esôfago, tornando a imagem difícil.
  - Na projeção medioesofágica de 4 câmaras (imagem), tipicamente, os folhetos anterior (mas poderia ser o posterior) e o septal são observados (Vídeo 12-1).
  - No plano medioesofágico da via de entrada e saída do VD (imagem), os folhetos posterior e anterior são observados à direita e esquerda da tela, respectivamente (Vídeo 12-3).
  - Na projeção transgástrica da via de entrada do VD (Vídeo 12-4), o folheto posterior se encontra no campo proximal, e o folheto anterior, no campo distal.

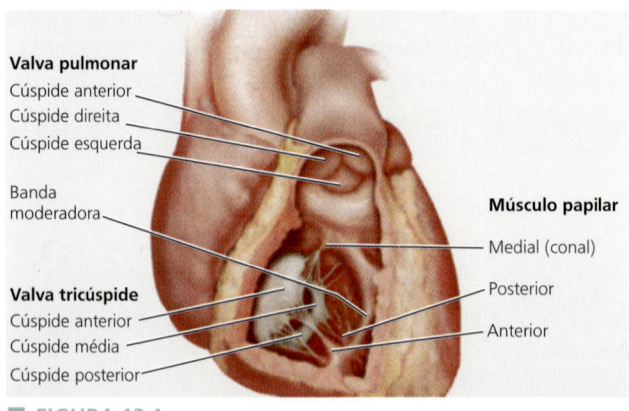

FIGURA 12.1

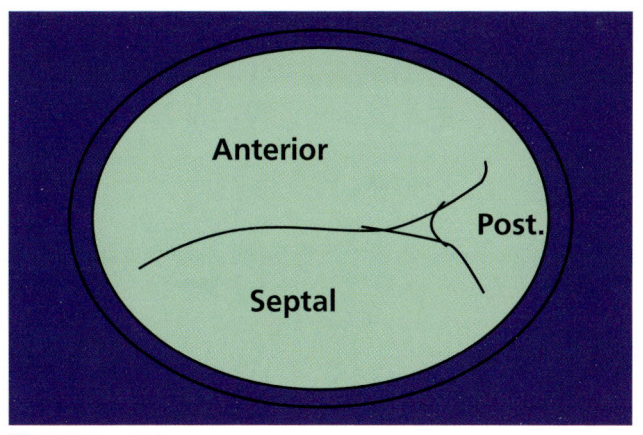

FIGURA 12.2

B. Fisiologia e interpretação de imagem
- Quando se está graduando a RT, muitos fatores devem ser considerados, inclusive o tamanho do AD e do VD.
- A RT grave se correlaciona bem com fluxo sistólico inverso na vena contracta das veias hepáticas medidas no corte apical de quatro câmaras superior a 6,5 mm.
- Área do jato de RT > 2/3 da área do AD.
- Anel da VT maior que 4 cm e velocidade de influxo tricúspide com Doppler de onda contínua (DOC) superior a 1 m/s.
- A pressão sistólica na AP pode ser estimada se RT estiver presente *(na ausência de estenose pulmonar)*.
- Primeiro, alinhe o DOC com o jato da RT para obter a velocidade de pico.
- Em seguida, aplique a equação de Bernoulli modificada (gradiente de pressão = 4 × velocidade de pico^2) para obter o gradiente de pressão.
- E, finalmente, adicione à pressão venosa central.
- A DOC na estenose tricúspide é usada para medir o influxo na VT em múltiplas projeções para que o melhor alinhamento com o influxo diastólico seja obtido.
- Gradiente de pressão de influxo médio:
  - Inferior a 2 mmHg é leve.
  - De 2 a 6 mmHg é moderado.
  - Superior a 6 mmHg é grave.

III. VALVA PULMONAR
- A VP tem 3 folhetos: anterior, esquerdo e direito.
- Doença pulmonar significativa no adulto sem doença cardíaca congênita é rara.

IV. EXAME ECOCARDIOGRÁFICO TRANSESOFÁGICO DA VALVA PULMONAR

A. Anatomia e orientação da imagem
- A VP é anterior e difícil de ter a imagem obtida pela ecocardiografia transesofágica (ETE).
- As melhores projeções para visualizar a VP são:
  - Medioesofágica da via de entrada e saída do VD (Vídeos 12-3, 12-5, 12-6).
- A esofágica superior de eixo curto do arco aórtico (Fig. 12-3).

B. Fisiologia e interpretação de imagem
- A regurgitação pulmonar (adulto) é normalmente decorrente da hipertensão pulmonar.
- O exame deve incluir:
  - Avaliação da regurgitação por meio da vena contracta e extensão do jato.
  - Dilatação anelar.
  - Tamanho do VD.
  - Desaceleração do fluxo por DOC.
  - Inversão do fluxo holodiastólico (DOP da AP principal no ES do arco aórtico no eixo curto).

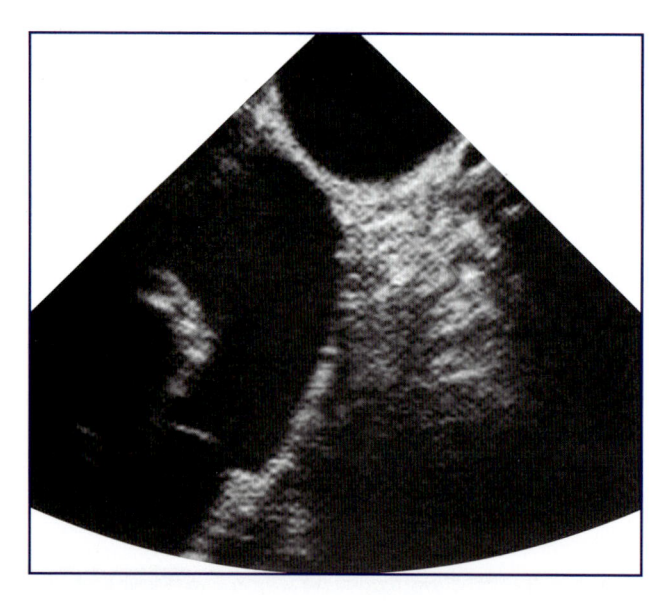

FIGURA 12.3

- Estenose pulmonar (rara em adulto) é classificada como valvular, subvalvular ou supravalvular.
- DOC na projeção esofágica de eixo curto do arco aórtico possibilita um gradiente de pressão de pico.
  - Inferior a 30 mmHg é leve.
  - De 30 a 64 mmHg é moderado.
  - Acima de 64 mmHg é estenose grave.

V. ANATOMIA E ORIENTAÇÃO DE IMAGEM DA ARTÉRIA PULMONAR

- A avaliação do tronco pulmonar e da artéria pulmonar direita é feita pela projeção esofágica superior de eixo curto da aorta ascendente (Figs. 12-4 – 12-7).
- A artéria pulmonar esquerda é difícil de ter a imagem obtida já que normalmente é obscurecida pelo ar no brônquio principal esquerdo (Fig. 12-8 e 12-9).
- No adulto, o tronco pulmonar principal tem cerca de 5 cm de comprimento.
- As dimensões normais do tronco pulmonar e da artéria pulmonar direita são de 0,9 a 2,9 cm e de 1,2 a 2,2 cm na projeção esofágica superior de eixo curto da aorta ascendente.
- ETE tem 80% de sensibilidade e 100% de especificidade no diagnóstico de êmbolo pulmonar, porém tem valor preditivo negativo baixo de 53%, não podendo, desse modo, ser usada para descartar êmbolo pulmonar.

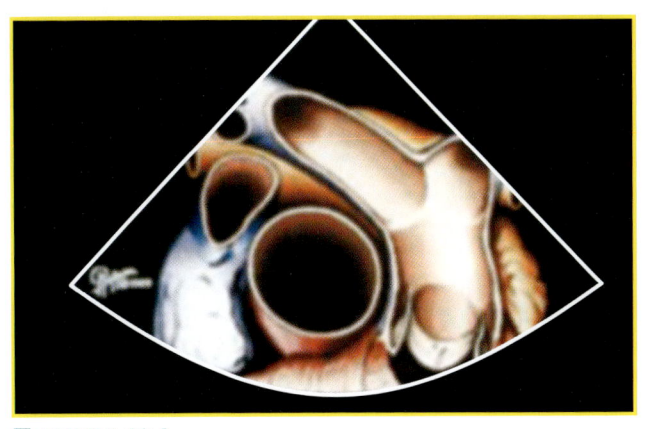

FIGURA 12.4

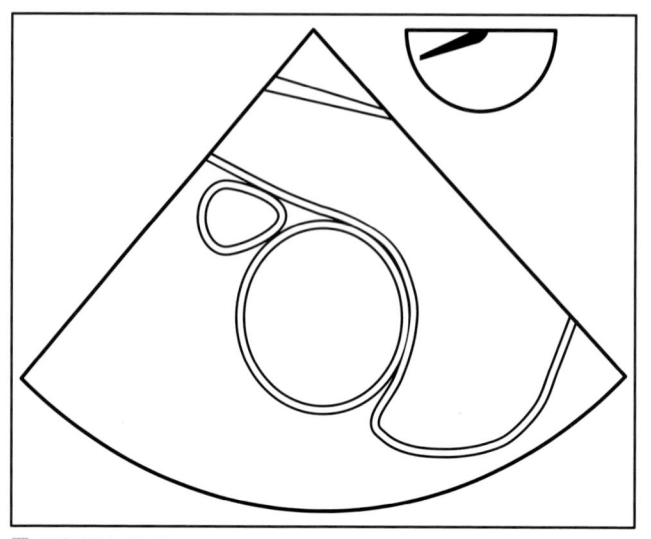

■ FIGURA 12.5

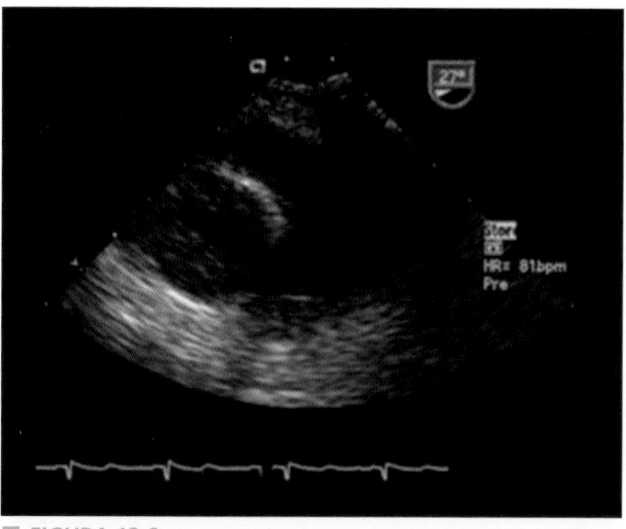

■ FIGURA 12.6

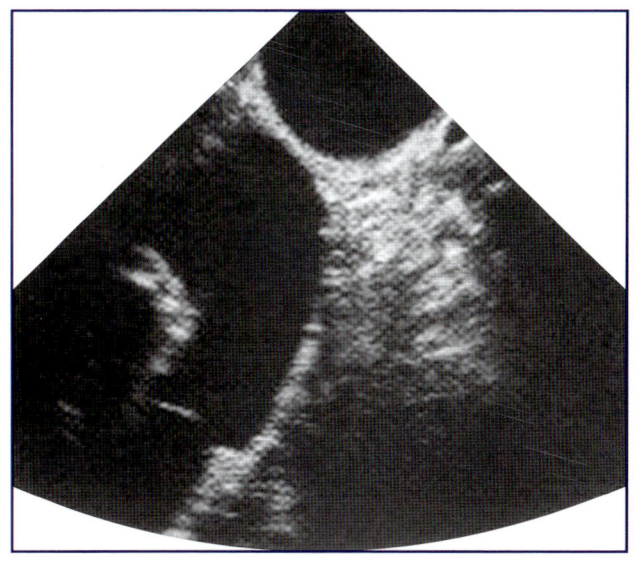

■ FIGURA 12.7

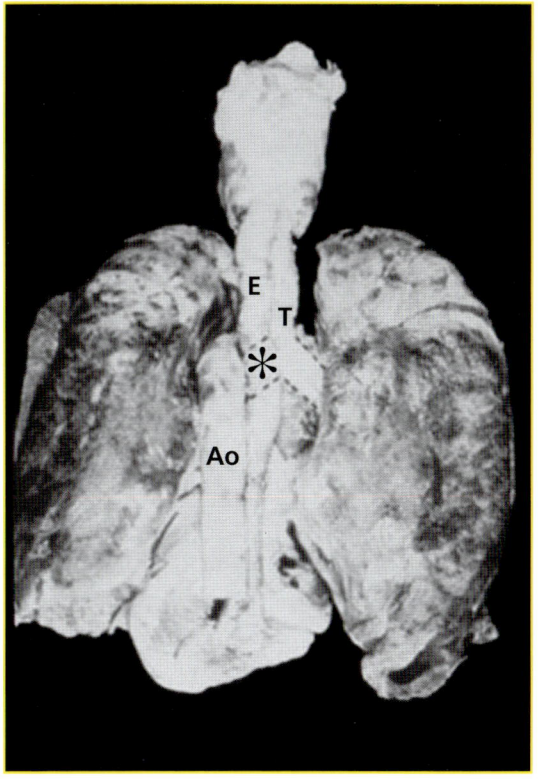

■ FIGURA 12.8

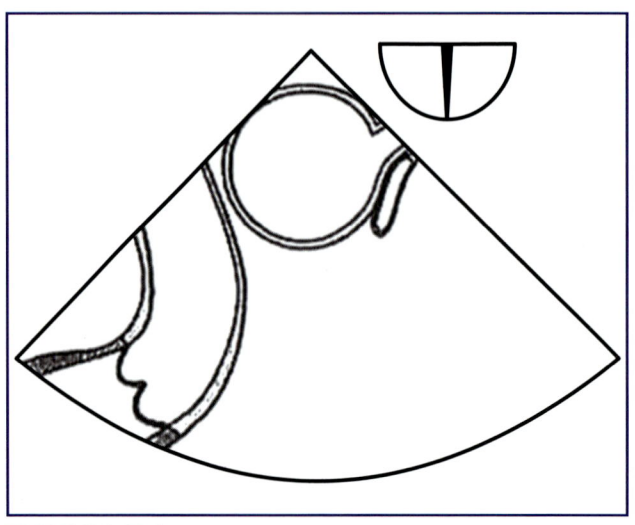

■ FIGURA 12.9

QUESTÕES

1. Verdadeiro ou Falso:
   A VT consiste de folheto anterior, posterior e septal, sendo o maior deles o folheto septal

2. Com relação à VT, qual das seguintes alternativas é verdadeira?
   a. A área normal da VT, 7 a 9 cm^2, é maior que a de qualquer outra válvula
   b. O diâmetro do anel tricúspide é maior e mais apical que o do anel mitral
   c. A VT repousa no campo distal com relação ao esôfago, tornando a imagem difícil
   d. Na projeção transgástrica da via de entrada do VD, o folheto posterior se encontra no campo distal

3. A RT severa se correlaciona bem com:
   a. inversão do fluxo sistólico nas veias hepáticas
   b. vena contracta na projeção de 4 câmaras maior que 6,5 mm
   c. área do jato de RT > 2/3 da área do AD
   d. velocidade do influxo tricúspide ao DOC maior que 1 m/s
   e. todas as opções acima

4. A avaliação da estenose tricúspide para ser determinada grave é mais provavelmente associada a qual gradiente médio de pressão do influxo?
   a. Menos de 2 mmHg
   b. 2 a 6 mmHg
   c. Maior que 6 mmHg

5. Qual das seguintes opções caracteriza melhor a VT?
   a. A valva com 2 folhetos é facilmente visualizada na projeção medioesofágica de quatro câmaras
   b. Muitas vezes, avaliação revela traço de RT quando CAP é usado
   c. A inversão do fluxo sistólico no fluxo na veia pulmonar ocorre com a RT grave
   d. A avaliação da RT deve incluir principalmente DOC

CAPÍTULO 13

Avaliação da Aorta Torácica

AUTOR DO RESUMO: Steven Konstadt
AUTOR DO CAPÍTULO ORIGINAL: Steven Konstadt

■ PONTOS PRINCIPAIS
- As doenças aórticas são potencialmente fatais.
- Considere a avaliação cuidadosa com diversas projeções, múltiplas abordagens de imagem e Doppler.
- Leve em consideração as implicações fisiopatológicas.
- Compreenda o plano cirúrgico e reaja de acordo.
- Entenda as limitações e os artefatos.

TÓPICO – AVALIAÇÃO DA AORTA TORÁCICA

I. ABORDAGEM ECOCARDIOGRÁFICA
- A Society of Cardiovascular Anesthesiologists e a American Society of Echocardiography definiram seis planos de imagem para examinar a aorta torácica pela ecocardiografia transesofágica (ETE):
  - Medioesofágica de eixo curto da aorta ascendente.
  - Medioesofágica de eixo longo da aorta ascendente.
  - Esofágico superior de eixo curto do arco aórtico.
  - Esofágico superior de eixo longo do arco aórtico.
  - Eixo curto da aorta descendente.
  - Eixo longo da aorta descendente.
- Nas projeções de eixo longo e curto, é importante considerar a espessura da parede aórtica, as características teciduais, as dimensões aórticas, a patologia e os padrões de fluxo sanguíneo.
- O exame epiaórtico possibilita uma imagem de resolução mais alta dos pontos cegos na ETE da aorta ascendente distal.

II. ESTRUTURAS (ANATOMIA NORMAL)
- A aorta ascendente emerge do ventrículo esquerdo, posteriormente ao infundíbulo ventricular direito e valva pulmonar. Cursa em sentido superior e ligeiramente para a direita.
- O arco aórtico dá origem à artéria braquiocefálica, artéria carótida comum esquerda e artéria subclávia esquerda.

- A aorta torácica descendente começa distalmente à artéria subclávia esquerda na altura do ligamento arterial e cursa em sentido caudal pela cavidade torácica esquerda.
- Ao nível da porção distal, a aorta torácica descendente repousa diretamente posterior ao esôfago.

III. ATEROSCLEROSE
- A aterosclerose da aorta ascendente e do arco aórtico é hoje reconhecida como um, se não o principal, preditor de AVE no pós-operatório de cirurgia cardíaca. A ecocardiografia deve ser usada para identificar a aterosclerose aórtica antes da instrumentação prevista.
- O exame epiaórtico deve ser feito em pacientes de alto risco para delinear com mais precisão os locais de aterosclerose grave de forma que modificações cirúrgicas possam ser feitas.
- A identificação de doença aterosclerótica aórtica importante pelo ecocardiograma permite alterações potenciais no procedimento cirúrgico, inclusive relativas à canulação da artéria femoral, mudança do local de clampeamento aórtico, não realização do clampeamento aórtico por fibrilação ventricular ou hipotérmica, troca do local da anastomose do enxerto venoso, relocação da agulha de cardioplegia e evitação de cardioplegia anterógrada usando cardioplegia retrógrada.

IV. ANEURISMA AÓRTICO
- A ecocardiografia pode ser usada para definir o tamanho, a localização e a extensão do aneurisma aórtico, bem como a presença de um hematoma ou trombo.
- A ecocardiografia também pode ser útil para identificar doença concomitante de valva aórtica e influenciar a decisão acerca de reparo *versus* substituição da valva aórtica.

V. DISSECÇÃO AÓRTICA
- De acordo com o sistema de Classificação de Dissecção Aórtica de DeBakey, a dissecção do Tipo I se estende do arco aórtico e da aorta ascendente até a aorta descendente, enquanto a dissecção do Tipo II é limitada à aorta ascendente.
- A dissecção do Tipo A de Stanford envolve a aorta ascendente, independente da origem da laceração ou extensão da dissecção, e a do Tipo B acomete apenas a aorta torácica descendente. A abordagem terapêutica tende a ser mais conservadora em decorrência da taxa de mortalidade geralmente mais baixa.
- A ETE possibilita o diagnóstico preciso da localização e da extensão do aneurisma aórtico e a avaliação da valva aórtica quanto à insuficiência aórtica, derrame pericárdico e evidências de disfunção ventricular esquerda.
- A ecocardiografia bidimensional e com Doppler de fluxo colorido podem ajudar a definir os lumens verdadeiros e falsos da dissecção aórtica, bem como qualquer envolvimento das artérias coronárias.

- Embora a RM continue sendo o exame mais sensível e mais específico para o diagnóstico de aneurisma aórtico, a ETE é altamente precisa, não é invasiva, permite a análise em tempo real e pode ser feita com eficiência à beira do leito de pacientes críticos.
- As limitações da ETE incluem o potencial para artefatos e a dificuldade na visualização da aorta ascendente distal em virtude de ponto cego.

TÓPICO – AVALIAÇÃO DA CIRURGIA DA AORTA

I. CLASSIFICAÇÃO E EPIDEMIOLOGIA DAS DOENÇAS DA AORTA

A. Aneurismas
- *Aneurisma* é definido como uma dilatação aórtica difusa ou localizada de mais de 50% do diâmetro normal. A dilatação é progressiva e se desenvolve a partir do enfraquecimento da parede aórtica. Os aneurismas podem ser congênitos ou adquiridos.
- A probabilidade de ruptura ao longo de toda vida é de 75-80%, com taxas de sobrevida em 5 anos se não tratada variando de 10-20%. Nos aneurismas abdominais não dissecantes, o tamanho influencia de maneira significativa o tempo médio para o rompimento, com um risco de 43% de ruptura em um ano quando o aneurisma é maior que 6 cm e risco de 80% quando maior que 8 cm.

B. Dissecção
- Dois sistemas de classificação têm sido usados para descrever as dissecções aórticas: o sistema de DeBakey e o sistema de Stanford.
- DeBakey classifica as dissecções em três tipos:
  - Tipo I, laceração da íntima da aorta ascendente com extensão da dissecção para a aorta descendente.
  - Tipo II, laceração da íntima na aorta ascendente com dissecção confinada à aorta ascendente.
  - Tipo III, laceração que começa na aorta descendente.
- O sistema de classificação de Stanford é mais simples e usa dois grupos:
  - Dissecções do Tipo A que envolvem a aorta ascendente.
  - Dissecções do Tipo B que acometem apenas a aorta descendente.
- A classificação de Stanford se tornou mais popular, pois se relaciona tanto com o risco quanto com a abordagem terapêutica.
- As dissecções do Tipo A apresentam mortalidade de 90-95% sem intervenção cirúrgica e são responsáveis por cerca de 65-70% de todas as dissecções aórticas.
- As dissecções do Tipo B demonstram 40% de mortalidade, e o manejo conservador é o tipo de terapia preferencial.

C. Doença aórtica traumática
- Lesões aórticas traumáticas são resultantes de trauma fechado ou penetrante.
- As lesões por trauma fechado (aceleração/desaceleração) ocorrem de forças de cisalhamento que danificam diretamente a parede arterial. Em geral, o dano ocorre no ponto de transição entre o arco aórtico, uma estrutura fixa e a aorta descendente mais móvel.

D. Doença aterosclerótica
- Lesões do arco e da aorta ascendente foram identificadas como fatores de risco de AVE, embolização periférica, AVE perioperatório, bem como disfunção neuropsicológica após a cirurgia cardíaca aberta. Ateroêmbolos, tromboêmbolos e espessura de placa superior a 4 mm têm correlação com risco embólico.

E. Outras doenças
- Coarctação da aorta, anomalias dos grandes vasos e do arco aórtico e ducto arterial persistente são as anomalias aórticas congênitas mais frequentes encontradas em adultos. A coarctação acomete cerca de 7% de todos os pacientes com doença cardíaca congênita, sendo duas vezes mais comum em homens do que em mulheres.

II. ECOCARDIOGRAFIA TRANSESOFÁGICA DA AORTA
- A maioria dos segmentos da aorta torácica pode ter a imagem obtida com clareza pela ETE multiplanar, já que a aorta desce ao longo do esôfago. Há dois pontos cegos, a aorta ascendente distal e o arco aórtico proximal, decorrentes da intervenção da traqueia e do brônquio principal esquerdo. O exame epiaórtico pode ser útil durante a cirurgia para visualizar essas duas áreas.
- As projeções para obtenção de imagem da aorta torácica incluem a medioesofágica de eixo longo da valva aórtica e da aorta ascendente, medioesofágica de eixo curto da valva aórtica e da aorta ascendente, esofágica superior de eixos curto e longo do arco aórtico e da aorta torácica descendente.

II. SENSIBILIDADE E ESPECIFICIDADE DA ECOCARDIOGRAFIA TRANSESOFÁGICA (ETE) POR CLASSIFICAÇÃO DE DOENÇA

A. Comparação da ecocardiografia transesofágica com outras modalidades diagnósticas
- A ETE está tornando-se uma alternativa a outras modalidades (radiografia de tórax, angiografia, TC e RM) no diagnóstico de aneurisma aórtico torácico, particularmente se houver suspeita de dissecção aórtica. A portabilidade e a rapidez diagnóstica da ETE a tornam a modalidade diagnóstica de escolha quando o paciente está instável.

B. Dissecção
- A aparência ecocardiográfica patognomônica de dissecção consiste em uma densidade linear ondulatória (retalho da íntima) dentro do lúmen aórtico que separa o lúmen verdadeiro do falso, os quais apresentam diferentes padrões de fluxo ao Doppler.
- Um exame completo ETE deve ser realizado incluindo:
  - Exame do ventrículo esquerdo e avaliação da função global.
  - Exame da valva aórtica para detectar a presença e o grau de regurgitação.
  - Exame de derrame pericárdico ou pleural ou hemotórax.
- Em virtude da excelente acurácia da RM, muitos recomendam a RM como o procedimento diagnóstico inicial em pacientes estáveis e a ETE nos instáveis. Entretanto, estudos recentes avaliaram a acurácia diagnóstica da ETE multiplanar e observaram maior precisão, com sensibilidade entre 98-100% e especificidade de cerca de 94% no diagnóstico de dissecções aórticas.

C. Doença traumática da aorta
- A habilidade da ETE de simultaneamente avaliar a função cardíaca, o estado de volume, derrames e anormalidades valvulares sugere que o exame pode tornar-se uma parte essencial da avaliação diagnóstica inicial da lesão traumática da aorta.
- Em 1995, Vignon *et al.* propuseram uma classificação ecocardiográfica dividindo o trauma aórtico em quatro tipos: lacerações traumáticas da íntima, rupturas parciais da subadventícia aórtica, rupturas subtotais da subadventícia e ruptura de subadventícia.
- A sensibilidade da ETE no diagnóstico de trauma aórtico varia de 57-100% e a especificidade de 84-100%.

D. Doença aterosclerótica da aorta
- O sistema de graduação de três estágios criado por Tunick *et al.* é o mais simples e mais comumente usado. A placa de grau I (insignificante) tem menos de 2 mm (Fig. 13-1); o grau II (doença moderada) consiste em placa ou espessamento da íntima de 2 a 5 mm (Fig. 13-2 e 13-3); o grau III (doença grave) é o da placa com mais de 5 mm ou móvel.
- Em comparação ao exame epiaórtico, a ETE tem sido constatada superior na identificação de placa no arco e na aorta descendente, porém tem um valor preditivo baixo na detecção da doença na aorta ascendente. Recomenda-se a combinação de ambas as técnicas nos pacientes sob alto risco de doença na aorta ascendente distal.

Capítulo 13 • Avaliação da Aorta Torácica **133**

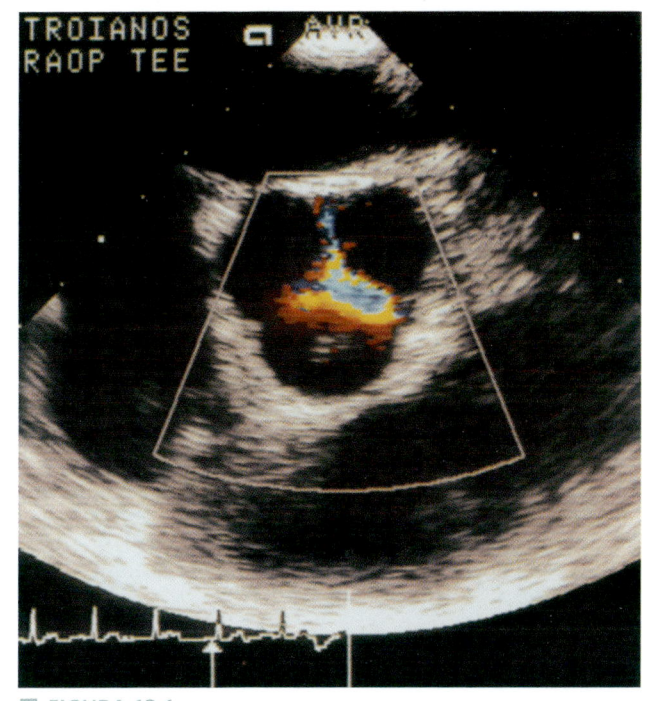

■ FIGURA 13.1

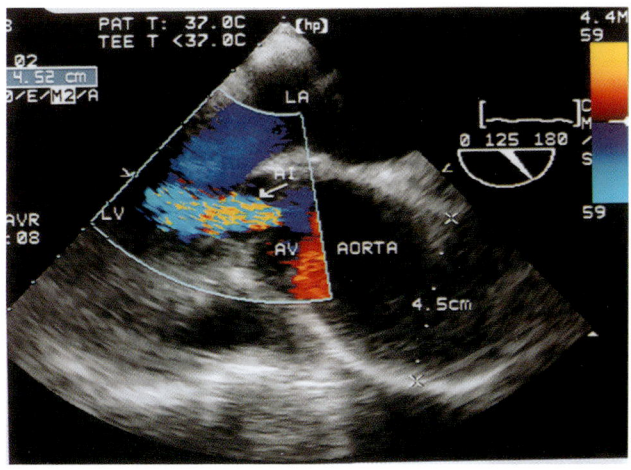

■ FIGURA 13.2

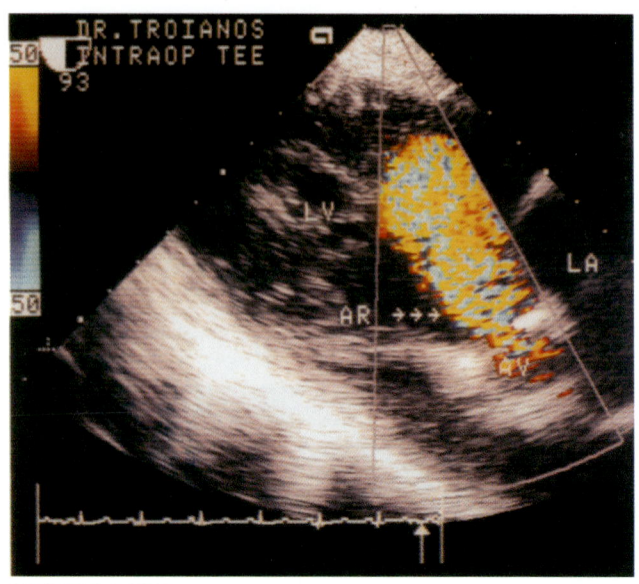

FIGURA 13.3

IV. FISIOPATOLOGIA DA DOENÇA AÓRTICA

A. Arco e aorta ascendente

- O exame da aorta torácica fornece informações acerca da extensão da doença aórtica, incluindo o tamanho e o alcance do aneurisma ou dissecção, além da graduação e localização do ateroma antes da colocação da cânula da circulação extracorpórea.
- A avaliação por ETE pós-indução do coração pode fornecer informações sobre o estado de volume, anormalidades regionais da mobilidade da parede e competência da valva aórtica, bem como estimativas do volume sistólico e fração de ejeção.

B. Doença da aorta torácica descendente

- Um exame ETE completo pós-indução fornece informações sobre doença cardíaca concomitante e disfunção ventricular esquerda. Patologia aórtica pode ser visualizada e confirmada.
- A posição da cânula na artéria femoral pode ser monitorada pela ETE para garantir que se encontra posicionada no lúmen verdadeiro.
- O reparo cirúrgico da doença da aorta descendente é sempre acompanhado por rápidas alterações hemodinâmicas decorrentes das mudanças na pré-carga e pós-carga. A alteração na pré-carga pode surgir da ruptura aórtica ou sangramento extenso durante o procedimento. Mudanças abruptas na pós-carga são causadas pelo clampeamento e desclampeamento aórtico e pode resultar em disfunção do miocárdio, que pode ser diagnosticada precocemente pela ETE.

C. Doença aterosclerótica e sua relação com a cirurgia cardíaca

- O ateroma no arco e na aorta ascendente visualizado pela ETE tem sido correlacionado a um alto risco de AVE perioperatório em pacientes submetidos à circulação extracorpórea. A identificação do ateroma pela palpação não é tão bem-sucedida com 83% das placas identificadas pela ETE que passam despercebidas na palpação. A abordagem mais bem-sucedida prova ser aquela que combina ETE e exame epiaórtico.
- Os ateromas de arco aórtico maiores que 5 mm (Grau III) já provaram que são um fator de risco altamente importante de AVE perioperatório, com incidência de 11,6%.
- Se a cirurgia sem circulação extracorpórea não é uma opção, como na cirurgia intracardíaca ou valvular, a localização dos ateromas pode orientar a colocação dos grampos, cânulas de cardioplegia e enxertos coronários.

QUESTÕES

1. As alternativas a seguir são verdadeiras com relação à aorta, exceto:
   a. A aorta é composta de três camadas
   b. A aorta é dividida anatomicamente em quatro segmentos
   c. A aorta é o maior órgão do corpo
   d. A aorta não é visualizada abaixo do diafragma por ser principalmente de colágeno

2. A íntima:
   a. é uma camada finamente revestida de células endoteliais
   b. consiste de uma camada espessa de musculatura lisa e tecido elástico
   c. é responsável pela força e elasticidade da parede aórtica
   d. é responsável por até 80% da espessura da parede
   e. contém colágeno, linfáticos e vaso vasorum

3. Verdadeiro ou Falso:
   A *Society of Cardiovascular Anesthesiologist* e a *American Society of Echocardiography* definiram seis incidências para examinar a aorta torácica por ETE

4. Qual das seguintes alternativas descreve melhor a associação entre aterosclerose da aorta e embolização sistêmica?
   a. A aterosclerose da aorta descendente é um preditor independente de resultados neurológicos a longo prazo
   b. O ateroma de grau II revela espessamento severo da íntima sem um elemento em protrusão
   c. A ETE é sensível, porém não é uma maneira específica de detectar ateroma ascendente
   d. O ateroma de grau I não apresenta espessamento de íntima com um elemento em protrusão

5. Na classificação dos aneurismas abdominais e/ou torácicos, qual das opções a seguir não está correta?
   a. Um aneurisma envolve aumento do diâmetro luminal de todas as três camadas da aorta
   b. Um pseudoaneurisma envolve uma interrupção de todas as três camadas da aorta sem aumento do diâmetro do lúmen
   c. O diâmetro da aorta ascendente superior a 4 cm é considerado uma indicação cirúrgica
   d. O aneurisma de aorta torácica descendente superior a 6 cm é considerado uma indicação cirúrgica

CAPÍTULO 14

ETE no Contexto de Cuidados Críticos

AUTOR DA DESCRIÇÃO: Solomon Aronson
AUTORES DO CAPÍTULO ORIGINAL: Scott T. Reeves, Kim J. Payne, James Ramsay, Jack S. Shanewise, Stephen Insler, William J. Stewart

■ PONTOS PRINCIPAIS

- A ecocardiografia é uma indicação Classe 1 no contexto da instabilidade hemodinâmica e suspeita de dissecção aórtica.
- A ecocardiografia transesofágica (ETE) proporciona resolução superior e supera as dificuldades técnicas encontradas com a ecocardiografia transtorácica na avaliação do paciente criticamente doente ou ferido.
- A ETE leva a alterações da conduta em aproximadamente 50% dos pacientes criticamente doentes e feridos, independentemente da presença de um cateter de artéria pulmonar (CAP).
- Hipoxemia não explicada em um paciente criticamente doente deve motivar uma avaliação ecocardiográfica para forame oval patente.
- Ecografia com contraste positiva para FOP requer opacificação do átrio direito (AD) e visualização do contraste no átrio esquerdo (AE) dentro de alguns ciclos cardíacos.
- A ETE é mais sensível e igualmente específica para ecocardiografia transtorácica no diagnóstico de endocardite infecciosa (EI).
- As lesões valvulares por endocardite estão geralmente no lado superior de um folheto valvular.
- Vegetações na válvula mitral com tamanho maior do que 10 mm estão associadas a um risco de quase 50% de embolização.
- Cinquenta e seis por cento dos pacientes após trauma torácico brusco terão um diagnóstico patológico estabelecido após uma avaliação por ETE.
- A manifestação bidimensional (2D) mais sensível de tamponamento cardíaco é o colapso ventricular direito durante a diástole.
- Pode ocorrer lesão aguda valvular após trauma torácico brusco, com lesão à válvula aórtica sendo mais comum.
- A dissecção aórtica aguda tem uma mortalidade de 1% por hora durante as primeiras 48 horas.
- Um *flap* intimal deve ser observado em dois planos de imagem para fazer o diagnóstico confiável de dissecção aórtica.
- A ETE está surgindo como um meio de diagnosticar suspeita de embolia pulmonar hemodinamicamente significativa.

I. CUIDADOS CRÍTICOS

- Em 2003 uma força tarefa copatrocinada pelo American College of Cardiology, pela American Heart Association e pela American Society of Echocardiography publicou diretrizes para a aplicação clínica da ecocardiografia, incluindo trauma e cuidados críticos.
- Vários relatos sugerem mudanças significativas na terapia ou intervenção cirúrgica após o exame com ETE em muitas populações em UTI, incluindo aquelas com hipotensão. Além do exame de imagem de patologias específicas que podem indicar a necessidade de reparo ou intervenção cirúrgica, a avaliação do tamanho ventricular permite a diferenciação entre causas cardíacas e não cardíacas de hipotensão.

A. Ecocardiografia *versus* cateter de artéria pulmonar

- A ecocardiografia pode fornecer informações diagnósticas mais rapidamente do que o tempo necessário para colocar e obter informações do CAP, e a imagem possibilita uma capacidade diagnóstica não disponível com o CAP.
- Diversos investigadores não encontraram correlação entre ITSVE e MAF e postulam que as mudanças na complacência ventricular, condições de carga e função ventricular alteram a relação pressão-volume do ventrículo esquerdo de uma forma que conduz a interpretações discordantes entre CAP e ETE.
- O uso de parâmetros isolados de pressão (do CAP) pode levar a conclusões errôneas referentes ao enchimento e à função ventricular.

B. Hipoxemia não explicada

- ETE é a técnica de escolha para detecção de *shunt* intracardíaco. Além disso, o exame ETE possibilita uma avaliação da função cardíaca geral e visualiza outras patologias intratorácicas (efusões pericárdicas ou pleurais, partes colapsadas dos pulmões, embolia pulmonar).
- A detecção ecocardiográfica de um FOP e *shunt* intracardíaco associado requer a visualização do septo atrial, mapeamento de fluxo a cores e injeção de ecocontraste no lado direito (ecocardiografia de contraste).
- Um *shunt* direito-esquerdo é diagnosticado se aparecem microbolhas no AE no espaço de três a cinco ciclos cardíacos após a opacificação do AD; o aparecimento tardio pode ser decorrente do fluxo transpulmonar. A quantificação bruta é possível com um *shunt* pequeno definido como 3 a 10 bolhas, um *shunt* médio 10 a 20 bolhas e um *shunt* grande maior do que 20 bolhas.

C. Suspeita de endocardite

- EI pode apresentar-se como uma doença crítica (insuficiência cardíaca, arritmias, sepse) e pacientes criticamente doentes podem desenvolver endocardite em decorrência de infecção de dispositivos internos e à presença de um estado imunocomprometido.

- Os critérios diagnósticos estritos para EI foram propostos originalmente por Reyn *et al.* em 1981, e foram depois revisados por Durack *et al.* em 1994 (critérios de "Duke").
- Em uma avaliação dos critérios de Durack em mais de 100 pacientes com IE, Roe *et al.* encontraram que a ETE era criticamente importante, resultando em uma reclassificação diagnóstica em aproximadamente 25% dos pacientes, 90% dos quais passaram de EI "possível" para "definido".
- A lesão característica de EI é a vegetação, definida como uma massa aderente ao endocárdio, consistindo de microrganismos patológicos entrelaçados com as plaquetas, tiras de fibrina e células sanguíneas geralmente se apresentando no lado "superior" de uma válvula regurgitante. A aparência ecocardiográfica é uma massa ecodensa exibindo uma quantidade variável de movimentação independente.
- O exame ecocardiográfico para EI deve ser um exame padrão completo incluindo o exame cuidadoso por imagem de todas as válvulas e estruturas associadas, assim como uma avaliação ecocardiográfica completa por Doppler.
- Investigações compararam a ETT com ETE no diagnóstico de EI. Estes estudos demonstraram uma sensibilidade da ETT de 28-63% *versus* 86-100% com ETE.

II. TRAUMA
- A ETE proporciona uma resolução consistentemente superior de múltiplas estruturas cardíacas no contexto do trauma e é especialmente útil na avaliação da aorta torácica, válvula mitral e estruturas posteriores, como o apêndice do AE, o septo intra-atrial e as veias pulmonares.

A. Trauma cardíaco brusco
- Tamponamento cardíaco
    - A manifestação mais sensível em 2D do tamponamento cardíaco é o colapso ventricular direito durante a diástole em um paciente com uma efusão pericárdica. A invaginação do AD também pode ser vista ocorrendo na diástole tardia. Outras manifestações em 2D de tamponamento incluem o colapso do AE e do ventrículo esquerdo. Isto ocorre geralmente quando as pressões do AE e ventricular esquerda são baixas.
    - No paciente com respiração espontânea com tamponamento cardíaco, a inspiração produzirá um decréscimo no enchimento do lado esquerdo e, assim sendo, reduzirá a velocidade diastólica inicial através da válvula mitral.
    - Com o início da expiração ocorre um aumento na velocidade diastólica da onda E da válvula mitral e um encurtamento do tempo de relaxamento isovolúmico. O Doppler da válvula tricúspide revela um aumento na velocidade da onda E da válvula tricúspide com a inspiração e uma diminuição na velocidade da onda E da válvula tricúspide com a expiração.

- O fluxo direto venoso diastólico pulmonar diminuirá durante a inspiração e aumentará durante a expiração em um paciente com respiração espontânea com tamponamento cardíaco.
    - Durante a expiração, o fluxo venoso hepático será reduzido tanto na sístole quanto na diástole. Além disso, a inversão do fluxo diastólico venoso hepático pode, na verdade, ocorrer com a expiração.
- Contusão e ruptura miocárdica
    - A ETE é mais específica e sensível do que a análise de ECG ou CK-MB na detecção de lesão cardíaca após trauma torácico brusco.
    - Pandian *et al.*, em um modelo canino agudo de trauma torácico brusco, demonstraram que as manifestações ao eco da contusão miocárdica consistem de:
        - Brilho ecocardiográfico aumentado na parede ventricular.
        - Um aumento na espessura diastólica da parede.
        - Função sistólica regional da parede prejudicada.
    - A maioria dos clínicos define contusões cardíacas como a presença de anormalidades no movimento da parede em um dos ventrículos ou ambos, na ausência de um infarto transmural do miocárdio ao ECG.
    - Os dois ventrículos tendem à ruptura se o impacto ocorre durante o breve período de tempo durante o final da diástole e início da sístole quando as câmaras estão completamente distendidas e as válvulas estão fechadas, não possibilitando, desta maneira, uma saída para a liberação da pressão intracardíaca aumentada.
    - Uma lesão valvular pode ocorrer com a válvula aórtica sendo a mais frequentemente envolvida, seguida pela válvula mitral, válvula tricúspide e finalmente a válvula pulmonar.

B. Dissecção aórtica

- A ETE, em decorrência de sua ampla disponibilização, por ser não invasiva e fácil de realizar na beira do leito e com menor custo, está tornando-se a modalidade diagnóstica de escolha nos principais centros de trauma nos Estados Unidos.
- Os objetivos da ETE pré-operatória para avaliação da dissecção aórtica incluem:
    - Estabelecimento do diagnóstico.
    - Localização dos sítios de entrada primário e secundário.
    - Diferenciação entre lúmen verdadeiro e falso.
    - Avaliação da válvula aórtica para insuficiência.
    - Estabelecimento do envolvimento das artérias coronárias.
    - Estimativa da função ventricular esquerda.
    - Exclusão de condições associadas, como infusões pericárdicas ou tamponamento.
- Há duas áreas da aorta torácica que precisam ser cuidadosamente examinadas quando se procuram dissecções aórticas agudas: a área

distal à válvula aórtica na região da junção sinotubular – o sítio de propagação para dissecções aórticas ascendentes – e distal à artéria subclávia esquerda – o sítio de propagação para as dissecções descendentes.
- Mais de 70% dos casos demonstrarão um rasgo intimal ocorrendo na aorta ascendente 1 a 3 cm acima do seio direito ou esquerdo de Valsalva.
- Os 20-30% restantes demonstrarão *flap* intimal no sítio do ligamento arterioso na aorta torácica descendente.
- O verdadeiro lúmen geralmente se expande durante a sístole e é comprimido durante a diástole.
- O verdadeiro lúmen tem uma camada interna fina e menos ecogênica, enquanto que o falso lúmen tem uma camada ecogênica brilhante adjacente ao lúmen aórtico. Eco contraste espontâneo e/ou trombos estão frequentemente presentes no falso lúmen secundários ao fluxo estagnado. O falso lúmen tipicamente será maior em tamanho, especialmente com dissecções crônicas.
- O verdadeiro lúmen terá fluxo imediatamente no início da sístole, enquanto que o falso lúmen tipicamente terá fluxo sistólico retardado, o qual é complicado e variável.
- Os mecanismos da insuficiência aórtica incluem perturbação do fechamento da válvula por hematoma no anel, a destruição do apoio anelar da válvula com subsequente prolapso da válvula, dilatação da raiz aórtica levando ao alargamento do anel aórtico e perturbação da coaptação da válvula aórtica e prolapso da dissecção com *flap* no orifício da válvula aórtica e via de saída ventricular esquerda com interferência do movimento da válvula aórtica.
- A presença de anormalidades segmentares do movimento regional da parede pode ser uma indicação adicional da presença de envolvimento da artéria coronária. Foi estimado que o envolvimento da artéria coronária na dissecção aórtica aguda ocorre em 10-20% dos casos.
- Appelbe demonstrou que artefatos lineares foram detectados na aorta ascendente em 40% dos pacientes, levando a diagnósticos falso positivo e especificidade reduzida da ETE. Estes artefatos são secundários a artefatos de reverberação da parede aórtica e à presença de arteriosclerose, uma raiz aórtica aterosclerótica ou doença aórtica calcificada. Artefatos do lobo lateral da válvula aórtica também podem simular um *flap* intimal.

III. EMBOLIA PULMONAR AGUDA

- A ETE está surgindo como um meio de diagnosticar suspeita de embolia pulmonar hemodinamicamente significativa. Ela permite a visualização direta dos êmbolos na via de saída do ventrículo direito e da artéria pulmonar principal direita até o ponto dos troncos interlobares e artérias lobares. A artéria pulmonar principal esquerda pode ser difícil de visualizar em decorrência desta localização anterior ao brônquio fonte esquerdo.

- Quatro achados distintos podem ser encontrados durante uma avaliação inicial com ETT de um paciente com suspeita de embolia pulmonar:
  - Exame normal que tornaria extremamente improvável a possibilidade de embolia pulmonar aguda.
  - Trombo cardíaco direito que confirma o diagnóstico de embolia pulmonar à direita.
  - Algum outro diagnóstico diferente de embolia pulmonar.
  - Achados de disfunção ventricular direita, que apoiariam um diagnóstico de embolia pulmonar e, se estivessem ausentes, tornariam extremamente improvável uma embolia pulmonar hemodinamicamente significativa.
- Quando ocorrem estes achados, Pruszczyk propôs que os pacientes tenham três dos cinco critérios seguintes de sobrecarga de pressão ventricular direita para realizar ETE:
  - Uma velocidade de pico de insuficiência da válvula tricúspide correspondendo a uma velocidade de pico ventricular direita para um gradiente de pressão de AD de mais de 30 mmHg.
  - Um aumento do ventrículo esquerdo de mais de 27 mm de diâmetro medido no eixo longo paraesternal.
  - Um tempo reduzido de aceleração da ejeção pulmonar, menos de 80 ms, medido na via de saída do ventrículo direito.
  - Achatamento do septo intraventricular.
  - Distensão da veia cava inferior maior do que 20 mm de diâmetro.
- Se três destes critérios são cumpridos, deve ser realizada ETE na beira do leito.
- As manifestações ecocardiográficas de trombos propostas para minimizar o diagnóstico falso-positivo de embolia pulmonar incluem:
  - Um trombo inequívoco que tem bordos distintos e tem uma ecodensidade diferente do sangue nas paredes vasculares adjacentes.
  - O trombo pode se salientar no lúmen arterial e, assim, irá alterar o fluxo sanguíneo por imagem por Doppler.
  - O trombo deve ser visualizado em mais de um plano.
  - O trombo pode ter movimento distinto separado da parede vascular e fluxo sanguíneo.
- Quando usado como um teste diagnóstico imediato na beira do leito na presença de sobrecarga ventricular direita, a ETE pode detectar rapidamente coágulos em 80% dos casos. Ela pode ser o método de escolha para pacientes hemodinamicamente comprometidos que precisariam de tratamento trombolítico ou cirurgia de urgência.
- A ETE é muito superior à ecocardiografia transtorácica na avaliação de pacientes com FOP e embolia paradoxal. Caso ocorra uma embolia pulmonar maciça na presença de um forame oval patente, o repentino aumento resultante na pressão do AD pode fazer com que o FOP abra e resulte em um *shunt* atrial direita-esquerda. A incidência de embolia paradoxal em pacientes com FOPs conhecidos e embolia pulmonar é de até 16%.

QUESTÕES

1. A lesão característica de endocardite infecciosa é:
   a. uma vegetação que geralmente se apresenta no lado "superior" de uma válvula regurgitante
   b. uma vegetação geralmente se apresentando no lado "inferior" de uma válvula regurgitante
   c. uma vegetação geralmente se apresentando como uma massa ecodensa exibindo movimentação independente
   d. uma vegetação geralmente se apresentando como uma massa ecolucente exibindo movimentação independente

2. A manifestação ecocardiográfica de tamponamento cardíaco severo inclui:
   a. colapso ventricular direito durante a diástole em um paciente com uma efusão pericárdica
   b. colapso ventricular direito durante a sístole em um paciente com uma efusão pericárdica
   c. invaginação do AD ocorrendo no final da diástole
   d. invaginação do AE ocorrendo no final da sístole

3. Verdadeiro ou Falso:
   Dentre as lesões valvares que ocorrem como consequência de contusão miocárdica, a válvula aórtica está envolvida menos frequentemente

4. No diagnóstico ecocardiográfico de dissecção aórtica
   a. um rasgo intimal ocorrendo logo acima do seio de Valsalva é a apresentação mais comum
   b. um rasgo intimal ocorrendo logo abaixo do ligamento arterioso é a apresentação mais comum
   c. o lúmen verdadeiro geralmente se expande durante a sístole inicial e é comprimido durante a diástole
   d. o lúmen verdadeiro geralmente se expande durante a sístole final e é comprimido durante a diástole
   e. o lúmen verdadeiro tipicamente será maior em tamanho, especialmente com dissecções crônicas

5. No diagnóstico ecocardiográfico de embolia pulmonar aguda:
   a. a ETE permite a detecção de êmbolos na via de saída do ventrículo direito
   b. a ETE permite a detecção de êmbolos na artéria pulmonar principal direita
   c. a ETE permite a detecção de êmbolos na artéria pulmonar principal esquerda
   d. a ETE permite a detecção de distensão da veia cava inferior

CAPÍTULO 15

Avaliação Hemodinâmica

AUTOR DA DESCRIÇÃO: Robert M. Savage
AUTORES DO CAPÍTULO ORIGINAL: Lee K. Wallace, Michael G. Licina, Ahmad Adi

■ PONTOS PRINCIPAIS

- O Doppler da integral de velocidade e tempo (IVT) pode ser usado para calcular o volume sistólico (VS) em uma localização específica:

$$VS = AT \times IVT$$

- VSs derivados de Doppler podem ser usados para determinar o débito cardíaco (DC), a relação do *shunt* pulmonar-sistêmico (Qp/Qs) e o volume regurgitante (VR). No entanto, a propagação de erros pode conduzir a um erro significativo tanto no (Qp/Qs) quanto em um VR calculado utilizando VSs por Doppler usando ecocardiografia transesofágica (ETE).
- O método de convergência proximal de fluxo pode ser usado para determinar a severidade da regurgitação com base na área máxima do orifício regurgitante:

$$AORE = (6{,}28 \times r^2 \times \text{velocidade de aliasing})/V_{JR}$$

Este método pode superestimar o REAL impacto hemodinâmico da lesão regurgitante, pois o grau de regurgitação não é constante durante a sístole em muitos pacientes. Apesar desta e de outras limitações, o método de convergência de fluxo é útil na avaliação da regurgitação, pois ele é quantitativo, relativamente simples de realizar e aplicável a um grande número de pacientes com regurgitação valvular.

- A equação de continuidade é outra expressão do princípio de conservação de massa (o fluxo através do trato de saída ventricular esquerda [TSVE] deve ser igual ao fluxo na válvula aórtica):

$$AVA = AT_{TSVE} \times (IVT_{TSVE}/IVT_{VA})$$

A preocupação principal na determinação da área da válvula aórtica com a equação de continuidade usando ETE está relacionada com a possível subestimação das integrais de velocidade-tempo (IVTs) (ou velocidades de pico) no TSVE e/ou válvula aórtica em decorrência do alinhamento inadequado do feixe.

- Com estenose valvular, um tempo de meia-pressão (TMP) mais longo indica estenose mais severa, enquanto que, com regurgitação valvular, um TMP mais curto indica regurgitação mais severa. O TMP pode ser usado para estimar a área da válvula mitral (AVM) de uma válvula mitral nativa estenótica usando empiricamente a seguinte fórmula derivada:

$$AVM\ (cm^2) = 220/TMP\ (ms)$$

- A estimativa da pressão intracardíaca ou pulmonar é possível pela combinação de um gradiente de pressão calculado pela velocidade ao Doppler usando a equação simplificada de Bernoulli com uma pressão conhecida ou estimada de uma câmara proximal ou distal. Exemplo:

$$\text{PSVD (mmHg)} = 4(v_{RT})^2 + \text{PAD (mmHg)}$$

I. INTRODUÇÃO

Os dados hemodinâmicos quantitativos discutidos neste capítulo podem ser obtidos com a combinação de ecocardiografia bidimensional (2D) e ecocardiografia com Doppler (Tabela 15-1). A precisão de muitas dessas medidas derivadas do Doppler foi validada no laboratório de cateterização cardíaca usando ecocardiografia transtorácica.[1-4]

TABELA 15.1 DADOS HEMODINÂMICOS OBTIDOS POR ECOCARDIOGRAFIA 2D COM DOPPLER

Medidas volumétricas
Volume sistólico
Débito cardíaco
Relação ENTRE fluxo pulmonar-sistêmico (Qp/Qs)
Volume e fração regurgitante
Gradientes de pressão
Gradiente máximo
Gradiente médio
Área valvular
Área valvular estenótica
Área do orifício regurgitante
Pressão arterial intracardíaca e pulmonar
Pressão sistólica ventricular direita
Pressão sistólica arterial pulmonar
Pressão média da artéria pulmonar
Pressão diastólica da artéria pulmonar
Pressão atrial esquerda
Pressão diastólica final ventricular esquerda

II. MEDIÇÕES AO DOPPLER DO VOLUME CARDÍACO E DÉBITO CARDÍACO

A. Volume sistólico

1. **Fórmula do orifício Hidráulico**

   A taxa de fluxo de um líquido através de um orifício fixo é diretamente proporcional ao produto da área transversal (AT) do orifício e a velocidade do fluxo do líquido dentro do orifício (Fig. 15-1).

   $$\text{Taxa de fluxo (cm}^3\text{/s)} = \text{AT (cm}^2\text{)} \times \text{velocidade do fluxo (cm/s)}$$

2. **Integral velocidade-tempo**

   A aceleração e a desaceleração da velocidade do fluxo sanguíneo durante o período de ejeção (ou período de enchimento) fornecem um perfil ao Doppler distinto para um determinado orifício. O somatório das velocidades durante todo o período de fluxo é corretamente chamado *IVT*. O IVT é igual à área limitada pelo perfil de velocidade do fluxo com Doppler e a linha de base de velocidade zero (Fig.15-2).

3. **Cálculo do volume sistólico**

   O VS pode ser calculado em muitas localizações diferentes dentro do coração ou grandes vasos usando o sinal de velocidade ao Doppler apropriado para determinar a IVT *na mesma localização* que o exame por imagem em 2D é usado para determinar o AT (Fig. 15-3).

   $$\text{VS (cm}^3\text{)} = \text{AT (cm}^2\text{)} \times \text{IVT (cm)}$$

   A IVT é geralmente medida com Doppler de onda pulsada; no entanto, o Doppler de onda contínua pode ser utilizado para determinar a IVT da válvula aórtica na *ausência de obstrução aórtica subvalvular ou supravalvular*.

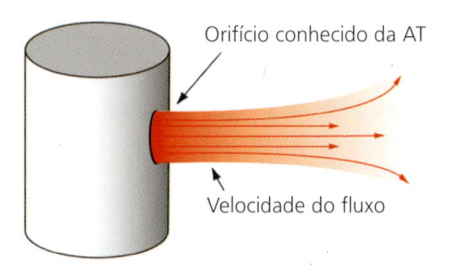

Taxa de fluxo (cm³/s) =
AT (cm²) x velocidade do fluxo (cm/s)

FIGURA 15.1

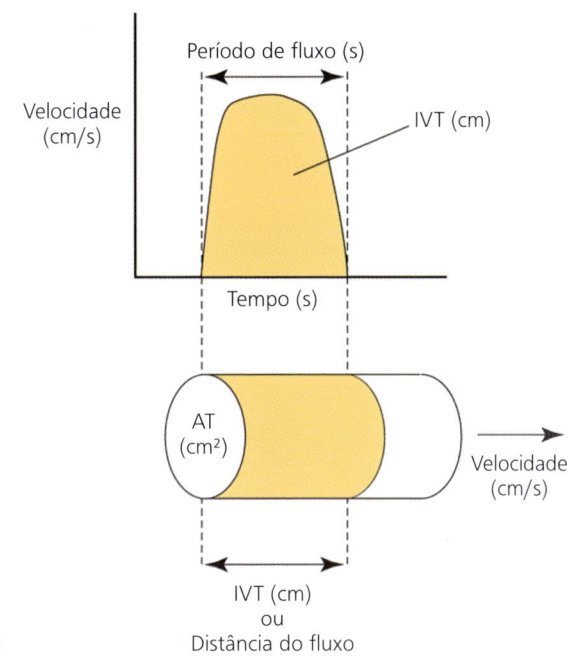

FIGURA 15.2

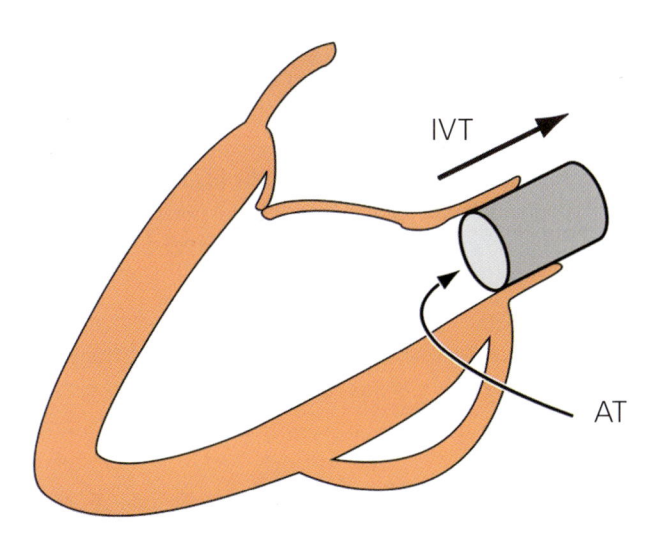

FIGURA 15.3

VS (cm³) = AT (cm²) x IVT (cm)

TABELA 15.2 PRESSUPOSTOS PARA CÁLCULOS PRECISOS DO VOLUME SISTÓLICO POR DOPPLER

1. O fluxo sanguíneo é laminar com um perfil de velocidade de fluxo espacialmente uniforme
2. As medições da integral velocidade-tempo e área transversal (isto é, diâmetro) são feitas ao mesmo tempo e na mesma localização anatômica
3. A medição da integral velocidade-tempo representa a média da integral velocidade-tempo (várias medidas devem ser feitas para um paciente EM ritmo sinusal normal, enquanto que 8-10 devem ser feitas para um paciente com fibrilação atrial)
4. A medida da área transversal (isto é, diâmetro) é precisa
5. A integral velocidade-tempo é medida com o feixe do Doppler paralelo ao fluxo sanguíneo (isto é, $\theta = 0$ na equação Doppler) para evitar subestimação

4. Área transversal

Mais frequentemente presume-se que a AT do "orifício" a ser medido seja circular e, assim, possa ser calculado usando-se a fórmula para a área de um círculo (de raio r) após a medida do diâmetro do orifício (D) em cm:

$$AT\ (cm^2) = \Pi \times r^2 = \Pi \times (D/2)^2 = 0{,}785 \times D^2$$

5. Pressupostos no cálculo do VS POR Doppler (Tabela 15-2)

   a. **Fluxo sanguíneo laminar com um perfil uniforme da velocidade do fluxo**

   Presume-se que o fluxo sanguíneo seja laminar e que o perfil da velocidade de fluxo seja uniforme, como em geral é o caso no TSVE (Fig. 15-4). A banda estreita das velocidades e o sinal espectral suave obtido por Doppler de onda pulsada são evidências de fluxo laminar nos grandes vasos e nas válvulas cardíacas normais. Um perfil de velocidade de fluxo uniforme pode ser demonstrado mostrando velocidades uniformes enquanto se movimenta a amostra de volume por Doppler de onda pulsada de um lado para outro dentro do fluxo de interesse de duas imagens ortogonais.

   b. **Medida simultânea da AT e IVT na mesma localização**

   Presume-se que as medidas da AT e IVT são feitas *ao mesmo tempo e na mesma localização anatômica*. O diâmetro é medido mais pre-

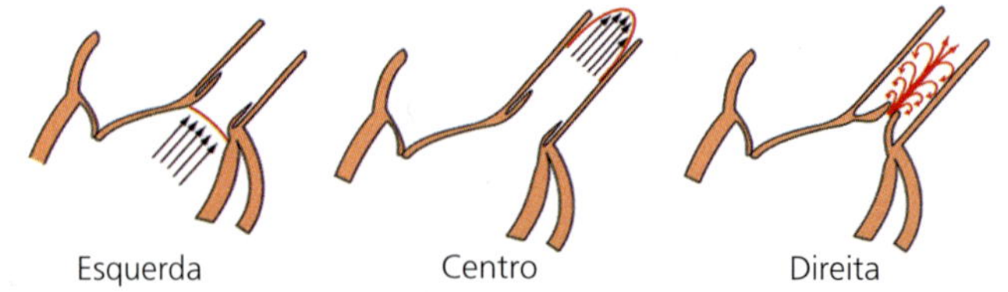

Fluxo Normal NO TSVE — Fluxo Aórtico Normal — Fluxo Pós-Estenótico

Esquerda — Centro — Direita

■ FIGURA 15.4

cisamente quando o feixe do ultrassom está perpendicular à interface sangue-tecido, enquanto a IVT é medida com mais precisão quando o feixe do ultrassom está paralelo ao fluxo sanguíneo. Assim, as medidas do diâmetro e os perfis de velocidade ao Doppler geralmente não são registrados a partir do mesmo plano no exame por imagem. Devem ser feitos esforços para realizar essas medições *na mesma localização anatômica* e *em sequência próxima* para minimizar erros no VS calculado.

c. Medida da média da IVT
É presumido que a IVT usada no cálculo do VS represente a *média* da IVT. Portanto, várias medidas devem ser tiradas para um paciente em ritmo sinusal normal, enquanto 8 a 10 medidas devem ser tiradas para um paciente em fibrilação atrial, para estimar com maior precisão a média da IVT.

d. Medida precisa da AT
Mudanças na AT durante o período de fluxo ou desvios de uma geometria presumida (geralmente circular) são problemas inerentes nos cálculos do VS por Doppler. A determinação precisa de medidas em 2D para o cálculo da AT é essencial. No caso de um orifício circular presumido, um pequeno erro na medida do diâmetro resultará em um grande erro na AT calculada em decorrência da relação quadrática entre o raio e a área de um círculo (isto é, $AT = \Pi \times r^2$).

e. Medida precisa da IVT
Presume-se que a IVT seja registrada com o feixe de ultrassom paralelo ao fluxo (isto é, o ângulo intercepto $\theta = 0$). Neste caso, as velocidades medidas pelo Doppler são precisas baseadas em

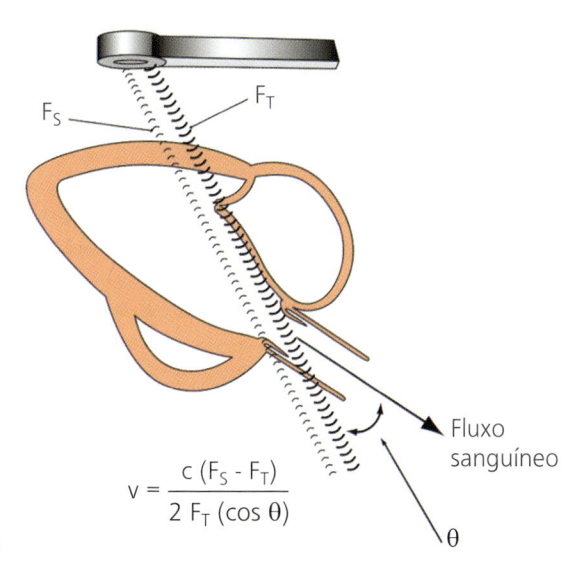

$$v = \frac{c(F_S - F_T)}{2 F_T (\cos \theta)}$$

FIGURA 15.5

■ **FIGURA 15.6**

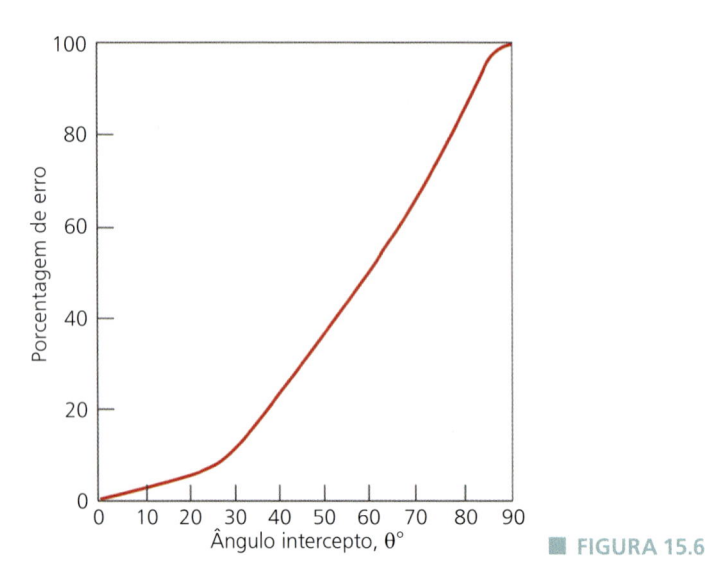

um cosseno θ = 1 na equação Doppler (Fig. 15-5). Entretanto, quando θ aumenta de 20 para 60 graus, o erro na velocidade calculada com Doppler aumenta de 6% para 50% (Fig. 15-6). O sinal de velocidade mais alto obtido (o sinal de áudio mais alto) terá correlação com o alinhamento mais paralelo do feixe do Doppler com o fluxo sanguíneo.

B. Débito cardíaco

1. **Cálculo do débito cardíaco**

   O DC pode ser estimado por Doppler 2D após a determinação de um VS por Doppler e a medição da frequência cardíaca (FC)[5]:

   $$DC\ (L/min) = VS\ (cm^3) \times (1\ L/1.000\ cm^3) \times FC\ (bpm)$$

   As medidas de DC realizadas com ETE, geralmente medidas no TSVE ou válvula aórtica na ausência de regurgitação aórtica, mostrou correlacionar-se bem com as medidas feitas por termodiluição. O índice cardíaco (IC) pode ser calculado através da divisão do DC pela área da superfície corporal (ASC):

   $$IC\ (L/min/m^2) = DC\ (L/min)/ASC\ (m^2)$$

2. **Sítios preferidos para cálculo do DC: TSVE e válvula aórtica**

   a. *Fluxo sanguíneo laminar com um perfil de velocidade de fluxo uniforme*

   A aceleração do sangue através do TSVE ou válvula aórtica durante a sístole favorece o fluxo laminar com um perfil de velocidade de fluxo uniforme, em contraste com o perfil de velocidade de fluxo parabólico presente na aorta ascendente ou artéria pulmonar (AP).

b. Imagens excelentes para estimativa da AT
A ETE multiplanar proporciona imagens excelentes do TSVE e da válvula aórtica para determinações precisas do diâmetro do TSVE e AT da válvula aórtica.

c. Pouca alteração no AT
O TSVE é mais circular e altera muito pouco sua forma durante o ciclo cardíaco, quando comparada à AP principal ou a válvula mitral. As medidas feitas na AP principal ou na válvula mitral são menos confiáveis do que as feitas no TSVE e válvula aórtica.[6] Embora a AT do orifício da válvula aórtica se altere dramaticamente durante a sístole, a AT da válvula aórtica durante a *mesossístole* pode ser usada para fornecer uma boa estimativa do VS transaórtico por Doppler.

C. Dados para o cálculo do volume sistólico do TSVE
1. IVTTSVE

   O volume da amostra por Doppler por onda pulsada é colocado no TSVE proximal à válvula aórtica (~1 cm) usando tanto a projeção transgástrica de eixo longo quanto a projeção transgástrica profunda de eixo longo para determinação da IVTTSVE (Fig. 15-7A, B).

2. AT_{TSVE}

   O diâmetro (cm) do TSVE é mais bem obtido pela projeção mediosofágica da válvula aórtica (aproximadamente 1 cm proximal à válvula) para determinação da AT usando a fórmula para a área de um círculo (Fig. 15-7C):

   $$AT_{TSVE} (cm^2) = 0,785 \times D_{TSVE}^2$$

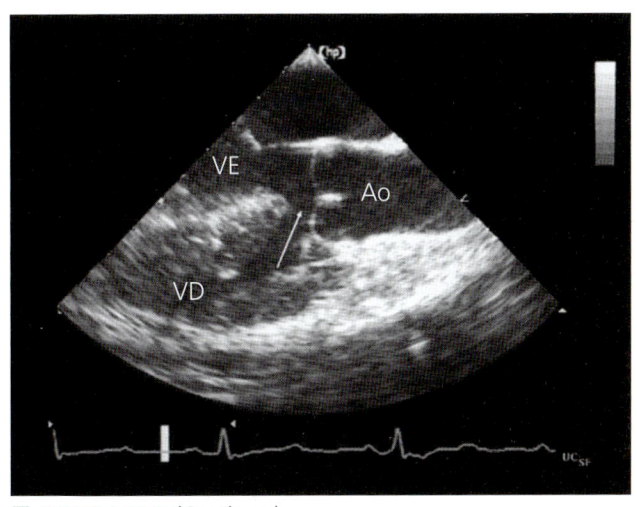

FIGURA 15.7 *(Continua.)*

152 Capítulo 15 • Avaliação Hemodinâmica

A

B

C

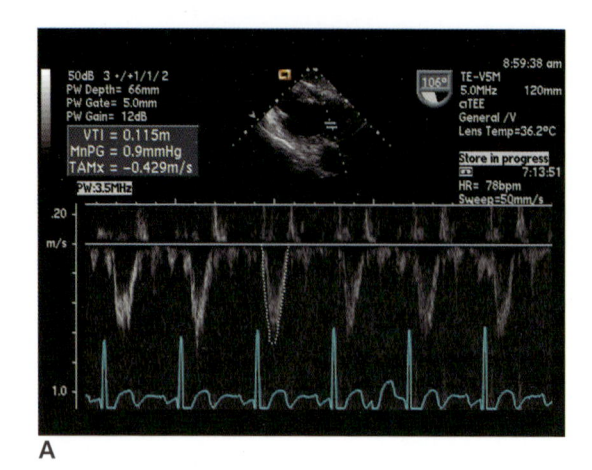

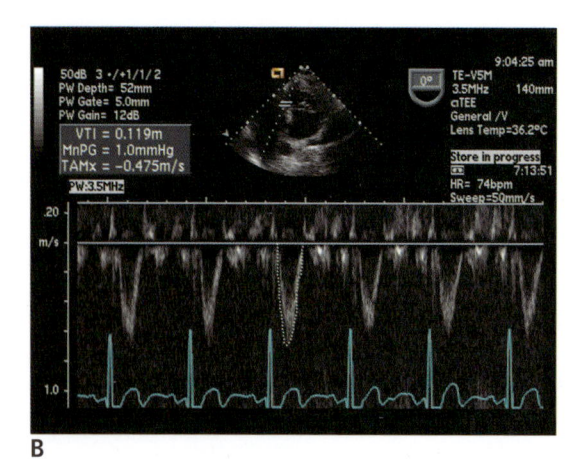

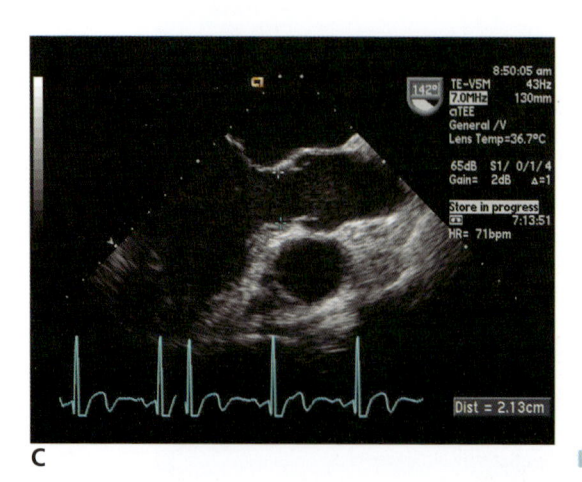

■ **FIGURA 15.7** *(Cont.)*

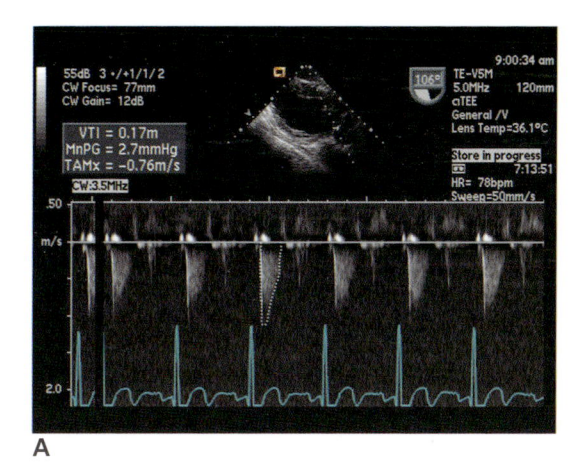

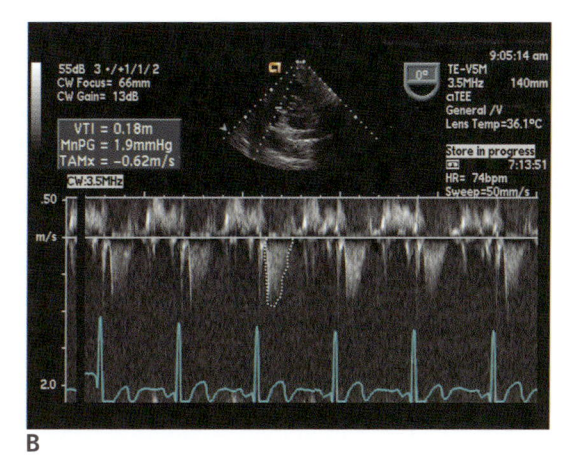

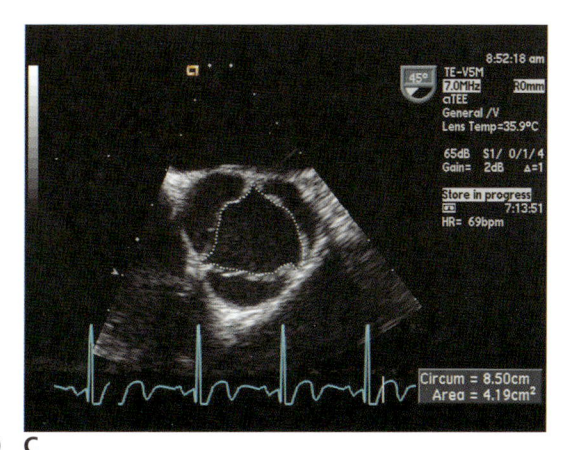

FIGURA 15.8 *(Continua.)*

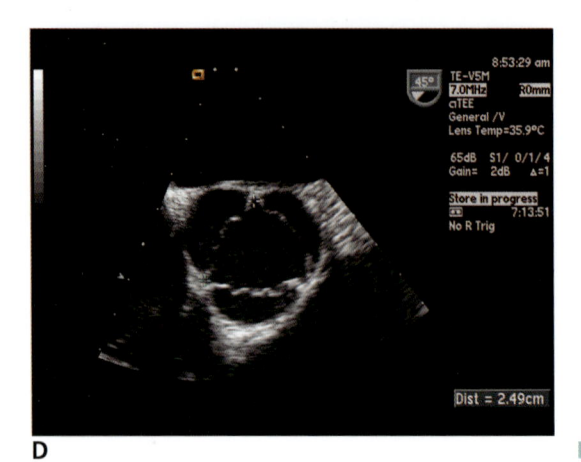

FIGURA 15.8 *(Cont.)*

D. Dados para o cálculo do volume sistólico transaórtico

1. IVT$_{VA}$

    O feixe do Doppler de *onda contínua* é colocado através da válvula aórtica tanto a partir da projeção transgástrica de eixo longo quanto da projeção transgástrica profunda de eixo longo para determinação da IVT$_{VA}$ (Fig. 15-8A, B).

2. AT$_{VA}$

    Pode ser usada planimetria para medir a área (cm²) do orifício da válvula aórtica *durante a mesossístole* de um filme da projeção medioesofágica de eixo curto da válvula aórtica (Fig. 15-8C).[7] Ou então, um filme de uma válvula aórtica "normal" da mesma projeção medioesofágica de eixo curto é usado para medir a lateral (S) em cm da abertura equilateral da válvula *durante a mesossístole* (Fig. 15-8D). Várias medições podem ser feitas e, então, comparadas para melhorar a sua precisão. A fórmula para a área de um triângulo equilátero é, então, usada para calcular a AT da válvula aórtica:

$$AT_{VA} (cm^2) = 0{,}433 \times (S)^2$$

E. Dados para o cálculo do volume sistólico da AP principal

1. IVT$_{AP}$

    O volume da amostra por Doppler de onda pulsada é colocado na AP principal usando a projeção esofágica superior de eixo curto do arco aórtico (com o transdutor rodado de 80 para 90 graus) ou a projeção medioesofágica de eixo curto da aorta para determinação da IVT$_{AP}$ (Fig. 15-9A).

2. AT$_{AP}$

    O diâmetro (cm) da AP principal é obtido pela mesma projeção *na mesma localização* para determinação da AT usando a fórmula para a área de um círculo (Fig. 15-9B, C):

$$AT_{AP} (cm^2) = 0{,}785 \times D_{AP}^2$$

Capítulo 15 • Avaliação Hemodinâmica 155

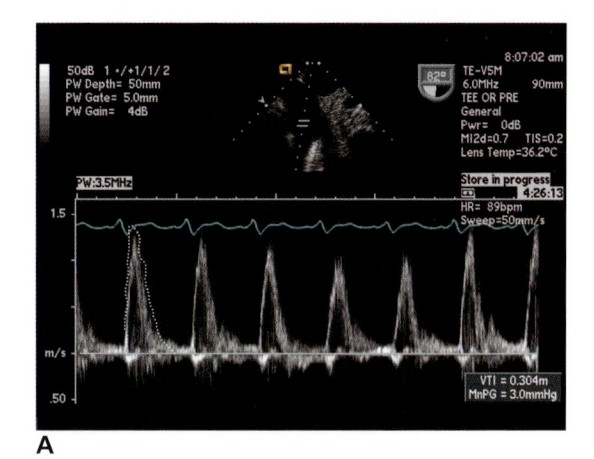

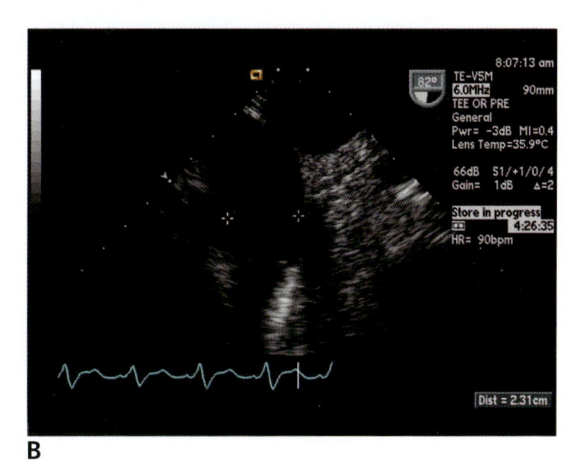

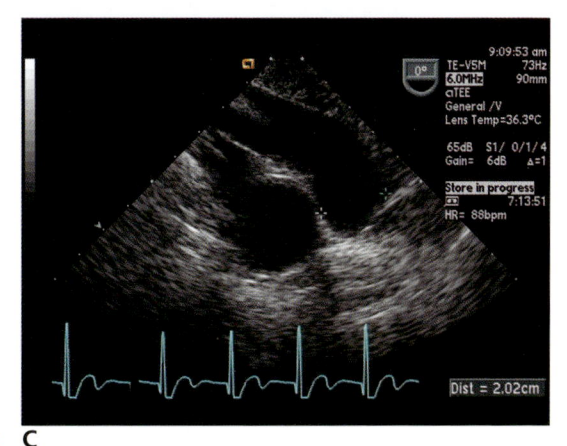

FIGURA 15.9

F. Dados para o cálculo do volume sistólico do TSVD

1. IVT$_{TSVD}$

O TSVD pode ser visualizado usando a projeção transgástrica de entrada e saída do VD com o transdutor rodado de 110 para 150 graus e a sonda voltada para a direita. O volume da amostra por Doppler de onda pulsada é colocado no TSVD proximal à válvula pulmonar para a determinação da IVT$_{TSVD}$ (Fig. 15-10A).

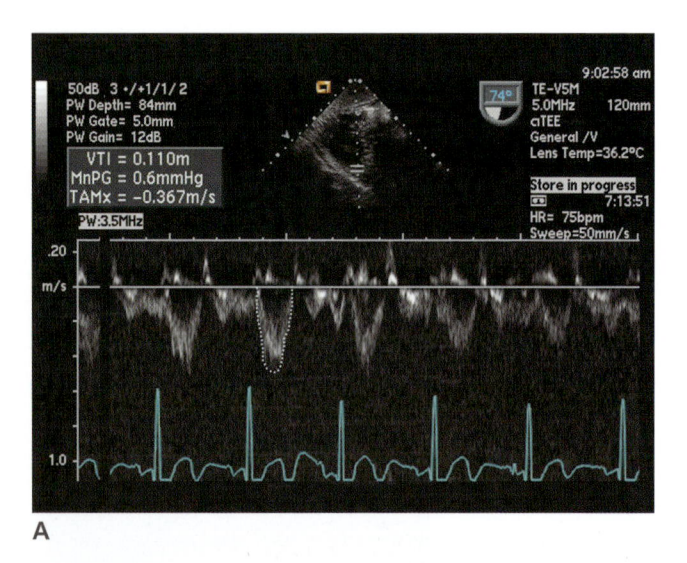

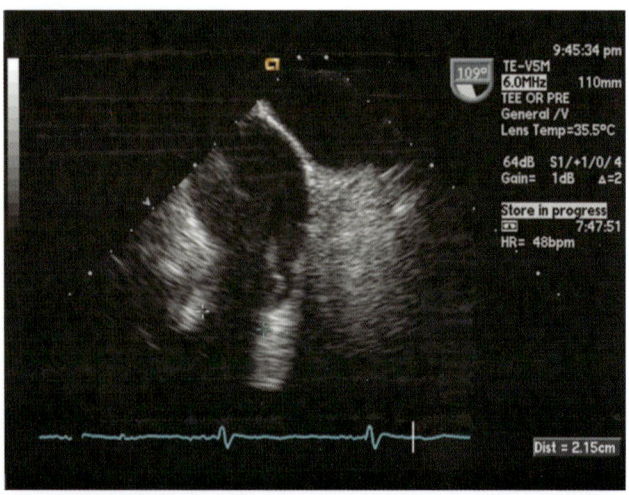

A

B

■ FIGURA 15.10

2. AT_{TSVD}

O diâmetro (cm) do TSVD é mais bem obtido a partir da mesma projeção *na mesma localização* para a determinação da AT usando a fórmula para a área de um círculo:

$$AT_{TSVD} (cm^2) = 0{,}785 \times D_{TSVD}^2$$

Ou então, o diâmetro (cm) do TSVD pode ser medido a partir da projeção esofágica superior de eixo curto do arco aórtico em alguns pacientes (Fig. 15-10B).

G. Dados para cálculo do volume sistólico transmitral

1. IVT_{VM}

O volume da amostra por Doppler de onda pulsada é colocado no *nível do ânulo da válvula mitral* usando a projeção medioesofágica de quatro câmaras (ou então pode ser usada a projeção medioesofágica de duas câmaras ou a projeção médioesofágica de eixo longo) para a determinação da IVT_{VM} (Fig. 15-11A, B).

2. AT_{VM}

Embora o orifício da válvula mitral não seja verdadeiramente elíptico durante a diástole, ele é mais elíptico do que circular. A American Society of Echocardiography concluiu que o pressuposto de um orifício circular, em geral, tem funcionado bem para todas as outras válvulas que não a tricúspide no seu documento sobre quantificação da doppler ecocardiografia.[8] No entanto, seria preferível estimar a AT da válvula mitral utilizando a fórmula para uma elipse. Os diâmetros longo e curto (cm) do ânulo da válvula mitral podem ser aproximados usando as medidas DAS projeções medioesofágicas de quatro câmaras e duas câmaras (Fig. 15-11C, D). A fórmula para uma elipse pode, então, ser usada para calcular a AT da válvula mitral:

$$AT_{VM} (cm^2) = 0{,}785 \times D_1 \times D_2$$

III. MEDIÇÃO POR DOPPLER DA RELAÇÃO ENTRE O FLUXO PULMONAR E O FLUXO SISTÊMICO

A. Cálculo da Qp/Qs

A relação entre o fluxo sanguíneo pulmonar e sistêmico, Qp/Qs, geralmente indica a magnitude de um *shunt* (isto é, defeito do septo atrial, defeito do septo ventricular ou ducto arterioso pulmonar patente) e pode ser uma informação útil na determinação da necessidade de cirurgia ou do momento da cirurgia. A Qp/Qs pode ser calculada depois que o VS sistêmico (medido no TSVE ou válvula aórtica) e o VS pulmonar (medido na AP ou TSVD) foram determinados[9]:

$$Qp/Qs = (VS_{AP} \times FC)/(VS_{TSVE} \times FC)$$

B. Limitações

1. **Medida do VS POR Doppler**

   Os erros potenciais na estimativa da Qp/Qs são os mesmos para qualquer determinação do VS por Doppler.

2. **Propagação de erros**

   Deve ser observado que também existe a possibilidade da combinação de erros no cálculo do VS por Doppler no cálculo da Qp/Qs com esta fórmula (isto é, se VS_{AP} for superestimado e VS_{TSVE} for subestimado, então Qp/Qs pode ser significativamente superestimada).

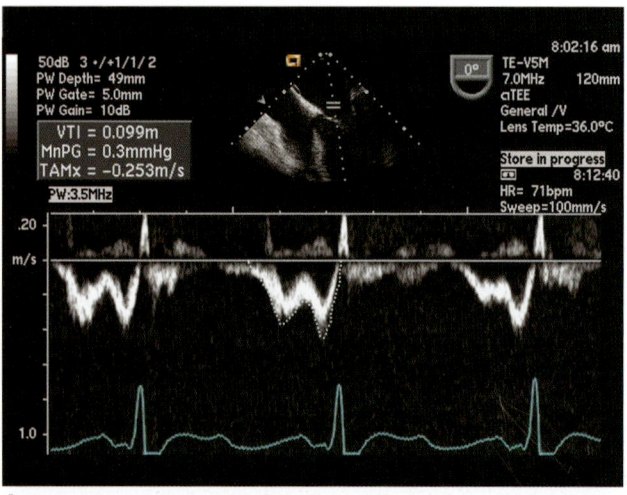

FIGURA 15.11

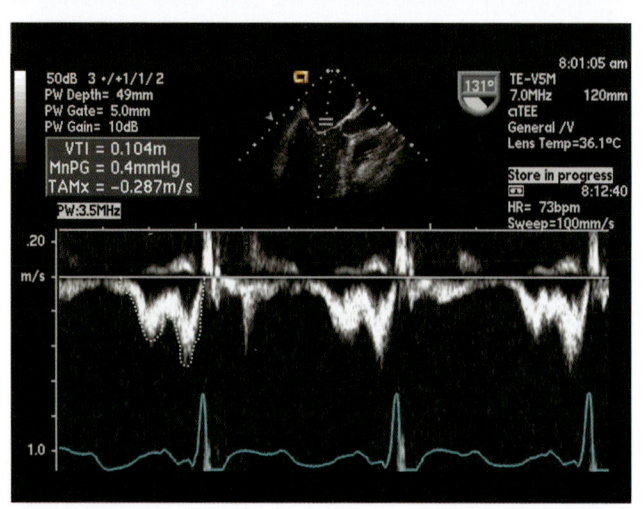

C

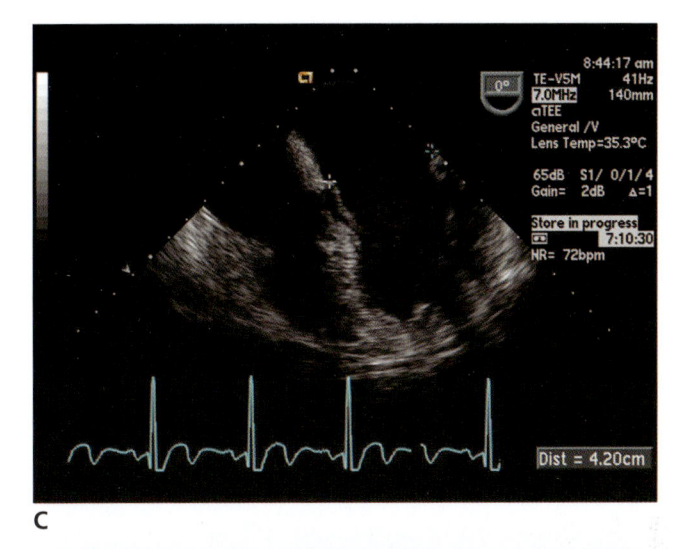

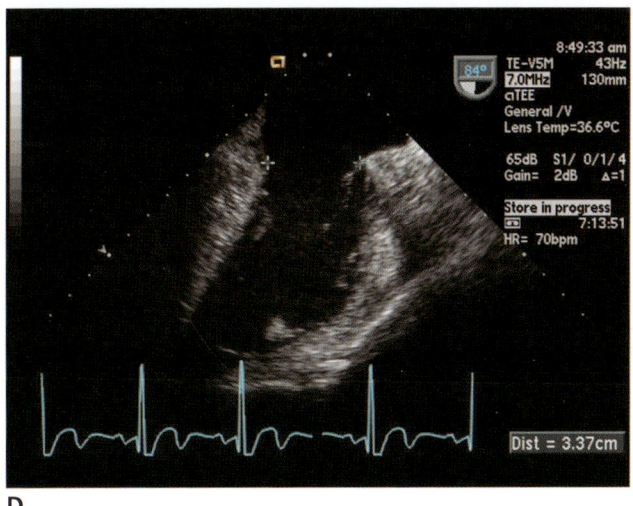

D

■ **FIGURA 15.11** *(Cont.)*

3. Regurgitação aórtica

Em presença de regurgitação aórtica significativa, este cálculo não é exato e a Qp/Qs será *subestimada*.

IV. MEDIÇÃO POR DOPPLER DO VOLUME E FRAÇÃO REGURGITANTE

A. Método volumétrico

VR é o volume de sangue que retorna através de uma válvula regurgitante durante um ciclo cardíaco. A conservação de massa diz que o VS despejado na circulação sistêmica ($VS_{SISTÊMICO}$) deve ser igual ao VS que avança por uma válvula regurgitante (VS_{TOTAL}) menos o VR (Fig.15-12):

$$VS_{SISTÊMICO} = VS_{TOTAL} - VR$$

ou

$$VR = VS_{TOTAL} - VS_{SISTÊMICO}$$

A fração regurgitante (FR) de qualquer válvula é calculada como a razão entre VR e o fluxo total que retorna pela válvula regurgitante, expressa como uma porcentagem:

$$FR (\%) = (VR/VS_{TOTAL}) \times 100\%$$

B. Avaliação da regurgitação mitral

1. Cálculo do VR_{VM}

Na regurgitação mitral, o VS_{TOTAL} é o VS do influxo mitral, e o $VS_{SISTÊMICO}$ é o VS do TSVE. Assim, o VR da válvula mitral pode ser estimado subtraindo o VS do TSVE do influxo da válvula mitral e depois o FR mitral pode ser calculada (Fig. 15-13).[10]

$$VR_{VM} = VS_{MVI} - VS_{TSVE}$$
$$FR_{VM} (\%) = (VR_{VM}/VS_{MVI}) \times 100\%$$

2. Limitações

a. Medição do VS POR Doppler

Os erros potenciais na estimativa do VR_{VM} são os mesmos para qualquer determinação do VS por Doppler.

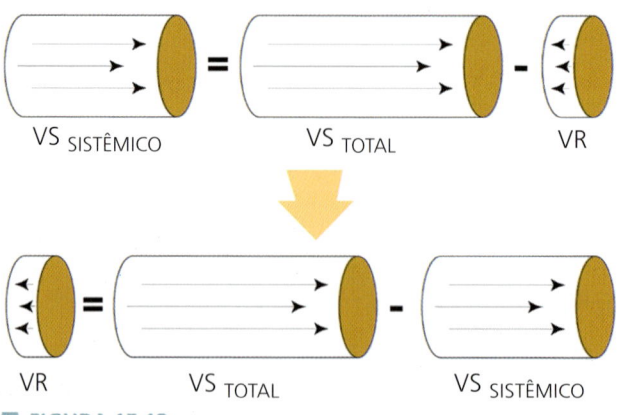

FIGURA 15.12

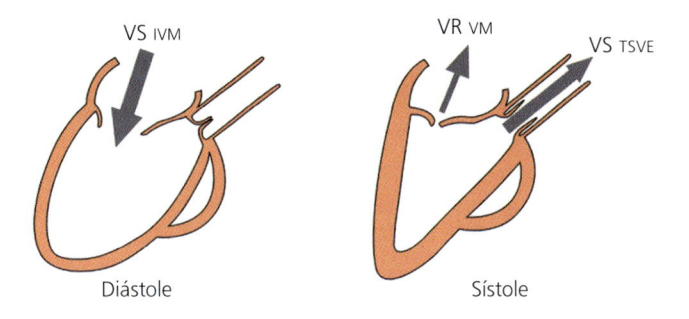

Fluxo de entrada = Fluxo de saída

VSIVM = VRVM + VSTSVE

VRVM = VSIVM − VSTSVE

■ **FIGURA 15.13**

b. Propagação de erros

Deve ser observado que também existe a possibilidade da combinação de erros calculados do VS por Doppler no cálculo do VR_{VM} com esta fórmula.

c. Regurgitação aórtica

Em presença de *regurgitação aórtica significativa*, este cálculo não é preciso, e o VR mitral será *subestimado*.

C. Avaliação da regurgitação aórtica

1. Cálculo do VRVA

Na regurgitação aórtica, o VS_{TOTAL} é o VS direto do TSVE, e o $VS_{SISTÊMICO}$ é o VS do influxo da válvula mitral. Assim, o VR da válvula aórtica pode ser estimado subtraindo o VS do influxo da válvula mitral do VS direto do TSVE e, depois, a FR aórtica pode ser calculada (Fig. 15-14).[10]

$$VR_{VA} = VS_{TSVE} - VS_{IVM}$$
$$FR_{VA} (\%) = (VR_{VA}/VS_{TSVE}) \times 100\%$$

2. Limitações

a. Medição do VS POR Doppler

Os erros potenciais na estimativa do VR_{VA} são os mesmos para qualquer determinação do VS por Doppler.

b. Propagação de erros

Deve ser observado que também existe a possibilidade da combinação de erros calculados do VS por Doppler no cálculo de VR_{VA} com esta fórmula.

c. Regurgitação mitral

Na presença de *regurgitação mitral significativa*, este cálculo não é preciso, e o VR aórtico será *subestimado*.

D. Método de convergência proximal

1. Conceito de PISA

Quando o fluxo sanguíneo segue em direção a um orifício regurgitante (ou seja, regurgitação mitral) ou, em alguns casos, em um orifício estenótico (isto é, estenose mitral), a velocidade do fluxo sanguíneo aumenta com a formação de múltiplas conchas de "isovelocidade" concêntrica (Fig. 15-15A, B).[10,11] Estas conchas de "isovelocidade" podem ser "vistas" com imagens do fluxo em cores (Fig. 15-16A, B) e foram denominadas áreas da superfície de isovelocidade proximal (PISAs). O tamanho de uma PISA mais próxima a um orifício regurgitante pode ser alterado ajustando o limite Nyquist do mapa de fluxo em cores. Quando se reduz a velocidade negativa do *aliasing* (no caso de regurgitação mitral), ocorrerá a transição de vermelho para azul mais distante do orifício regurgitante, resultando em uma concha hemisférica com um raio maior (r). A velocidade instantânea do sangue na PISA é a mesma que a velocidade do *aliasing* no mapa de fluxo em cores.

2. Taxa de fluxo da PISA

A taxa de fluxo instantânea através de uma PISA que é uma *concha hemisférica* é igual ao produto da área da PISA e a velocidade instantânea do sangue na PISA:

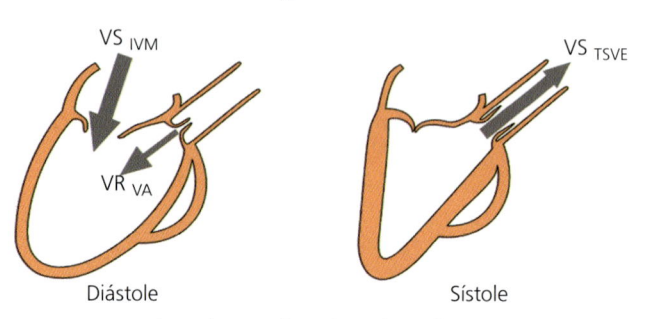

Fluxo de entrada = Fluxo de saída

$$VS_{IVM} + VR_{VA} = VS_{TSVE}$$

$$VR_{VA} = VS_{TSVE} - VS_{IVM}$$

■ FIGURA 15.14

Taxa de fluxo da PISA = área da PISA × velocidade do sangue na PISA

Taxa de fluxo da PISA = 2 Π × r² × velocidade do *aliasing*

Taxa de fluxo da PISA = 6,28 × r² × velocidade do *aliasing*

3. Taxa de fluxo regurgitante

A conservação de massa diz que a taxa de fluxo regurgitante na superfície de cada uma dessas conchas de isovelocidade deve ser igual à taxa de fluxo através do orifício regurgitante. Em outras palavras, a taxa de fluxo da PISA deve ser igual ao produto da

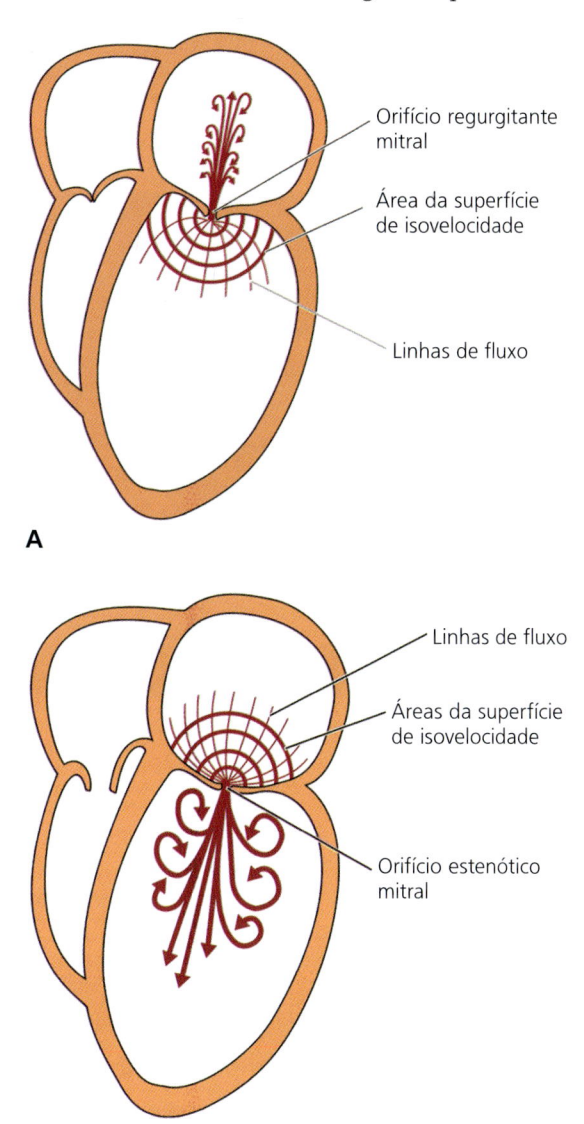

FIGURA 15.15 B

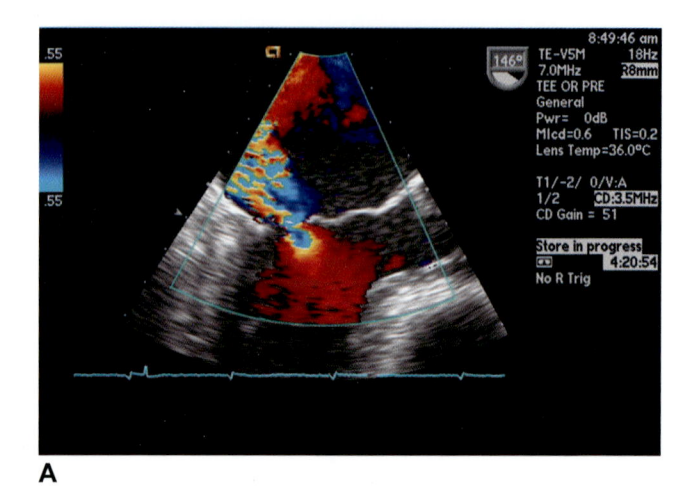

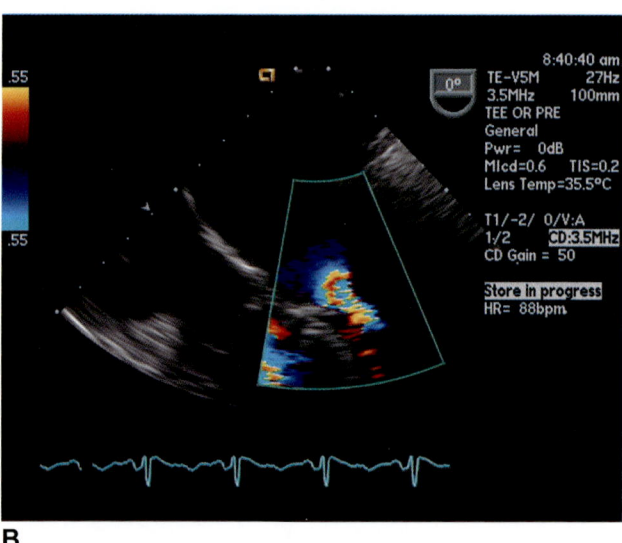

FIGURA 15.16

área do orifício regurgitante efetivo (AORE) e a velocidade regurgitante instantânea (Fig. 15-17):

Taxa de fluxo da PISA = Taxa de fluxo regurgitante
Taxa de fluxo da PISA = AORE × velocidade regurgitante

4. Área do orifício regurgitante EFETIVO

A AORE pode, portanto, ser calculada na *mesossístole* como a taxa de fluxo da PISA na *mesossístole* dividida pela velocidade regurgi-

Método da Convergência de Fluxo Proximal

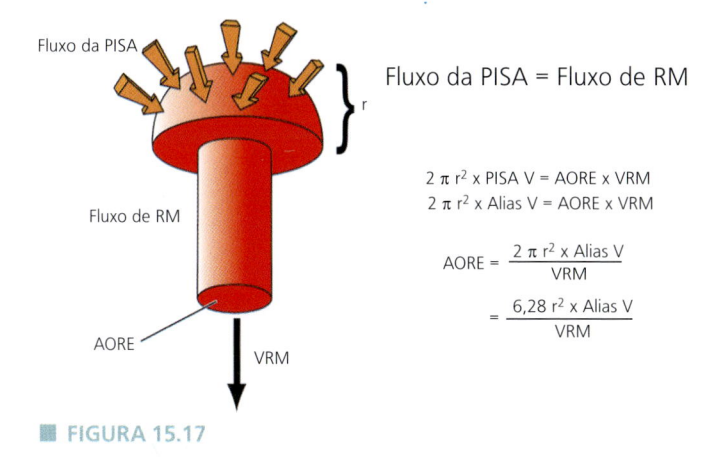

Fluxo da PISA = Fluxo de RM

$2 \pi r^2 \times \text{PISA V} = \text{AORE} \times \text{VRM}$
$2 \pi r^2 \times \text{Alias V} = \text{AORE} \times \text{VRM}$

$$\text{AORE} = \frac{2 \pi r^2 \times \text{Alias V}}{\text{VRM}}$$

$$= \frac{6{,}28\, r^2 \times \text{Alias V}}{\text{VRM}}$$

■ **FIGURA 15.17**

tante na *mesossístole* (que é a velocidade de pico do jato regurgitante):

AORE = taxa de fluxo da PISA/velocidade regurgitante
AORE = $(6{,}28 \times r^2 \times$ velocidade do aliasing$)/V_{JR}$

onde r está em cm, e a velocidade do *aliasing* e a velocidade de pico do jato regurgitante, VJR de pico, estão em centímetros por segundo. Assim como o VS direto é igual ao produto da AT e a IVT de fluxo direto, VR é igual ao produto da AORE e a IVT do jato regurgitante (IVT$_{JR}$):

$$\text{VR} = \text{AORE} \times \text{IVT}_{JR}$$

5. Volume regurgitante

A fórmula para VR utilizando o método de convergência de fluxo é assim dada pela substituição da fórmula para AORE usando o método da PISA na fórmula acima para VR:

VR = $(6{,}28 \times r^2 \times$ velocidade do *aliasing* $\times$ IVT$_{JR})/V_{JR}$

onde r e IVTJR estão em cm, e a velocidade do *aliasing* e velocidade de pico do jato regurgitante, VJR de pico, estão em centímetros por segundo.

6. Dados necessários para o cálculo do volume regurgitante mitral (Fig. 15-18A-C)

a. Raio da PISA e velocidade do aliasing

Após a imagem do fluxo em cores da PISA resultante da regurgitação mitral, o raio da PISA deve ser medido, e a velocidade do *aliasing* anotada (após alterar a linha de base do transdutor de ETE).

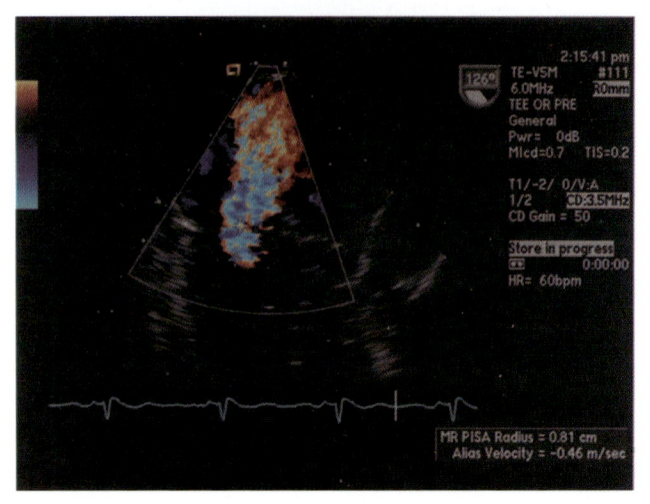

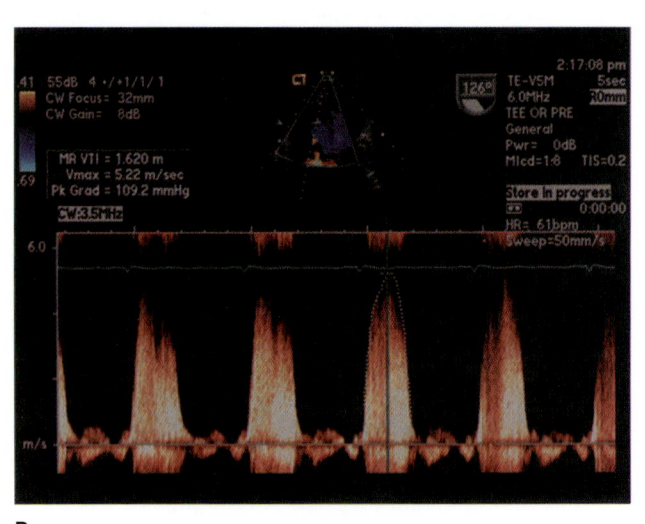

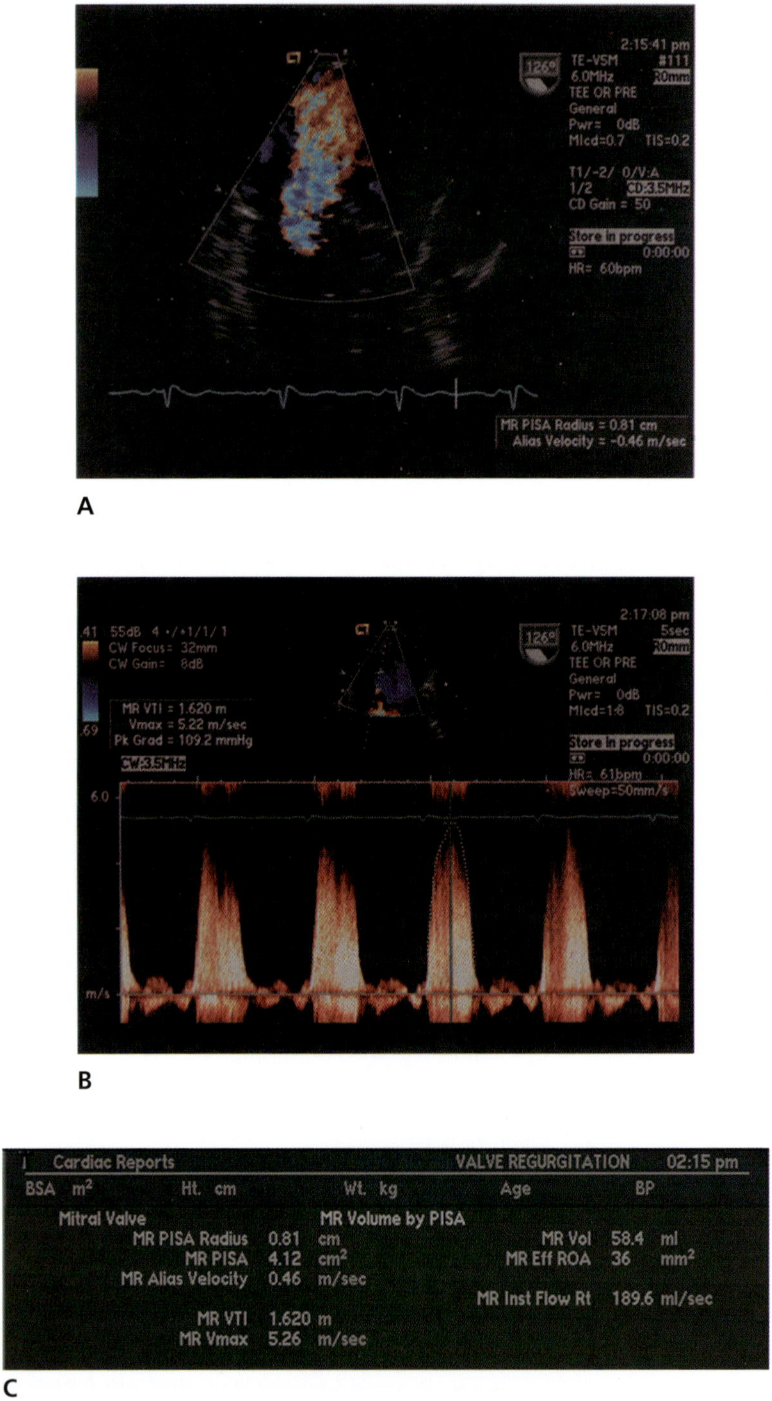

166 Capítulo 15 • Avaliação Hemodinâmica

A

B

C

■ FIGURA 15.18

b. VJR de pico e IVTJR
Deve ser realizado um exame por Doppler de ondas contínuas do jato regurgitante mitral para medir a velocidade de pico e a IVT do jato regurgitante mitral.

7. Vantagens
   ### a. Validado
   O método da PISA foi validado para avaliação da regurgitação mitral em muitos estudos experimentais e clínicos.[12]
   ### b. Janela de imagem ÚNICA
   Com o método de convergência de fluxo proximal, todas as medidas necessárias são feitas a partir de uma única janela de imagem.
   ### c. Propagação de erros
   A taxa de fluxo é medida diretamente, não requerendo subtração de uma grande quantidade da outra como ocorre com o método volumétrico.

8. Limitações
   ### a. Área finita do orifício regurgitante
   Como o orifício regurgitante não é infinitamente pequeno, a forma hemisférica das PISAs não é mantida em todo o caminho até o orifício e com o uso da fórmula padrão pode ocorrer subestimação do fluxo.[13] Foi determinado um fator de correção, mas felizmente ele não é tipicamente necessário para a regurgitação mitral ou aórtica.
   ### b. Restrição do fluxo proximal
   O fluxo pode ser restringido por estruturas proximais ao orifício regurgitante de forma que as PISAs não sejam hemisférios completos, levando à superestimação do fluxo se for usada a fórmula padrão. A maior parte dessa superestimação pode ser eliminada simplesmente excluindo-se dos cálculos uma quantidade de fluxo proporcional à redução da PISA de um hemisfério completo (veja a seção sobre o uso da equação de continuidade na estenose mitral e Fig. 15-19).[14]
   ### c. Medição do raio da PISA
   Embora geralmente seja fácil identificar onde o Doppler em cores muda de azul para vermelho, frequentemente é difícil localizar o centro exato do orifício regurgitante (o centro do raio da PISA).[15] Como o raio é o quadrado na fórmula da convergência de fluxo proximal, um erro de 10% na medida do raio pode conduzir a um erro de 20% na taxa de fluxo calculada e na área do orifício regurgitante.
   ### d. Alterações no fluxo regurgitante durante o período
   O grau de regurgitação não é constante durante a sístole em muitos pacientes, e a determinação da severidade da regurgita-

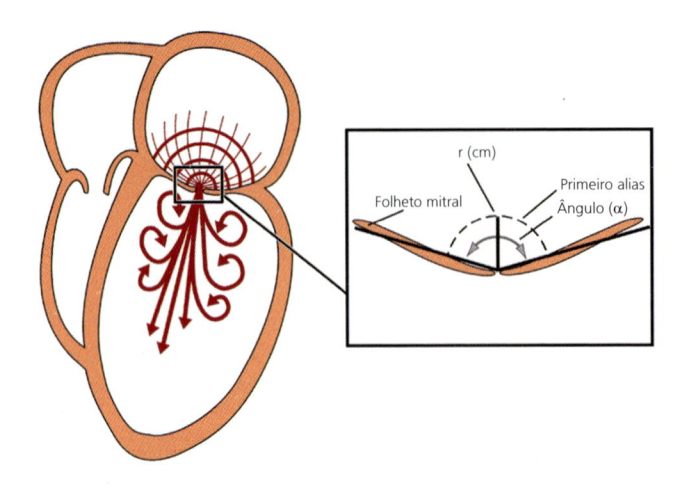

$$\text{PISA} = \frac{\alpha}{180} \times \text{área hemisférica}$$

FIGURA 15.19

ção com base na área máxima do orifício regurgitante pode superestimar o real impacto hemodinâmico da lesão regurgitante.[16]

E. Método simplificado de convergência proximal

1. Cálculo da AORE mitral

Foi desenvolvido um método de convergência proximal simplificado para a estimativa da área do orifício regurgitante mitral com apenas uma medida.[17] O método simplificado está fundamentado no pressuposto de que a diferença de pressão entre o ventrículo esquerdo e o átrio esquerdo é de 100 mmHg durante a sístole, o que resultaria em um jato regurgitante mitral de 5 m/s. Com este pressuposto, se a velocidade do *aliasing* for estabelecida em *aproximadamente* 40 cm/s, e o raio da primeira PISA (r) for medido, então a AORE mitral pode ser estimada segundo a fórmula a seguir:

$$\text{AORE} = r^2/2$$

2. Vantagens

a. Simples
É necessária apenas uma medida.

b. *Relativamente simplificado em um grande número de pacientes*
Os resultados usando o método simplificado são quase os mesmos que aqueles determinados com o uso do método de convergência de fluxo proximal padrão. Obviamente, o erro criado pe-

lo uso do método simplificado aumentará, uma vez que a diferença de pressão entre o ventrículo esquerdo e o átrio esquerdo diferir de 100 mmHg. Contudo, este erro não deve exceder 20-25%, já que a diferença de pressão entre o ventrículo esquerdo e o átrio esquerdo varia entre 64 e 144 mmHg.

c. Erros de propagação
A subtração de uma grande quantidade de outra não é necessária como NO método volumétrico.

3. Desvantagens
As mesmas que com o método de convergência proximal padrão.

V. MEDIDA POR DOPPLER DOS GRADIENTES DE PRESSÃO
A. Estenose efetiva
A ecocardiografia com Doppler pode medir as velocidades do fluxo sanguíneo usando o princípio da inversão do Doppler para avaliar condições como estenose valvular, obstrução do TSVE, defeitos do septo e coarctação da aorta. Cada uma dessas condições produz efetivamente uma "estenose" através da qual a velocidade do fluxo sanguíneo é aumentada. O aumento na velocidade do fluxo sanguíneo está relacionado com o grau de "estenose".

1. Equação de Bernoulli
A equação de Bernoulli descreve a relação entre o aumento da velocidade de um fluido (isto é, o sangue) através de um orifício reduzido (isto é, uma válvula estenótica) e o gradiente de pressão através desse orifício reduzido (Fig. 15-20):

$$\Delta P = P_1 - P_2 = 1/2\rho(v_2^2 - v_1^2) + \rho(dv/dt)ds + R(v)$$

onde o primeiro termo descreve aceleração convectiva (ρ = a densidade do fluido, v_1 é o pico de velocidade do fluido proximal ao orifício reduzido e v_2 é o pico de velocidade do fluido através do orifício reduzido), o segundo termo descreve a aceleração do fluxo e o terceiro termo descreve a fricção viscosa.

2. Equação de Bernoulli modificada
Como os gradientes de pressão são mais frequentemente determinados no pico do fluxo, os efeitos da aceleração do fluxo podem ser ignorados. Além do mais, os efeitos da fricção viscosa são apenas significativos nos orifícios com uma área menor do que 0,25 cm².[26] Assim, presumindo que a densidade do sangue seja $1,06 \times 10^3$ kg/m³, a equação de Bernoulli pode ser modificada ignorando os efeitos da aceleração do fluxo e a fricção viscosa:

$$\Delta P = 1/2\rho\,(v_2^2 - v_1^2)$$

3. Equação de Bernoulli simplificada
Além do mais, uma vez que a velocidade do fluxo sanguíneo distal (v_2) é substancialmente maior do que a velocidade do fluxo

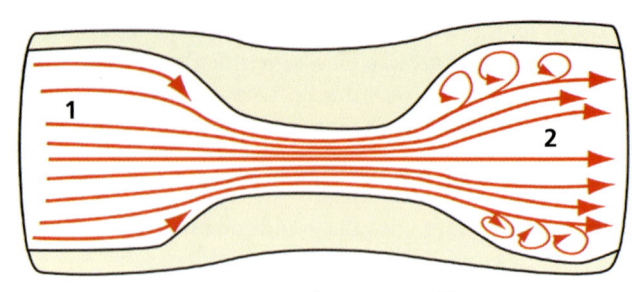

Equação de Bernoulli

$$P_1 - P_2 = \frac{1}{2}\rho(V_2^2 - V_1^2) + \rho\int_1^2 \frac{d\vec{v}}{dt}d\vec{s} + R(\vec{V})$$

- Aceleração convectiva
- Aceleração do fluxo
- Fricção viscosa

P_1 = pressão na localização 1 V_1 = velocidade na localização 1

P_2 = pressão na localização 2 V_2 = velocidade na localização 2

ρ = densidade da massa de sangue ($1,06 \times 10^3 kg/m^3$)

■ **FIGURA 15.20**

sanguíneo proximal (v_1) para *lesões mais clinicamente significativas*, $v_2^2 - v_1^2$ pode ser aproximado por v_2^2 isoladamente. Assim, a equação de Bernoulli pode ser simplificada ainda mais.

$$\text{Equação de Bernoulli Simplificada} = \Delta P = 4v_2^2$$

onde ΔP é o gradiente de pressão através da obstrução em mmHg e v_2 é a velocidade de pico do fluxo sanguíneo através da obstrução em m/s. No contexto da estenose aórtica e obstrução significativa do TSVE (dinâmica ou fixa), a equação de Bernoulli simplificada superestimaria o gradiente de pressão da válvula aórtica, o qual na verdade seria dado por $v_2^2 - v_1^2$.

B. Gradientes de pressão MÁXIMO *versus* MÉDIO

1. Gradiente de pressão MÁXIMO

   Como a ecocardiografia com Doppler mede as velocidades instantâneas do fluxo sanguíneo, os gradientes de pressão derivados das velocidades ao Doppler utilizando a equação de Bernoulli simplificada são os gradientes de pressão instantânea. O *gradiente de pressão instantânea máxima*, portanto, sempre será dado pela *velocidade máxima ao Doppler*.

2. Gradiente de pressão MÉDIO

   O gradiente de pressão médio é calculado como a média do gradiente de pressão derivada do Doppler durante o período inteiro do fluxo (Fig. 15-21).

Estenose aórtica

■ FIGURA 15.21

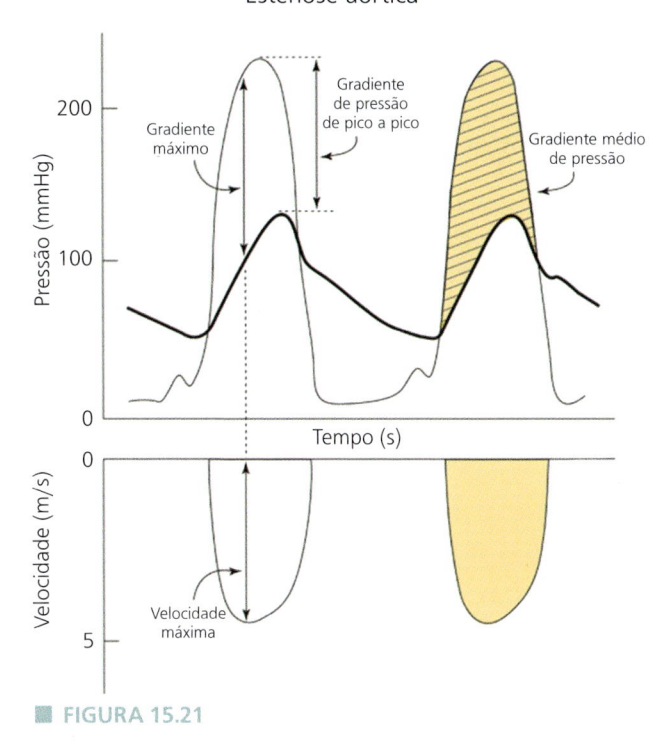

C. Doppler de onda pulsada *versus* onda contínua

1. Jatos de baixa velocidade

    Presumindo que o volume ou o feixe da amostra por Doppler está posicionado corretamente, os gradientes de pressão máximo e médio podem ser determinados a partir dos jatos de baixa velocidade por onda pulsada ou sinais de velocidade ao Doppler de onda contínua.

2. Jatos de alta velocidade

    a. Aliasing

    Se a velocidade do fluxo sanguíneo for ≥ 1,4 m/s, pode ocorrer *aliasing* por Doppler de onda pulsada e, assim sendo, é preferível o Doppler de onda contínua.

    b. Ambiguidade da variação

    É prática comum usar Doppler de onda contínua quando se determinam os gradientes de pressão valvular máximo e médio, tendo em mente que o sinal errado do fluxo pode erroneamente ser interrogado como um resultado de ambiguidade da variação (isto é, no caso de coexistência de obstrução do TSVE e estenose aórtica).

D. Precisão da medida do gradiente da pressão

1. Erro no alinhamento do feixe

   O feixe do Doppler deve ser posicionado de modo que possa interrogar o jato de velocidade mais alta, ou o gradiente da pressão pode ser significativamente subestimado. A subestimação da velocidade é de maior interesse quando se medem os jatos de *alta velocidade* em decorrência de estenose valvular ou regurgitação ou outras anormalidades intracardíacas. Pequenos ajustes na posição do transdutor da sonda de ETE, assim como no feixe do Doppler são necessários para obter o sinal da velocidade mais alta. É aconselhável *interrogar a partir de múltiplas janelas quando possível.*

2. Variabilidade de batimento a batimento

   A precisão é aumentada pela avaliação de múltiplos perfis de fluxo ao Doppler, tipicamente de 3 a 5 para um ritmo regular e 10 para um ritmo irregular.

E. Gradientes de pressão por cateterização cardíaca *versus* derivados do Doppler

1. Precisão

   Muitos estudos apresentaram uma correlação excelente dos gradientes de pressão derivados do Doppler usando ecocardiografia transtorácica e gradientes de pressão derivados de cateterização através de estenose da válvula aórtica, estenose da válvula mitral, várias próteses valvares, obstrução na TSVE e obstrução do TSVD.[2-4,18,19]

2. Estenose da válvula mitral

   O gradiente de pressão transmitral pode ser superestimado pela cateterização pulmonar se a pressão da oclusão capilar pulmonar for usada em vez da medida direta da pressão atrial esquerda (PAE).[20] A ecocardiografia com Doppler é, assim, considerada o método ideal para a determinação do gradiente da pressão transmitral.

3. Estenose da válvula aórtica

   a. *Gradiente de pressão de pico a pico*

   Alguns laboratórios de hemodinâmica fornecem o *gradiente de pico a pico* na estenose aórtica. Como esta é a diferença de pressão entre o pico da pressão ventricular esquerda e o pico da pressão aórtica, *que ocorrem em momentos diferentes*, esta é uma medida *não fisiológica* (Fig. 15-21). No entanto, o *gradiente máximo instantâneo* derivado do Doppler proporciona uma estimativa precisa do verdadeiro gradiente de pressão máxima *fisiológico* na estenose aórtica.

   b. *Gradiente de pressão média*

   Os gradientes médios determinados pelo Doppler foram bem correlacionados com aqueles medidos simultaneamente pela cateterização cardíaca.

VI. DETERMINAÇÃO POR DOPPLER DA ÁREA VALVULAR

A. Equação de continuidade

1. Conservação de massa (Fig. 15-22)

    A equação de continuidade é outra expressão do princípio de conservação de massa. A equação de continuidade afirma que o fluxo ou volume sistólico (VS_2) que atravessa um orifício estenótico (ou regurgitante) é igual ao fluxo ou volume sistólico (VS_1) que atravessa um orifício proximal (ou ascendente). Assim sendo, usando a fórmula do Doppler para o SV, a área desconhecida de uma válvula estenótica pode ser calculada conforme apresentado a seguir:

    $$VS_1 = VS_2$$
    $$AT_1 \times IVT_1 = AT_2 \times IVT_2$$
    $$AT_2 = AT_1 \times (IVT_1/IVT_2)$$

2. Cálculo da AVA na estenose aórtica (Fig. 15-23)

    a. Usando integrais de velocidade-tempo
    Na estenose aórtica, o VS que atravessa a válvula aórtica deve ser igual ao VS que atravessa o TSVE. Assim, a área da válvula aórtica (AVA) pode ser calculada usando a equação de continuida-

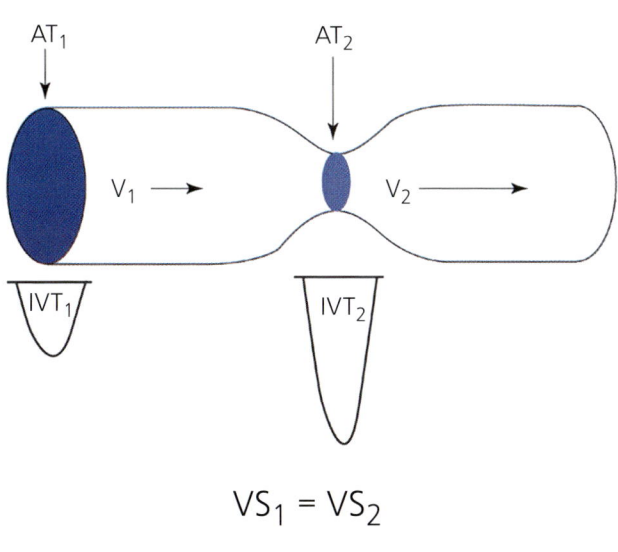

$$VS_1 = VS_2$$
$$AT_1 \times IVT_1 = AT_2 \times IVT_2$$

■ FIGURA 15.22

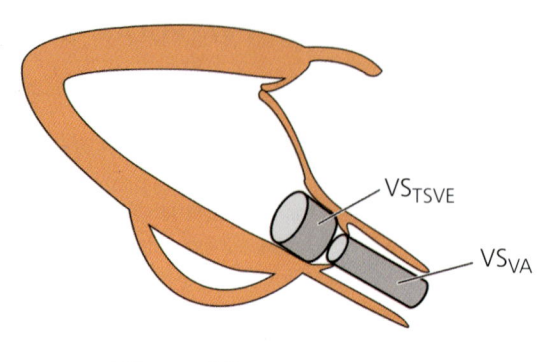

$VS_{TSVE} = VS_{VA}$

$AT_{TSVE} \times IVT_{TSVE} = AVA \times IVT_{VA}$

$AVA = AT_{TSVE} \times (IVT_{TSVE}/IVT_{VA})$

■ **FIGURA 15.23**

de conforme é mostrado a seguir, por ecocardiografia transtorácica ou ETE multiplanar.[21,22]

$$AVA = AT_{TSVE} \times (IVT_{TSVE}/IVT_{VA})$$
$$AVA\ (cm^2) = 0{,}785 \times D_{TSVE}^2 \, (IVT_{TSVE}/IVT_{VA})$$

onde o D_{TSVE} é medido em cm, a IVT_{TSVE} é medida em cm usando Doppler de onda pulsada e a IVT_{VA} é medida em cm usando Doppler de onda contínua.

b. Usando velocidades de pico

Como as formas dos perfis do Doppler da IVT_{LVOT} e IVT_{VA} são similares na estenose aórtica, a razão entre as velocidades máximas (V_{TSVE}/V_{VA}) pode ser substituída pela razão entre as IVTs (IVT_{TSVE}/IVT_{VA}) sem a introdução de erro significativo no cálculo da AVA:

$$AVA\ (cm^2) = 0{,}785 \times D_{TSVE}^2 \times (V_{TSVE}/V_{VA})$$

c. Limitações

1) Medição da IVT ou velocidade de pico

A subestimação das IVTs (ou velocidades de pico) no TSVE e/ou válvula aórtica em decorrência do alinhamento inadequado do feixe pode resultar em um erro significativo na AVA calculada.

2) Medição de DTSVE

Um pequeno erro na medida do diâmetro do TSVE resultará em um grande erro na AVA calculada decorrente da relação quadrática entre o raio e a área de um círculo (isto é, $AT = \Pi \times r^2$).

3. **Equação de continuidade na regurgitação mitral (isto é, o método de convergência de fluxo)**

   a. **Conservação de massa**

   Na regurgitação mitral, o fluxo que atravessa o orifício mitral regurgitante (AT_2) deve ser igual ao fluxo na PISA (AT_1). Entretanto, aqui a continuidade de equação é usada na forma que estabelece que dois fluxos instantâneos, mais do que dois VSs, devem ser iguais:

   $$Fluxo_1 = Fluxo_2$$
   $$AT_1 \times V_1 = AT_2 \times V_2$$
   $$AT_2 = AT_1 \times (V_1/V_2)$$

   b. **Cálculo da AORE**

   Assim, a AORE para a regurgitação mitral pode ser calculada usando a equação de continuidade (conforme visto anteriormente na seção sobre o método de convergência de fluxo para o cálculo do VR).[11]

   AORE = área da PISA × (velocidade de *aliasing*/velocidade regurgitante)
   AORE (cm^2) = 6,28 × r^2 × (velocidade de *aliasing*/VJR)

   onde r é o raio da PISA em cm e a velocidade de *aliasing* e a velocidade de pico do jato regurgitante mitral, VJR, em centímetros por segundo. Esta mesma técnica foi usada para quantificar o *shunt* atrial da esquerda-direita após comissurotomia mitral por balão utilizando ETE.[23]

4. **Equação de continuidade na estenose mitral (isto é, o método de convergência de fluxo)**

   a. **Conservação de massa**

   Na estenose mitral, assim como na regurgitação mitral, o fluxo na PISA (AT_1) deve ser igual ao fluxo que atravessa o orifício da válvula mitral estenótica (AT_2). Assim, a AVM pode ser calculada usando a equação de continuidade, conforme visto anteriormente com uma ressalva.

   b. **Correção do ângulo**

   Como a PISA proximal a uma válvula mitral estenótica, mais frequentemente, não é um hemisfério completo, geralmente é necessário um fator de correção do ângulo (Fig. 15-19). Assim, a AVM é dada pela seguinte equação, onde r é o raio da PISA, VEM é a velocidade de pico do jato da estenose mitral, e α é o ângulo entre os folhetos mitrais[24]:

AVM = área da PISA × (velocidade de *aliasing*/V_{EM}) × (α graus/180 graus)
AVM (cm^2) = 6,28 × r^2 × (velocidade de *aliasing*/VEM) × (α graus/180 graus)

Estenose mitral

FIGURA 15.24

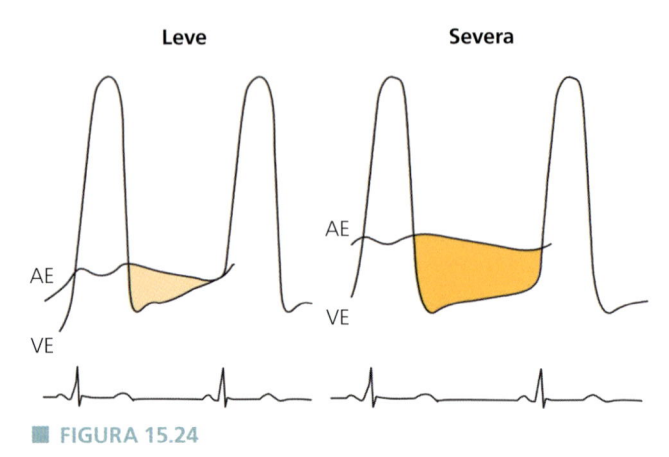

onde r está em cm e a velocidade de *aliasing* e a velocidade do jato da estenose mitral, V_{EM}, estão em centímetros por segundo.

B. Tempo de meia pressão

1. Princípio do TMP

A taxa de declínio do gradiente de pressão através de uma válvula doente está relacionada com a severidade da anormalidade valvular.[25] Com estenose valvular, um ritmo mais lento de declínio indica estenose mais severa (Fig. 15-24), enquanto que, com a regurgitação valvular, um ritmo mais rápido de declínio indica regurgitação mais severa (Fig. 15-25). Esta taxa de declínio do gradiente de pressão através de uma válvula pode ser descrito pelo TMP.

Regurgitação aórtica

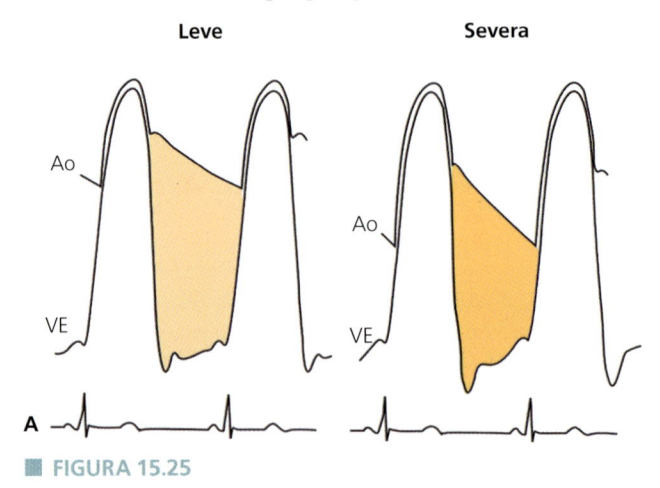

FIGURA 15.25

2. **Definição de TMP**

TMP é definido como o tempo necessário para o gradiente de pressão de pico declinar em 50% (Fig. 15-26).[26] Em decorrência da relação fixa entre velocidade e gradiente de pressão, o TMP também será igual ao tempo necessário para a velocidade de pico por Doppler declinar até essa velocidade dividida pela $\sqrt{2}$.[27,28]

3. **Relação com o tempo de desaceleração**

Além do mais, o TMP também é proporcional ao tempo de desaceleração (TD), o qual é definido como o tempo necessário para a curva de desaceleração atingir a linha de base da velocidade zero (Fig. 15-27):

$$\text{TMP (ms)} = 0{,}29 \times \text{TD (ms)}$$

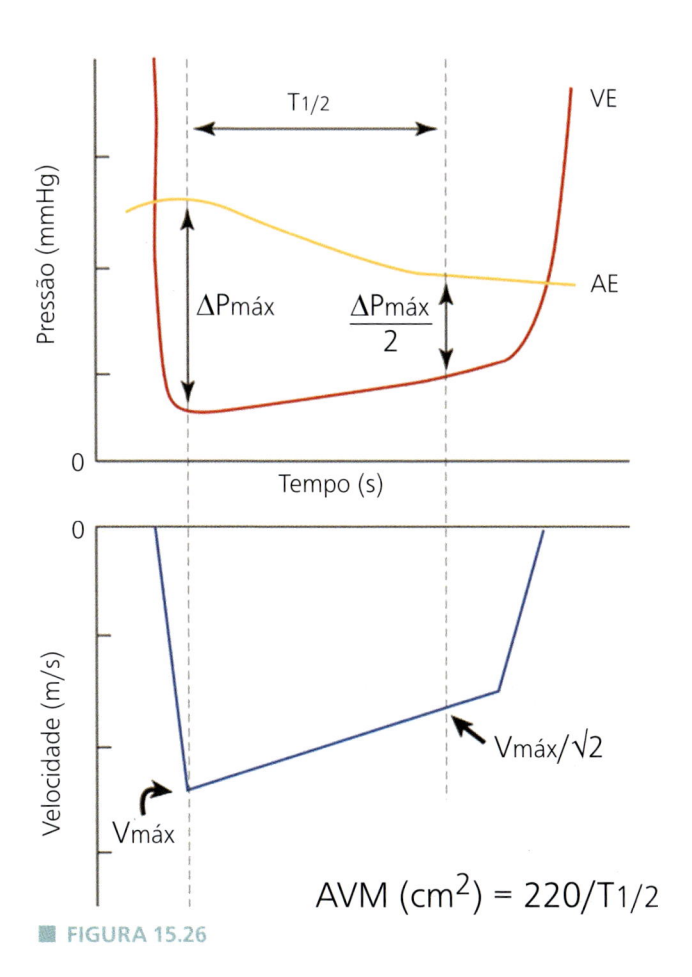

FIGURA 15.26

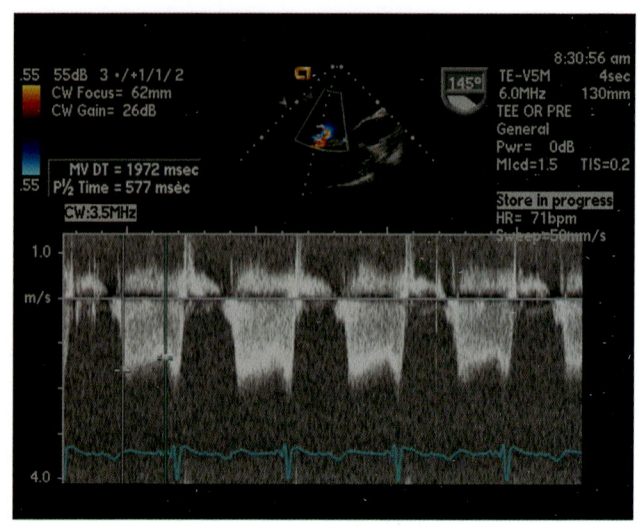

FIGURA 15.27

4. **Cálculo da AVM**
   a. ***Válvulas mitrais estenóticas***
   O TMP pode ser usado para estimar a AVM das *válvulas mitrais estenóticas nativas* usando uma constante empiricamente determinada de 220:

   $$\text{AVM (cm}^2\text{)} = 220/\text{TMP (ms)}$$

   b. ***Válvula mitral normal***
   O TMP não pode ser usado para estimar a área de uma válvula mitral normal por ser mais dependente da adequação do VE do que a área da válvula.

   c. ***Limitações*[29]**
      1) *Superestimação da AVM*
      O TMP será reduzido por um aumento no DC, um aumento em PDFVE, regurgitação aórtica mais do que leve, taquicardia ou enchimento restritivo do VE e, portanto, superestimará a AVM.

      2) *Subestimação da AVM*
      O TMP será aumentado pela regurgitação aórtica severa direcionada para o folheto mitral anterior (causando uma estenose mitral funcional) ou relaxamento prejudicado do VE e, portanto, pode subestimar a área mitral.

      3) *Bloqueio AV*
      O perfil da onda E do influxo mitral está alterado durante o bloqueio atrioventricular, tornando o TMP uma estimativa pouco confiável da AVM.

4) Valvuloplastia mitral
Após a valvuloplastia mitral, a flexibilidade do AE e do VE pode estar alterada por vários dias, tornando o TMP pouco confiável.

5) Próteses valvares
O método do TMP superestima a área das próteses valvares mitrais normais.[29]

5. Regurgitação aórtica e TMP
a. Avaliação da severidade
A outra aplicação mais comum do TMP é na avaliação da regurgitação aórtica.[30] O TMP do sinal de velocidade por Doppler da regurgitação aórtica é significativamente mais curto (menos do que 250 ms) com regurgitação aórtica severa em decorrência do rápido equilíbrio da pressão arterial diastólica e a pressão diastólica ventricular esquerda.[31,32]

b. Limitações
1) Regurgitação aórtica aguda versus crônica
Deve ser observado que o TMP na regurgitação aórtica também é dependente do tamanho e da complascência ventricular esquerda. O mesmo VR aórtico resultará em um TMP mais curto na regurgitação aórtica aguda se comparado com a regurgitação aórtica crônica em decorrência do tamanho menor e menor complacência do ventrículo esquerdo.

2) Resistência vascular sistêmica
O TMP também será encurtado por uma resistência vascular sistêmica aumentada, o que pode levar a uma superestimação da severidade da doença da válvula aórtica.[33]

3) Regurgitação mitral
Finalmente, na presença de regurgitação mitral, o TMP é pouco confiável na estimativa da severidade da regurgitação aórtica.

VII. DETERMINAÇÃO POR DOPPLER DAS PRESSÕES PULMONAR E INTRACARDÍACA

A. Princípio
A estimativa de uma pressão intracardíaca ou pulmonar é possível por meio da combinação de um gradiente de pressão calculado a partir de uma velocidade por Doppler usando a equação simplificada de Bernoulli com uma pressão conhecida ou estimada de uma câmara proximal ou distal (Fig. 15-3).

B. Precisão
A precisão depende do alinhamento adequado do feixe do Doppler com o jato regurgitante, bem como uma determinação ou estimativa confiável da pressão na câmara proximal ou distal.

TABELA 15.3 ESTIMATIVA DAS PRESSÕES PULMONAR E INTRACARDÍACA

Pressão	Equação
PSVD ou PSAP	(1) PSVD = $4(v_{RT})^2$ + PAD
PSVD ou PSAP	(2) PSVD = PAS − $4(v_{DSV})^2$
PMAP	(3) PMAP = $4(v_{RP\ precoce})^2$ + PAD
PDAP	(4) PDAP = $4(v_{RP\ tardia})^2$ + PAD
PAE	(5) PAE = PAS − $4(v_{RM})^2$
PDFVE	(6) PDFVE = PAD − $4(v_{RA\ final})^2$

As equações (1) e (2) são inválidas na presença de estenose pulmonar ou obstrução do TSVD para estimativa de PSAP. As equações (2) e (5) são inválidas na presença de estenose aórtica ou obstrução do TSVE. PSVD, pressão sistólica ventricular direita; PSAP, pressão sistólica arterial pulmonar; PMAP, pressão média arterial pulmonar; PDAP, pressão diastólica da artéria pulmonar; PAE, Pressão atrial esquerda; PAD, pressão arterial direita; PDFVE, pressão diastólica final ventricular esquerda; v, velocidade de pico; RT, regurgitação tricúspide; RP, regurgitação pulmonar; RM, regurgitação mitral; RA, regurgitação aórtica; PAS, pressão arterial sistólica; PAD, pressão arterial diastólica; TSVD, trato de saída do ventrículo direito; TSVE, trato de saída do ventrículo esquerdo.

C. Estimativa do PSVD (Fig. 15-28)

1. No contexto de regurgitação da tricúspide

   a. **Método**

   A velocidade de pico do jato regurgitante da tricúspide pode ser usada para calcular a diferença de pressão entre o átrio direito e o ventrículo direito utilizando a equação simplificada de Bernoulli.[2,34] A velocidade de pico do jato regurgitante da tricúspi-

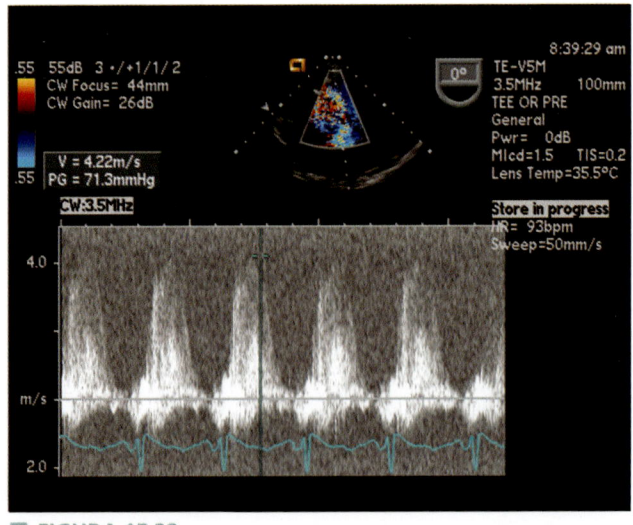

■ FIGURA 15.28

de pode ser obtida por Doppler de onda contínua, utilizando na ETE tanto a projeção medioesofágica de entrada e saída do VD, quanto uma imagem medioesofágica modificada bicaval ou imagem medioesofágica das quatro câmaras. A pressão sistólica ventricular direita (PSVD) pode ser estimada adicionando uma pressão atrial direita conhecida ou estimada (PAD) ao gradiente de pressão calculado entre AD-VD.[35,36]

$$PSVD = AD - \text{gradiente sistólico do VD} + \text{pressão sistólica do AD}$$
$$PSVD \text{ (mmHg)} = 4(v_{TR})^2 + PAD \text{ (mmHg)}$$

onde a velocidade de pico do jato regurgitante da tricúspide (v_{RT}) é dado em metros por segundo.

b. Estimativa da pressão atrial direita

Se uma medida direta da PAD (ou pressão venosa central) não estiver disponível, ela pode ser estimada em pacientes com respiração espontânea, conforme visto na Tabela 15-4.

2. No contexto de um defeito do septo ventricular

a. Método

A PSVD pode ser calculada em um paciente com DSV e *shunt* esquerda-direita através da subtração da diferença de pressão do VE-VD da pressão sanguínea sistólica, que é uma boa estimativa da pressão sistólica do VE na maioria dos pacientes:

$$PSVD = \text{pressão sistólica do VE} - \text{gradiente sistólico do DSV}$$
$$PSVD \text{ (mmHg)} = \text{pressão sanguínea sistólica (mmHg)} - 4(v_{DSV})^2$$

onde a velocidade de pico através do DSV (v_{DSV}) é dada em m/s.

TABELA 15.4 ESTIMATIVA DA PRESSÃO ATRIAL DIREITA

Veia cava inferior	Alteração com inspiração negativa (I. E., Inalada)	Pressão atrial direita estimada
Pequena (< 1,5 cm)	Colapso	0-5 mmHg
Normal (1,5-2,5 cm)	Decréscimo em > 50%	5-10 mmHg
Normal (1,5-2,5 cm)	Decréscimo em < 50%	10-15 mmHg
Dilatada (> 2,5 cm)	Decréscimo em < 50%	15-20 mmHg
Dilatada (com veias hepáticas dilatadas)	Sem alteração	> 20 mmHg

b. Limitações
NA presença de estenose aórtica ou obstrução do TSVE, a pressão sanguínea sistólica não se aproximará da pressão sistólica do VE, e esta fórmula será inválida.

D. Estimativa da PSAP
Na ausência de estenose pulmonar ou obstrução do TSVD, a pressão sistólica do VD e a pressão sistólica arterial pulmonar (PSAP) são essencialmente idênticas, resultando, assim, na fórmula comumente usada para estimar a PSAP[34]:

$$\text{PSAP (mmHg)} = \text{PSVD (mmHg)} = 4\,(v_{RT})^2 + \text{PAD (mmHg)}$$

onde a velocidade de pico do jato regurgitante da tricúspide (v_{RT}) é dado em m/s.

E. Estimativa da PDAP
A velocidade de pico tardia do jato regurgitante pulmonar pode ser usada para calcular a diferença de pressão entre a AP e o ventrículo direito no final da diástole usando a equação simplificada de Bernoulli. A velocidade de pico tardia do jato regurgitante pulmonar é obtida por Doppler de onda contínua usando ETE multiplanar de uma projeção transgástrica de entrada-saída do VD com o transdutor rodado de 110 para 150 graus e a sonda voltada para a direita. (Ou então, ela pode ser obtida a partir de uma projeção de eixo curto do arco aórtico ou aorta ascendente se o jato regurgitante pulmonar for visualizado adequadamente para ser interrogado por Doppler de onda contínua.) A pressão diastólica da artéria pulmonar (PDAP) pode ser estimada adicionando uma PAD conhecida ou estimada, que é igual à pressão do VD durante a diástole, ao gradiente de pressão de AP-VD calculado durante a diástole tardia.

$$\text{PDAP} = \text{AP} - \text{gradiente diastólico tardio do VD} + \text{Pressão diastólica do VD}$$
$$\text{PDAP (mmHg)} = 4\,(v_{PR\,tardia})^2 + \text{PAD (mmHg)}$$

onde a velocidade de pico tardia da regurgitante pulmonar ($v_{PR\,tardia}$) é dada em m/s.

F. Estimativa da PMAP
A velocidade de pico precoce do jato regurgitante pulmonar pode ser usado para calcular a diferença de pressão entre a AP e o ventrículo direito no início da diástole, usando a equação simplificada de Bernoulli. A velocidade de pico precoce do jato regurgitante pulmonar é obtida por Doppler de onda contínua usando ETE multiplanar de uma projeção transgástrica de entrada-saída do VD com o transdutor rodado de 110 para 150 graus e a sonda voltada para a direita. (Ou então, ela pode ser obtida a partir de uma projeção de eixo curto do arco aórtico ou aorta ascendente se o jato de regurgitação pulmonar for bem visua-

lizado no TSVD.) A pressão média da artéria pulmonar (PMAP) pode ser estimada adicionando uma PAD conhecida ou estimada, que é igual à pressão do VD durante a diástole, ao gradiente de pressão de AP-VD calculado durante a sístole inicial[34]:

$$\text{PMAP} = \text{AP} - \text{gradiente diastólico precoce do VD} + \text{pressão diastólica do VD}$$
$$\text{PMAP (mmHg)} = 4(v_{RP\ precoce})^2 + \text{PAD (mmHg)}$$

onde a velocidade de pico precoce do jato regurgitante pulmonar ($v_{RP\ precoce}$) é dada em m/s.

G. Estimativa da PAE (Fig. 15-29)

1. Método

A velocidade de pico do jato regurgitante mitral pode ser usada para calcular a diferença de pressão entre o átrio esquerdo e o ventrículo esquerdo, usando a equação simplificada de Bernoulli. A velocidade de pico do jato regurgitante mitral é obtida por Doppler de onda contínua por ETE a partir de uma projeção medioesofágica da válvula mitral. A PAE pode ser estimada subtraindo o gradiente de pressão do AE-VE da pressão sistólica do VE[37,38]:

$$\text{PAE} = \text{pressão sistólica do VE} - \text{AE} - \text{gradiente sistólico do VE}$$
$$\text{PAE (mmHg)} = \text{pressão sanguínea sistólica (mmHg)} - 4(v_{RM})^2$$

onde a velocidade de pico da regurgitação mitral (v_{RM}) é dada em m/s.

2. Limitações

Na presença de estenose aórtica ou obstrução do TSVE, a pressão sanguínea sistólica não se aproximará da pressão sistólica do VE, e esta fórmula será inválida.

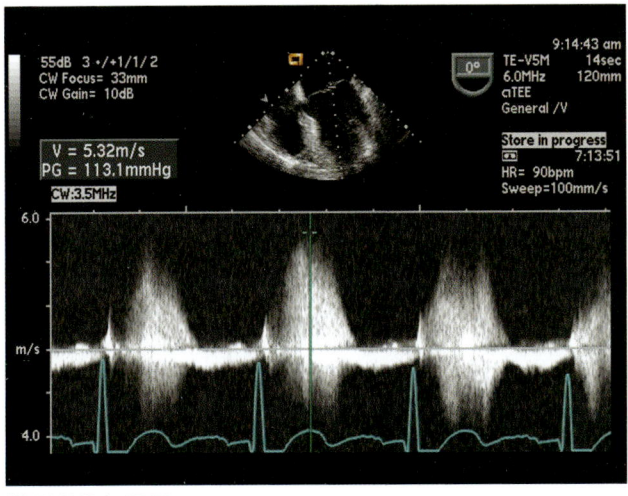

■ FIGURA 15.29

H. Estimativa da PDFVE (Fig. 15-30)

A velocidade diastólica final de pico do jato de regurgitação aórtica pode ser usada para calcular a diferença entre a pressão aórtica diastólica e a pressão diastólica final ventricular esquerda (PDFVE) usando a equação simplificada de Bernoulli. A velocidade diastólica final de pico do jato de regurgitação aórtica é determinada com o feixe do Doppler de onda contínua colocado através da válvula aórtica a partir de uma projeção transgástrica de eixo longo ou transgástrica profunda de eixo longo usando ETE. A PDFVE é estimada subtraindo o gradiente de pressão diastólico final entre o VE e a aorta da pressão diastólica da aorta.[38]

PDFVE = pressão diastólica aórtica − gradiente de pressão diastólico final do VE

PDFVE (mmHg) = pressão sanguínea diastólica (mmHg) − 4 $(v_{RA\ final})^2$

onde a velocidade de pico diastólica final do jato de regurgitação aórtica ($v_{RA\ final}$) é dada em m/s.

VIII. MEDIDA POR DOPPLER DA DP/DT

A. Princípio

A taxa de aumento da pressão no interior do ventrículo esquerdo durante a contração isovolúmica, dp/dt do VE, foi usada como uma medida da função sistólica ventricular esquerda. Como a PAE não se modifica significativamente durante a contração isovolúmica, as alterações na velocidade do jato de regurgitação mitral refletem alterações na pressão ventricular esquerda.

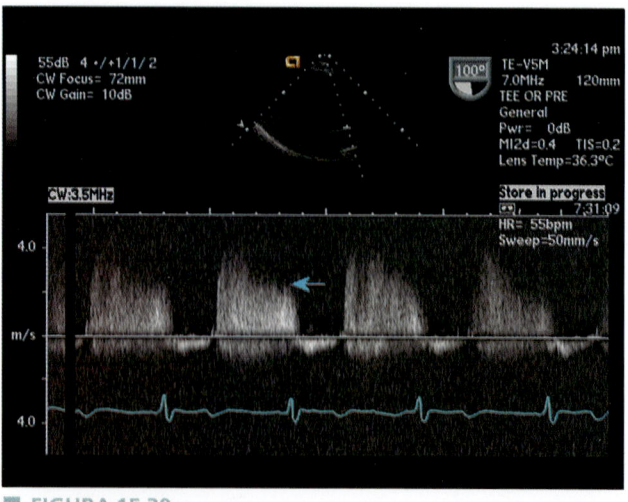

■ FIGURA 15.30

B. dp/dt do VE

1. Medida (Fig. 15-31)

A interrogação por Doppler de onda contínua do jato regurgitante mitral pode ser usada para determinar a dp/dt do VE. Geralmente, a dp/dt do VE é calculada a partir do intervalo de tempo entre 1 e 3 m/s no perfil da velocidade da regurgitação mitral por Doppler usando a equação simplificada de Bernoulli para calcular os gradientes de pressão entre AE-VE. A seguinte fórmula é usada para calcular a dp/dt do VE:

$$VE\ dp/dt = [4(3\ m/s)^2 - 4(1\ m/s)^2]/dt$$
$$VE\ dp/dt = [36\ mmHg - 4\ mmHg]/dt$$
$$VE\ dp/dt = 32\ mmHg/dt$$

onde dt é o intervalo de tempo em segundos para que a velocidade do jato regurgitante mitral aumente de 1 para 3 m/s.

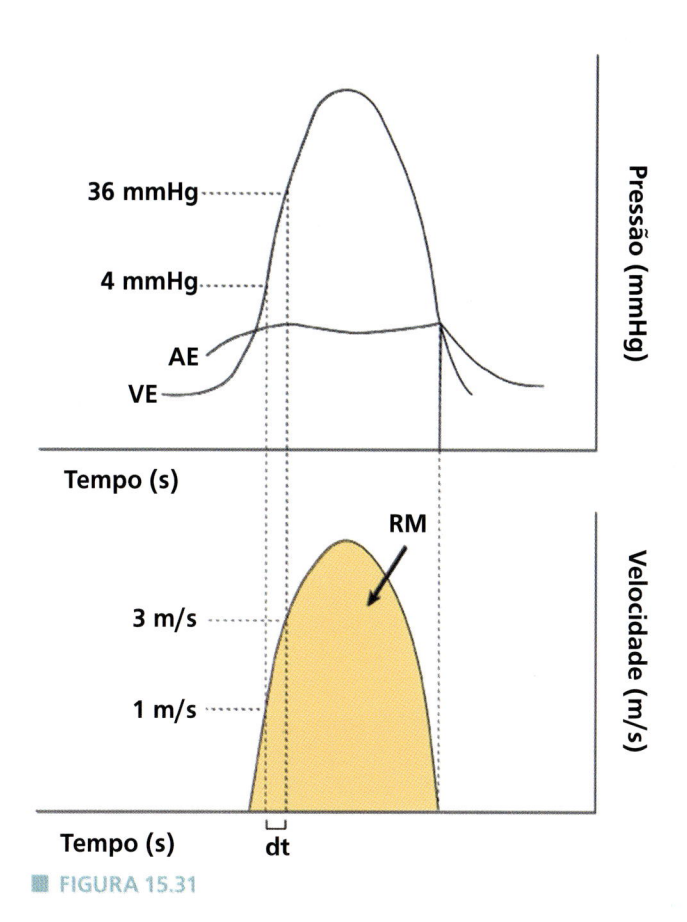

FIGURA 15.31

2. Interpretação

Um intervalo de tempo mais longo indica uma dp/dt do VE reduzida e função sistólica reduzida. A dp/dt do VE é normalmente ≥ 1.200 mmHg/s, com os valores menores do que 1.000 mmHg/s correspondendo à função sistólica ventricular esquerda reduzida. A dp/dt do VE derivada do Doppler parece ter boa correlação com a dp/dt do VE derivada do cateterismo.[39,40] A função sistólica do VE pós-operatória foi correlacionada à dp/dt do VE pré-operatória em pacientes que se submeteram a cirurgia da válvula mitral.[41]

C. dp/dt do VD

A dp/dt do VD também pode ser calculada a partir de uma interrogação por Doppler de onda contínua do jato regurgitante tricúspide; entretanto, a seguinte fórmula é usada:

$$VD\ dp/dt = [4(2\ m/s)^2 - 4(1\ m/s)^2]/dt$$
$$VD\ dp/dt = [16\ mmHg - 4\ mmHg]/dt$$
$$VD\ dp/dt = 12\ mmHg/dt$$

onde dt é o intervalo de tempo em segundos, para que o jato regurgitante mitral aumente de 1 m/s para 2 m/s.

TABELA 15.5 SINAIS ECOCARDIOGRÁFICOS CLÁSSICOS AO MODO-M E 2D DE ANORMALIDADES HEMODINÂMICAS

Achados ao modo-M ou 2D	Anormalidade hemodinâmica
Movimento anterior sistólico da válvula mitral	Obstrução dinâmica do TSVE
Fechamento mesossistólico da válvula aórtica	Obstrução dinâmica do TSVE
vibração sistólica da válvula aórtica	Obstrução fixa do TSVE (isto é, membrana subaórtica)
Vibração diastólica da válvula mitral	Regurgitação aórtica
Fechamento mesossistólico da válvula pulmonar	Hipertensão pulmonar
VD dilatado com VE em forma de D	Pressão sistólica do VE elevada
Movimento septal ventricular anormal	Pericardite constritiva
Colapso AD diastólico e da parede do VD	Tamponamento cardíaco
Ecocontraste espontâneo no AE	Baixo débito cardíaco
VCI dilatada sem colapso respiratório	Pressão do AD aumentada
Abaulamento septal atrial constante para dentro do AE	Pressão do AD > Pressão do AE
Abaulamento septal atrial constante para dentro do AD	Pressão do AE > pressão do AD

TSVE, trato de saída do ventrículo esquerdo; VD, ventrículo direito; VE, ventrículo esquerdo; AD, átrio direito; AE, Átrio esquerdo; VCI, veia cava inferior.

IX. SINAIS ECOCARDIOGRÁFICOS DE ANORMALIDADES HEMODINÂMICAS

A. Sinais "clássicos" (Tabela 15-5)
Existem inúmeros sinais ecocardiográficos no modo-M e 2D de anormalidades hemodinâmicas.[42]

B. Estimativa das Pressões de Enchimento usando Índices Diastólicos
Os padrões de velocidade ao Doppler de onda pulsada da entrada da válvula mitral e veias pulmonares podem ser usados para *estimar* a pressão atrial esquerda e ventricular esquerda.[43-49] Estas técnicas são discutidas em maiores detalhes em outros capítulos.

REFERÊNCIAS

1. Callahan MJ, Tajik AJ, Su-Fan Q et al. Validation of instantaneous pressure gradients measured by continuous wave Doppler in experimentally induced aortic stenosis. *Am J Cardiol*. 1985;56:989–993.
2. Currie PJ, Seward JB, Chan KL. Continuous wave Doppler determination of right ventricular pressure: a simultaneous Doppler-catheterization study in 127 patients. *J Am Coll Cardiol*. 1985;6:750–756.
3. Currie PJ, Hagler DJ, Seward JB et al. Instantaneous pressure gradient: a simultaneous Doppler and dual catheter correlative study. *J Am Coll Cardiol*. 1986;7:800–806.
4. Burstow DJ, Nishimura RA, Bailey KR et al. Continuous wave Doppler echocardiographic measurement of prosthetic valve gradients: a simultaneous Doppler-catheter correlative study. *Circulation*. 1989;80:504–514.
5. Zoghbi WA, Quinones MA. Determination of cardiac output by Doppler echocardiography: a critical appraisal. *Herz*. 1986;11:258–268.
6. Stewart WJ, Jiang L, Mich R et al. Variable effects of changes in flow rate through the aortic, pulmonary, and mitral valves on valve area and flow velocity; impact on quantitative Doppler flow calculations. *J Am Coll Cardiol*. 1985;6:653–662.
7. Darmon PL, Hillel Z, Mogtader et al. Cardiac output by transesophageal echocardiography using continuous-wave Doppler across the aortic valve. *Anesthesiology*. 1994;80:796–805.
8. Quinones MA, Otto CM, Stoddard M et al. Recommendations for the quantification of Doppler echocardiography: a report from the Doppler Quantification Task Force of the Nomenclature and Standards Committee of the American Society of Echocardiography. *J Am Soc Echocardiogr*. 2002;15:167–184.
9. Valdes-Cruz LM, Horowitz S, Mesel E et al. A pulsed Doppler echocardiographic method for calculating pulmonary and systemic blood flow in trial level shunts: validation studies in animals and initial human experience. *Circulation*. 1984;69:80–86.
10. Rokey R, Sterling LL, Zohgbi WA et al. Determination of regurgitation fraction is isolated mitral or aortic regurgitation by pulsed Doppler two-dimensional echocardiography. *J Am Coll Cardiol*. 1986;7:1273–1278.
11. Bargiggia GS, Tronconi L, Sahn DJ et al. A new method for quantitation of mitral regurgitation based on color flow Doppler imaging of flow convergence proximal to regurgitant orifice. *Circulation*. 1991;84:1481–1489.
12. Vandervoort PM, Rivera JM, Mele D et al. Application of color Doppler flow mapping to calculate effective regurgitant orifice area. An in vitro study and initial clinical observations. *Circulation*. 1993;88(3):1150–1156.
13. Rodriguez L, Anconina J, Flaschskampf FA et al. Impact of finite orifice size on proximal flow convergence. Implications for Doppler quantification of valvular regurgitation. *Circ Res*. 1992;70(5):923–930.
14. Pu M, Vandervoor PM, Griffin BP et al. Quantification of mitral regurgitation by the proximal convergence method using transesophageal echocardiography. Clinical validation of a geometric correction for proximal flow constraint. *Circulation*. 1995;92(8):2169–2177.
15. Vandervoort PM, Thoreau DH, Rivera JM et al. Automated flow rate calculations based on digital analysis of flow convergence proximal to regurgitant orifices. *J Am Coll Card*. 1993;22(2):535–541.

16. Schwammenthal E, Chen C, Benning F et al. Dynamics of mitral regurgitant flow and orifice area. Physiologic application of the proximal flow convergence method: clinical data and experimental testing. *Circulation.* 1994;90(1):307–322.
17. Pu M, Prior DL, Fan X et al. Calculation of mitral regurgitant orifice area with the use of the simplified proximal convergence method: initial clinical application. *J Am Soc Echocardiogr.* 2001;14(3):180–185.
18. Hatle L, Brubakk A, Tromsdal A et al. Noninvasive assessment of pressure drop in mitral stenosis by Doppler ultrasound. *Br Heart J.* 1978;40:131–140.
19. Teirstein PS, Yock PG, Popp RL. The accuracy of Doppler ultrasound measurements of pressure gradients across irregular, dual, and tunnel-like obstructions to blood flow. *Circulation.* 1985;72:577–584.
20. Nishimura RA, Rihal CS, Tajik AJ et al. Accurate measurement of the transmitral gradient in patients with mitral stenosis: a simultaneous catheterization and Doppler echocardiographic study. *J Am Coll Cardiol.* 1994;24:152–158.
21. Skjaerpe T, Hegrenaese L, Hatle L. Noninvasive estimation of valve area in patients with aortic stenosis by Doppler ultrasound and two-dimensional echocardiography. *Circulation.* 1985;72:810–818.
22. Blumberg FC, Pfeifer M, Holmer SR et al. Quantification of aortic stenosis in mechanically ventilated patients using multiplane transesophageal Doppler echocardiography. *Chest.* 1998;114:94–97.
23. Rittoo D, Sutherland GR, Shaw TR. Quantification of left-to-right atrial shunting defect size after balloon mitral commissurotomy using biplane transesophageal echocardiography, color flow Doppler mapping, and the principle of proximal flow convergence. *Circulation.* 1993;87:1591–1603.
24. Rodriguez L, Thomas JD, Monterroso V et al. Validation of the proximal flow convergence method: calculation of orifice area in patients with mitral stenosis. *Circulation.* 1993;88:1157–1165.
25. Nakatani S, Masuyama T, Kodama K et al. Value and limitations of Doppler echocardiography in the quantification of stenotic mitral valve area: comparison of the pressure half-time and the continuity equation methods. *Circulation.* 1988;77:78–85.
26. Libanoff AJ, Rodbard S. Atrioventricular pressure half-time: measurement of mitral valve orifice area. *Circulation.* 1968;38:144–150.
27. Hatle L, Angelson B, Tromsdal A. Nonivasive assessment of atrioventricular pressure half-time by Doppler ultrasound. *Circulation.* 1979;60:1096–1104.
28. Thomas JD, Weyman AE. Doppler mitral pressure half-time: a clinical tool in search of theoretical justification. *J Am Coll Cardiol.* 1987;10:923–929.
29. Sidebotham D, Merry A, Legget M. *Practical Perioperative Transesophageal Echocardiography.* 1st ed. London: Butterworth-Heineman, 2003.
30. Teague SM, Heinsimer JA, Anderson JL et al. Quantification of aortic regurgitation utilizing continuous wave Doppler ultrasound. *J Am Coll Cardiol.* 1986;8(3)592–599.
31. Samstad SO, Hegrenaes L, Skjaerpe T et al. Half-time of the diastolic aortoventricular pressure difference by continuous wave Doppler ultrasound: a measure of the severity of aortic regurgitation? *Br Heart J.* 1989;61:336–343.
32. Grayburn PA, Handshoe R, Smith MD et al. Quantitative assessment of the hemodynamic consequences of aortic regurgitation by means of continuous wave Doppler recordings. *J Am Coll Cardiol.* 1987;10:135–141.
33. Griffin BP, Flaschskampf FA, Reinold SC et al. Relationship of aortic regurgitant velocity slope and pressure half-time to severity of aortic regurgitation under changing hemodynamic conditions. *Eur Heart J.* 1994;15(5):681–685.
34. Come PC. Echocardiographic recognition of pulmonary arterial disease and determination of its cause. *Am J Med.* 1988;84:384–393.
35. Yock PG, Popp RL. Noninvasive estimation of right ventricular systolic pressure by Doppler ultrasound in patients with tricuspid regurgitation. *Circulation.* 1984;70:657–662.
36. Chan KL, Currie PJ, Seward JB et al. Comparison of three Doppler ultrasound methods in the prediction of pulmonary artery pressure. *J Am Coll Cardiol.* 1987;9:549–554.
37. Gorcsan III J, Snow, FR, Paulsen W et al. Noninvasive estimation of left atrial pressure in patients with congestive heart failure and mitral regurgitation by Doppler echocardiography. *Am Heart J.* 1991;121:858–683.
38. Nishimura RA, Tajik AJ. Determination of left-sided pressure gradients by utilizing Doppler aortic and mitral regurgitation signals: validation by simultaneous dual catheter and Doppler studies. *J Am Coll Cardiol.* 1988;11:317–321.

39. Bargiggia GS, Bertucci C, Recusani F et al. A new method for estimating left ventricular dP/dt by continuous wave Doppler echocardiography: validation studies at cardiac catheterization. *Circulation*. 1989;80:1287-1292.
40. Chung NS, Nishimura RA, Holmes DR Jr et al. Measurement of left ventricular dp/dt by simultaneous Doppler echocardiography and cardiac catheterization. *J Am Soc Echocardiogr*. 1992;5:147-152.
41. Leung DY, Griffin BP, Stewart WJ et al. Left ventricular function after valve repair for chronic mitral regurgitation: predictive value of preoperative assessment of contractile reserve by exercise echocardiography. *J Am Coll Cardiol*. 1996;28:1198-1205.
42. Oh JK, Seward JB, Tajik AJ. *The Echo Manual*. 2nd ed. Philadelphia: Lippincott-Raven, 1999.
43. Moller JE, Poulsen SH, Songderfaard E et al. Preload dependence of color M-mode Doppler flow propagation velocity in controls and in patients with left ventricular dysfunction. *J Am Soc Echocardiogr*. 2000;13:902-909.
44. Gonzalez-Viaches F, Ares M, Ayeula J et al. Combined use of pulsed and color M-mode Doppler echocardiography for the estimation of pulmonary capillary wedge pressure: an empirical approach based on an analytical relation. *J Am Coll Cardiol*. 1999;34:515-523.
45. Garcia MJ, Ares MA, Asher C et al. An index of early left ventricular filling that combined with pulsed Doppler peak E velocity may estimate capillary wedge pressure. *J Am Coll Cardiol*. 1997;29:448-454.
46. Oh JK, Appleton CP, Hatle LK et al. The noninvasive assessment of left ventricular diastolic function with two-dimensional and Doppler echocardiography. *J Am Soc Echocardiogr*. 1997;10:246-270.
47. Nagueh SF, Kopelen HA, Quinones MA. Assessment of left ventricular filling pressures by Doppler in the presence of atrial fibrillation. *Circulation*. 1996;94:1238-2145.
48. Nishimura RA, Housmans PR, Hatle LK et al. Assessment of diastolic function of the heart: background and current applications of Doppler echocardiography. Part 2. Clinical studies. *Mayo Clin Proc*. 1989;64:181-294.
49. Temporelli PL, Scapellato F, Corra U et al. Estimation of pulmonary wedge pressure by transmitral Doppler in patients with chronic heart failure and atrial fibrillation. *Am J Cardiol*. 1888;83:724-747.

QUESTÕES

1. A equação simplificada de Bernoulli é expressa como:
   a. delta $P = 4 \times V^2$
   b. delta $P = 4 \times V^3$
   c. delta $P = 4 \times (V^2)$
   d. delta $V = 4 \times P^2$

2. A unidade da integral velocidade-tempo é:
   a. cm^2
   b. cm^3
   c. cm
   d. cm/min

3. O produto do fluxo de IVT_{VA} e AT_{VA} é:
   a. DC
   b. retorno venoso
   c. VS
   d. gradiente da VA

4. Uma área do TSVE de 4,9 cm^2 corresponde a um diâmetro medido do TSVE de:
   a. 2,5 cm
   b. 2 cm
   c. 3 cm
   d. 3,5 cm

5. Qual das fórmulas seguintes é incorreta no que se refere a AVM?
   a. AVM (cm^2) = $200/P_{1/2t}$
   b. AVM (cm^2) = 759/TD
   c. AVM (cm^2) = AT_{TSVE} (cm^2) × IVT_{TSVE} (cm)/IVT_{VM} (cm)
   d. AVM (cm^2) = 2 × $3,14r^2V$

CAPÍTULO 16

ETE para Cirurgia Não Cardíaca

AUTOR DO ESBOÇO: Ben Sommer
AUTORES DO CAPÍTULO ORIGINAL: Albert C. Perrino, Jr., Scott T. Reeves

■ PONTOS PRINCIPAIS
- O valor da ecocardiografia transesofágica (ETE) durante a cirurgia não cardíaca está bem estabelecido.
- As indicações mais comuns para a ETE durante a cirurgia não cardíaca são como uma técnica de resgate no paciente hemodinamicamente instável e como um monitor para pacientes em risco de complicações cardiovasculares.
- As avaliações de pré-carga e função sistólica são as funções mais valorizadas da ETE intraoperatória durante a cirurgia não cardíaca.
- Avaliações quantitativas da função ventricular são preferíveis a estimativas visuais.
- A população de pacientes de cada vez mais idosos e de alto risco submetidos a procedimentos vasculares, laparoscópicos, ortopédicos, neurocirúrgicos e hepáticos justifica a ampliação do uso da ETE.

I. INTRODUÇÃO
- Disponibilidade limitada dos sistemas ecocardiográficos e de profissionais treinados em ETE inicialmente retardou o crescimento da ETE em procedimentos não cardíacos.
- A ETE pode fornecer um diagnóstico rápido em um paciente que não está respondendo aos tratamentos tradicionais. Isto justifica que a ETE esteja disponível para a maioria dos pacientes anestesiados.

II. INDICAÇÕES
- As indicações para a ETE permanecem apenas parcialmente definidas.
- Ensaios de resultados bem conduzidos, que examinam a eficácia da ETE durante cirurgias não cardíacas são escassos, e é pouco provável que estejam prestes a ser publicados.
- A falta de evidências de apoio, muitas vezes, se deve à ausência de estudos relevantes, e não de evidências existentes de ineficácia.
- Indicação de Categoria I (apoiada por forte evidência ou opinião de especialistas): avaliação intraoperatória de distúrbios hemodinâmicos agudos persistentes e com risco de vida em que a função ventricular e seus determinantes são incertos e não responderam ao tratamento.
- Indicação de Categoria II (apoiada por evidências mais fracas e consenso de especialistas): o uso perioperatório em pacientes com maior risco de distúrbios hemodinâmicos.

- As Categorias I e II permanecem juntas, de longe, como os motivos mais frequentes para a utilização da ETE intraoperatória durante a cirurgia não cardíaca.
- Demonstrou-se que a ETE altera a conduta intraoperatória, seja ela cirúrgica ou médica, em até 40% dos pacientes. Estas alterações incluem mudanças na terapia médica, confirmando ou invalidando um diagnóstico, reintervenções cirúrgicas não planejadas, a substituição de um cateter de artéria pulmonar (AP) e posicionamento de dispositivos intravasculares.[1-4]
- A ETE tem valor tanto como uma ferramenta de diagnóstico quanto como um monitor intraoperatório acima e abaixo do que é possível atingir com cateteres arteriais pulmonar e radial.
- A ETE tem valor no monitoramento e detecção da isquemia miocárdica, do estado dos fluidos, e da função ventricular global.

III. ABORDAGEM
- Otimização do desempenho ventricular durante a cirurgia não cardíaca.
- Avaliação da pré-carga.
- Avaliação do volume sistólico (VS).
- Técnicas ecocardiográficas para medição do VS.
- Cálculo do VS do coração direito.
- Abordagens alternativas para otimização do estado dos fluidos.
- Conclusão do exame.

IV. OTIMIZAÇÃO DO DESEMPENHO VENTRICULAR DURANTE A CIRURGIA NÃO CARDÍACA
- Os princípios subjacentes à otimização do desempenho ventricular usando ETE permanecem guiados pela relação de Frank-Starling.[5,6]
- O valor da relação de Frank-Starling é que ela fornece uma abordagem interativa para otimizar a relação entre a pré-carga e o débito sistólico.
- Os parâmetros necessários para a derivação das relações de Frank-Starling, pré-carga e VS são facilmente monitorados no intraoperatório com a ETE.

A. Avaliação da pré-carga (Fig. 16-1)
- A ETE é excelente para a avaliação quantitativa e o monitoramento da adequação da pré-carga durante a cirurgia.[7-11]
- A abordagem mais popular para medir a pré-carga do ventrículo esquerdo (VE) é por determinação da ADFVE pela projeção TG papilar média de eixo curto (EC).
- A ADFVE foi validada para acompanhar com precisão mudanças no estado intraoperatório dos fluidos e é simplesmente calculada a partir de traçados manuais de ecos de quadros fixos no final da diástole.
- Os valores normais para a ADFVE são tipicamente de 12 a 18 cm^2.

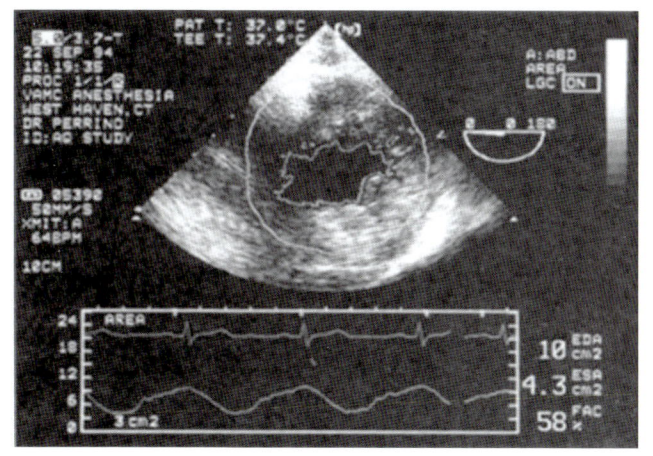

FIGURA 16.1

B. Avaliando o volume sistólico

- Dá-se preferência a técnicas de Doppler para a determinação do VS.
- O VS é calculado como a integral velocidade-tempo (IVT) multiplicado pela área da seção transversal (AT) do canal:

$$VS = IVT \times AT$$

- O débito cardíaco é determinado a partir do produto do VS e da frequência cardíaca.
- Técnicas ecocardiográficas para medição do VS:
- As medições de VS e DC são mais bem feitas na trato de saída do ventrículo esquerdo (TSVE) ou na válvula aórtica.[12-14]
- Vários estudos confirmaram que a medida do DC obtida por ETE comparam-se favoravelmente às obtidas pelo método de termodiluição.[13,14]
- Os TSVE ou fluxos transaórticos são obtidos de modo mais confiável a partir das projeções TG EL e TG profunda de EC.
- A AT do TSVE é a melhor obtida a partir da projeção ME EL.
- A AT é calculada a partir de uma aferição do diâmetro do TSVE como

$$AT_{tsve} = \prod (D/2)^2$$

C. Geração da curva de Frank-Starling

- Utilizando medições de pré-carga na ADFVE combinadas com medições correspondentes de Doppler do VS, o clínico pode derivar uma curva intraoperatória de Starling para o paciente e efetivamente titular a terapia com fluidos, inotrópicos e vasoativos para otimizar o estado cardiovascular. *Bolus* de fluidos IV são administrados até que um ponto final satisfatório seja alcançado, evitando a distensão do VE.

- Deve-se lembrar que o ventrículo direito pode tornar-se distendido antes de atingir o ponto final desejado e sem distensão do VE (Fig. 16-2).

D. Abordagens alternativas para otimização do estado dos fluidos
- Muitos ecocardiografistas preferem usar estimativas visuais da ADFVE para monitorar a pré-carga com ETE em vez de abordagens mais quantitativas.
- A precisão das estimativas visuais vem sendo questionada.[15]
- Ter exibida uma projeção TG de EC médio-basal melhora julgamentos comparativos do estado dos fluidos e do desempenho ventricular durante o decurso da cirurgia.[16]
- Outro marcador útil para uma pré-carga inadequada é a obliteração da cavidade no quadro do final da sístole (ou seja, um "ligamento dos papilares").

E. Completando o exame
- Além de otimizar o estado dos fluidos, o exame ecocardiográfico também deve incluir um exame intraoperatório padrão de movimento regional da parede, função das válvulas, e uma procura por patologias inesperadas (p. ex., forame oval patente, trombos).
- Utilizando a abordagem descrita, a avaliação por ETE fornece uma avaliação da função cardíaca superior a de um cateter de AP, e a causa de uma perturbação hemodinâmica aguda é rapidamente alcançada.

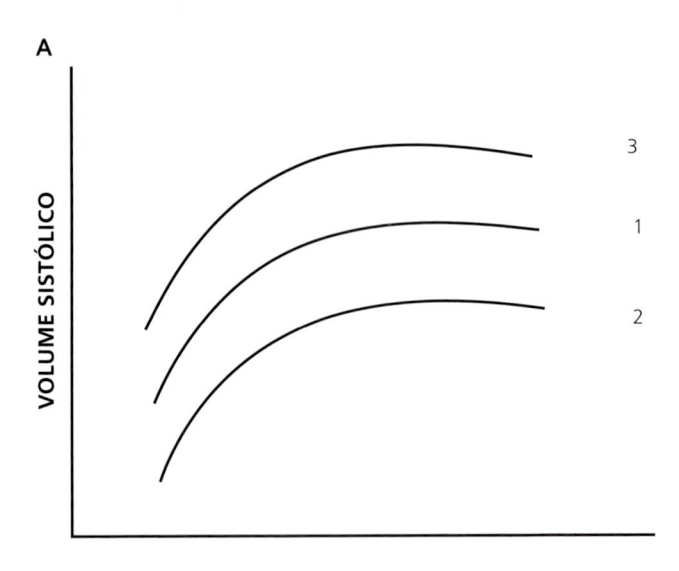

FIGURA 16.2

V. INDICAÇÕES ESPECÍFICAS

A. Cirurgia vascular
- Há relatos da ocorrência de certos eventos cardíacos, como angina instável, insuficiência cardíaca congestiva, infarto do miocárdio e morte cardíaca em 5-18% dos pacientes submetidos à cirurgia vascular periférica ou carotídea e em até 25% dos pacientes submetidos a uma grande cirurgia abdominal.
- Há uma forte associação entre doença vascular periférica e doença arterial coronariana.[17]
- Uma nova AMSP detectada pela ETE tem-se correlacionado mal com o resultado pós-operatório.
- A falta de valor do monitoramento da isquemia pelo ETE pode ser atribuída a vários fatores. A ETE é um detector mais sensível de isquemia do que a ECG ou cateteres de AP. Muitos dos episódios de isquemia intraoperatória detectados pela ETE são de curta duração e podem não contribuir para a morbidade pós-operatória.
- Demonstrou-se que a ETE é superior a monitores clínicos alternativos na avaliação do estado cardiovascular durante desafios agudos durante a reconstrução aórtica. A ETE obtém informações confiáveis do enchimento do VE e da função sistólica durante o contexto dinâmico do clampeamento da aorta. Dados de cateter são menos confiáveis e menos úteis em decorrência das alterações agudas na complacência VE vistas durante a cirurgia de reconstrução aórtica.
- Novas aplicações da ETE na cirurgia vascular continuam a surgir. A ETE para imagem da medula espinal, imagem das artérias espinais e viscerais (celíaca, mesentérica, renal), pode fornecer dados importantes na avaliação em tempo real da abordagem cirúrgica. Há também relatos que a ETE confirma a implantação e função de *stents* endovasculares.

B. Cirurgia laparoscópica
- Abordagens cirúrgicas laparoscópicas estão sendo empregadas em procedimentos de maior complexidade envolvendo pacientes com comorbidades.
- A ETE será cada vez mais usada para auxiliar na conduta intraoperatória destes casos e para servir como uma ferramenta de diagnóstico de emergência no advento de complicações indesejáveis.
- Implicações fisiológicas do pneumoperitônio.
- A ETE tem desempenhado um papel importante na nossa atual compreensão das sequelas cardiovasculares do pneumoperitônio.
- O pneumoperitônio resulta em um aumento significativo da resistência vascular sistêmica, pós-carga e pré-carga.
- A fração de ejeção, muitas vezes, permanece preservada ou diminuiu modestamente em pacientes saudáveis; no entanto, aqueles com doença cardiovascular preexistente mostram um comprometimento mais acentuado da função cardíaca.[18-20]
- A ETE é útil no monitoramento de complicações de procedimentos laparoscópicos incluindo hipercapnia, diminuição do fluxo san-

guíneo hepático (secundário a efeitos de pressão do pneumoperitônio), consequências da lesão por trocarte nos principais vasos sanguíneos, embolia por CO_2, bem como o efeito da posição do paciente (Trendelenburg/Trendelenburg reverso, litotomia) sobre o desempenho cardíaco.
- Como um monitor preventivo, a ETE é indicada para pacientes com doença cardíaca preexistente submetidos a procedimentos mais complicados. O monitoramento de rotina apenas da frequência cardíaca e da pressão arterial tem-se mostrado insuficiente para alertar o clínico para a distensão ventricular e quedas acentuadas na fração de ejeção e no índice cardíaco.
- Como a cirurgia laparoscópica oferece vantagens significativas na recuperação pós-operatória, há uma clara tendência para a utilização desta abordagem em pacientes mais idosos e mais doentes com doença cardiovascular coexistente. A ETE oferece um meio para garantir o sucesso intraoperatório destes procedimentos.

C. Cirurgia ortopédica
- Três grandes complicações intraoperatórias, nomeadamente a síndrome de implantação do cimento ósseo, tromboembolismo e hemorragia, são as principais indicações para a ETE.
- Síndrome de implantação do cimento ósseo.
- A pressurização da cavidade medular durante a fresagem e inserção das próteses cimentadas femorais causa a extrusão de gordura da medula óssea, ar e trombos para os canais venosos femorais. Subsequentemente, estes materiais se embolizam para a vasculatura pulmonar, o que resulta no aumento da resistência vascular pulmonar e insuficiência cardíaca direita.
- Grandes eventos embólicos durante a artroplastia total do quadril parecem ser clinicamente benignos e seus efeitos são de curta duração. Complicações graves, no entanto, incluem hipotensão sistêmica, hipertensão pulmonar e dessaturação de oxigênio.
- Nós acreditamos que, em pacientes submetidos à artroplastia total de quadril cimentada, que estão comprometidos, debilitados ou idosos, o uso da ETE deve ser considerado.
- Síndrome de implantação do cimento ósseo.
- Artroplastia total do joelho.
- Em pacientes submetidos à amputação total do joelho, complicações intraoperatórias de eventos embólicos pulmonares são incomuns.
- Materiais ecogênicos podem ser observados durante a ATJ. Estas partículas grandes provavelmente representam trombos.
- Além de examinar a extensão da carga embólica, o ecocardiografista deve observar com atenção os achados à ETE de resistência vascular pulmonar aumentada.

D. Neurocirurgia
- Utilização da ETE durante a neurocirurgia está ganhando uma popularidade crescente.

- Ele é mais útil na avaliação e no monitoramento da ocorrência de embolia aérea venosa (EAV).
- O diagnóstico precoce e o tratamento imediato da EAV felizmente diminui sua morbidade e mortalidade.
- A colocação guiada por ETE de um cateter de aspiração de ar na junção do átrio direito com a junção da veia cava superior é um método rápido e fácil de aprender.
- As vantagens da utilização da ETE para craniotomias sentadas incluem (a) a capacidade de detectar EAV, (b) a capacidade de detectar embolia paradoxal, (c) a capacidade de proporcionar um monitoramento *on-line* da função cardíaca, e (d) a localização rápida e colocação de um cateter de aspiração de ar.

E. Transplante hepático ortotrópico (Tabela 16-1)
- A ETE está tornando-se uma ferramenta de diagnóstico comum em pacientes submetidos ao transplante hepático ortotrópico.
- A ETE é essencialmente utilizado para avaliar o enchimento e o funcionamento do VE.
- Administração do volume guiada pelo ETE é, muitas vezes, necessária para garantir o enchimento adequado do VE.
- A ETE também pode ser útil na identificação de complicações significativas após o transplante (estenose VCI e/ou trombo).
- A monitoramento por ETE é frequentemente utilizado em pacientes também submetidos à parada circulatória para ressecção ampla do tumor de VCI.

V. CONCLUSÃO
- A ETE tem uma infinidade de indicações para cirurgias não cardíacas, onde ele serve tanto como uma ferramenta de diagnóstico de resgate quanto como um monitor do estado cardiovascular.

TABELA 16.1 APRESENTAÇÕES ECOCARDIOGRÁFICAS COMUNS DA INSTABILIDADE HEMODINÂMICA DURANTE CIRURGIA NÃO CARDÍACA

Etiologia	VDFVE	FEVE	FEVD	AMRPs	RM
Diminuição da contratilidade	↑	↓	↓	↑	– ou ↓
Diminuição da pré-carga	↓	↑	↑	–	–
Diminuição da pós-carga VE	↓	↑	– ou ↑	– ou ↑	↓
Isquemia	↑	↓	– ou ↓	↑	– ou ↑
Regurgitação mitral aguda	– ou ↑	– ou ↑	–	↓ ou ↑	↑
Aumento da pós-carga VD	↓	–	↓	↑	–

↑, aumento; ↓, diminuição; –, pouca mudança.

REFERÊNCIAS

1. Lambert AS, Mazer CD, Duke PC. Survey of the members of the cardiovascular section of the Canadian Anesthesiologists' Society on the use of perioperative transesophageal echocardiography-a brief report. Can J Anesth. 2002;43L:294-296.
2. Jacka MJ, Cohen MM, To T et al. The use of and preferences for the transesophageal echocardiogram and pulmonary artery catheter among cardiovascular anesthesiologists. Anesth Analg. 2002;94:1065-1071.
3. Denault AY, Couture P, McKenty S et al. Perioperative use of transesophageal echocardiography by anesthesiologists: impact in noncardiac surgery and in the intensive care unit. Can J Anesth. 2002;49:287-293.
4. Cujec B, Sullivan H, Wilanski S et al. Transesophageal echocardiography. Experience of a Canadian centre. Can J Cardiol. 1989;5:255-262.
5. Guyton AC, Hall JE, eds. Textbooks of Medical Physiology. 9th ed. Philadelphia, PA: W.B. Saunders Company; 1996:115-116.
6. Reeves ST, Perrino AC Jr. Role of transesophageal echocardiography in noncardiac surgery. Refresher courses Anesthesiology. 2002;30.
7. Cheung AT, Savino JS, Weiss SJ et al. Echocardiographic and hemodynamic indexes of left ventricular preload in patients with normal and abnormal ventricular function. Anesthesiology. 1994;81(2):376-387.
8. Matsumoto M, Oka Y, Strom J et al. Application of transesophageal echocardiography to continue intraoperative monitoring of left ventricular performance. Am J Cardiol. 1980;46:95-105.
9. Schiller NB, Shah PM, Crawford NM et al. For the American Society of Echocardiography Committee on standards, subcommittee on Quantitation of Two-dimensional Echocardiograms: Recommendations for quantitation of the left ventricle by two-dimensional echocardiography. J Am Soc Echocardiogr. 1989;2:358-367.
10. Poormans G, Schupfer G, Roosens C et al. Transesophageal echocardiographic evaluation of the left ventricle. J Cardiothorac Vas Anesth. 2000;14:588-598.
11. Reich DL, Konstadt SN, Nejat M et al. Intraoperative transesophageal echocardiography for the detection of cardiac preload changes induced by transfusion and phlebotomy in pediatric patients. Anesthesiology. 1993;79:10-15.
12. Stewart WJ, Jiang L, Mich R et al. Variable effects of changes in flow rate through the aortic, pulmonary, and mitral valves on valve area and flow velocity: Impact on quantitative Doppler flow calculations. J Am Coll Cardiol. 1985;6:653-662.
13. Darmon PL, Hillel Z, Mogtader et al. Cardiac output by transesophageal echocardiography using continuous wave doppler across the aortic valve. Anesthesiology. 1994;80:796-805.
14. Perrino AC, Harris SN, Luther MA. Intraoperative determination of cardiac output using multiplane transesophageal echocardiography: A comparison to thermodilution. Anesthesiology. 1998;89:350-357.
15. Mathew JP, Fontes ML, Garwood S. Transesophageal echocardiography interpretation: a comparative analysis between cardiac anesthesiologists and primary echocardiographers. Anesth Analg. 2002;94;302-309.
16. Cahalan MK, deBruijn NP, Clements F, eds. Detection of Intraoperative Myocardial Ischemia with Two-dimensional Transesophageal Echocardiography in Intraoperative Use of Echocardiography. Philadelphia, PA: J.B. Lippincott Company; 1991.
17. Hertzer NR, Bevan EG, Young JR et al. Coronary artery disease in peripheral vascular patients. A classification of 1000 coronary angiograms and results of surgical management. Ann Surg. 1984;199:223-233.
18. Harris SN, Ballantyne GH, Luther MA et al. Alterations of cardiovascular performance during laparoscopic colectomy: A combined hemodynamic and echocardiographic analysis. Anesth Analg. 1996;76:1067-1071.
19. Irwin MG, Ng JKF. Transesophageal acoustic quantification for evaluation of cardiac function during laparoscopic surgery. Anaesthesia. 2001;56:623-629.
20. Hein HAT, Joshi GP, Ramsay MAE et al. Hemodynamic changes during laparoscopic cholecystectomy in patients with severe cardiac disease. J Clin Anesth. 1997;9:261-265.

QUESTÕES

1. A seta na figura refere-se à:
   a. aorta descendente
   b. dissecção aórtica
   c. imagem de espelho
   d. artéria pulmonar

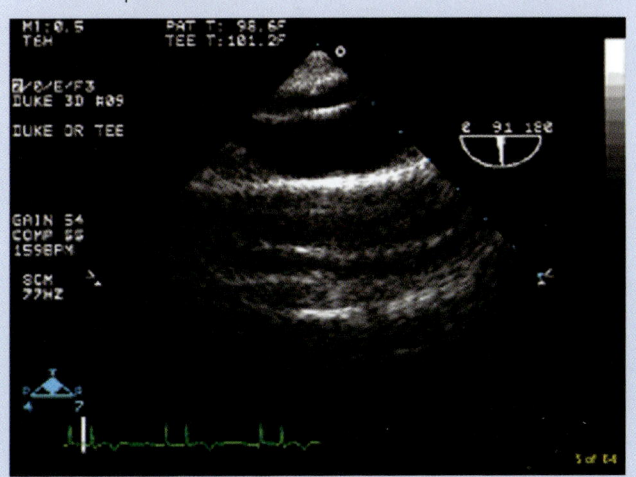

2. No que diz respeito à imagem da aorta torácica pelo ETE, todas as seguintes são verdadeiras, exceto:
   a. A ETE é ideal para imagens da aorta torácica em decorrência de seu transdutor de baixa frequência, porém imagens de alta resolução
   b. A ETE é ideal para imagens da aorta torácica em decorrência de sua capacidade de aquisição de imagens com profundidade reduzida
   c. A ETE é ideal para imagens da aorta torácica em decorrência de sua proximidade anatômica
   d. A ETE é altamente sensível para patologias da aorta na aorta descendente

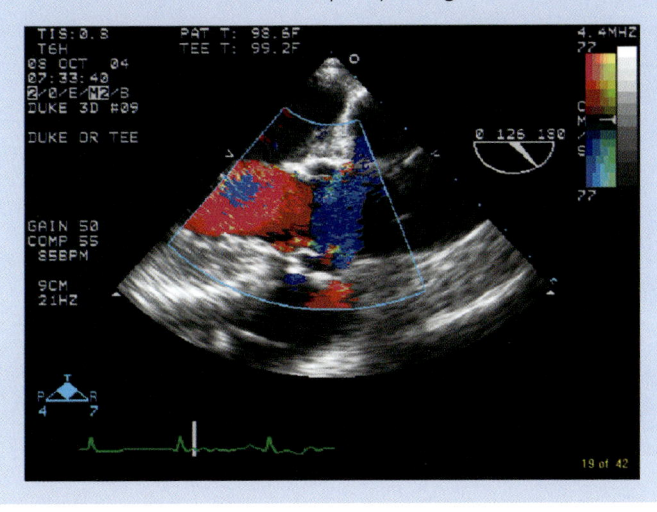

3. A seta na figura aponta para a área onde a velocidade de fluxo ao Doppler detectada é:
   a. 77 cm/s para longe da sonda
   b. 77 cm/s na direção da sonda
   c. 0 cm/s, ou "fluxo não detectável"
   d. 0,77 cm/s para longe da sonda

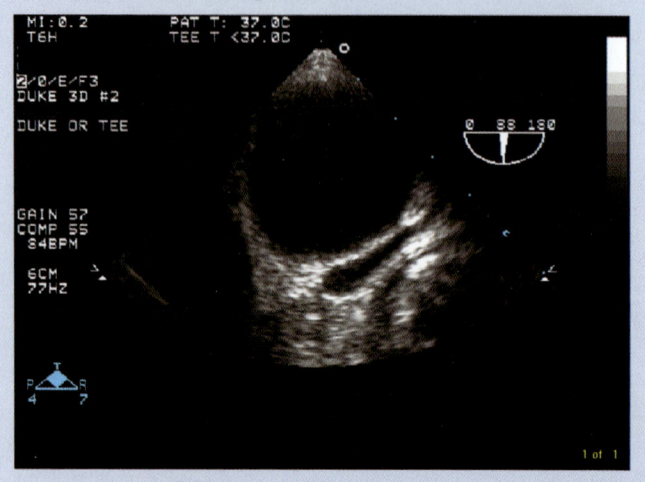

4. Verdadeiro ou Falso:
   O Doppler de fluxo colorido é a única modalidade para a detecção de endovazamentos primários

5. A pressão sistólica do VD pode ser determinada pela avaliação de qual velocidade de fluxo?
   a. Influxo mitral
   b. Regurgitação pulmonar
   c. Influxo tricúspide
   d. Regurgitação tricúspide
   e. Influxo venoso sistólico pulmonar

CAPÍTULO 17

Ultrassom para Canulação Vascular

AUTOR DO RESUMO: Solomon Aronson
AUTORES DO CAPÍTULO ORIGINAL: Katherine A. Grichnik, Solomon Aronson

I. INTRODUÇÃO

Embora o procedimento de colocação de um cateter venoso central (CVC) tenha sido identificado pela primeira vez em 1952 para utilização na reposição volêmica em baixas de militares, ele não se tornou comumente utilizado até os anos de 1960. A introdução da nutrição parenteral total aumentou o uso do CVC, e, desde então, este se tornou um procedimento comum com larga utilização para o acesso vascular temporário exigindo administração de fluidos, medicamentos, quimioterapia, nutrição parenteral total, hemodiálise e avaliar parâmetros hemodinâmicos, bem como, ocasionalmente, em pacientes com necessidade de flebotomia frequente. Atualmente, mais de 3 milhões de CVCs são colocados anualmente.

Técnicas baseadas em marcos para acesso central têm sido caracterizadas como de baixo custo e eficientes;[1-5] no entanto, uma taxa de complicações de até 40% continua a existir com esta técnica (Fig. 17-1).

A anatomia fundamenta o sucesso ou fracasso dessas técnicas com anomalias na estrutura vascular, posição do vaso, movimento do paciente e outras estruturas proximais da área perivascular crítica. Complicações comuns para o acesso venoso central incluem punção arterial acidental, hematoma, pneumotórax[6,7] e, até mesmo, a morte.[8] Graves consequências da punção arterial acidental, relacionadas com hemorragias, incluem hematoma do pescoço e hematoma do mediastino ou hemotórax. Há também possibilidades de dano potencial ao gânglio cervical (gânglio estrelado), nervo frênico e outros nervos importantes descritos.[9-11]

II. TÉCNICAS

A veia desejada e as estruturas anatômicas circundantes podem ser visualizadas antes ou durante a inserção da agulha, fio-guia e cateter. Uma técnica é usar uma sonda de ultrassom (US) para primeiro localizar a veia, medir sua profundidade sob a pele, e, então, proceder como de costume com a colocação da agulha estéril. Uma segunda técnica é captar a imagem dos grandes vasos durante a canulação com uma bainha estéril sobre a sonda de US (Figs. 17-3 e 17-4).

O exame dos vasos pode ser longitudinal ou transversal. Do mesmo modo, a inserção da agulha pode ser realizada com relação tanto longitudinal

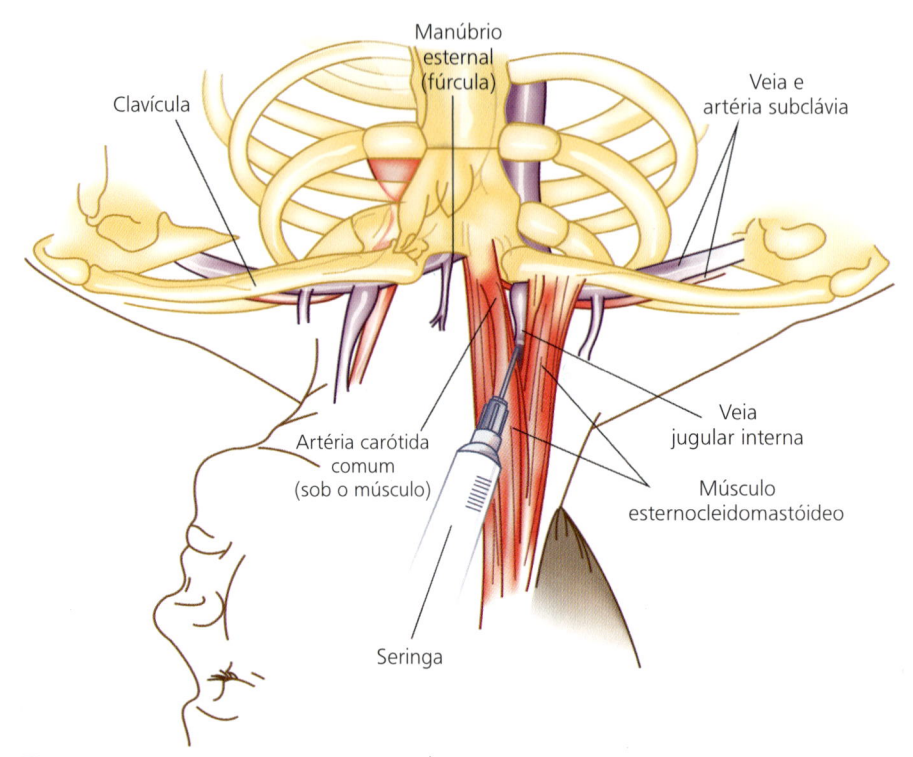

FIGURA 17.1 Marcos para acesso central.

como transversal à sonda de US com a escolha do eixo de acordo com a localização do vaso, a experiência do operador e as relações anatômicas. Uma sondagem transversal é comumente usada para a veia jugular interna (VJI). Perfurar um vaso em uma imagem de corte transversal, com a colocação

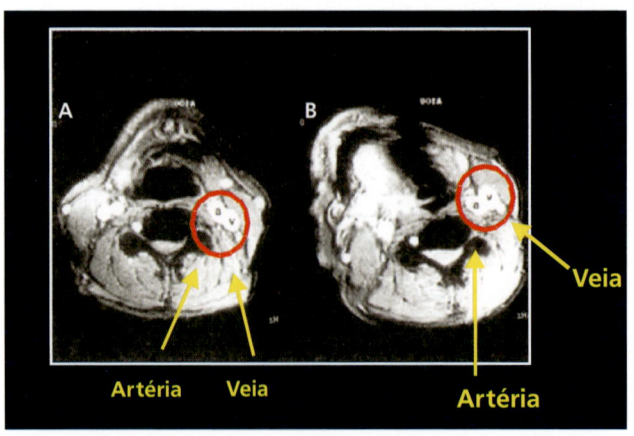

FIGURA 17.2 A rotação do pescoço altera a localização da jugular interna.

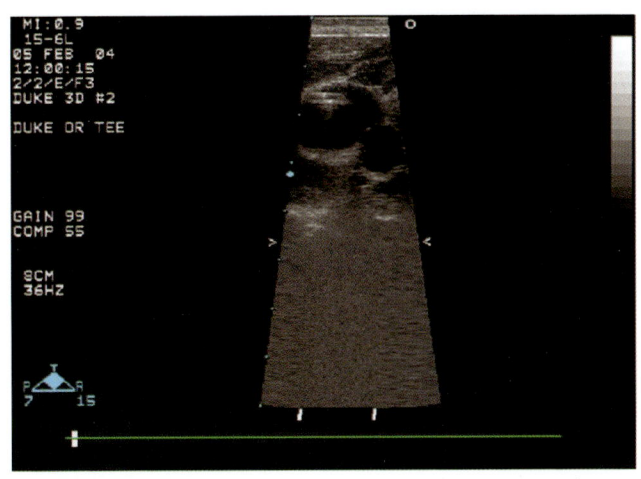

■ **FIGURA 17.3** Imagem dos grandes vasos durante a canulação.

transversal da agulha, demonstra um sinal hiperecogênico com a agulha no eixo perpendicular ao feixe do US. Idealmente, este "ecogênico" é a ponta da agulha, e não o eixo, no entanto, pode ser difícil para o operador diferenciar onde a ponta da agulha está colocada na realidade. Blaivas *et al.*,[12] no entanto, informou que a visão transversal de eixo curto da agulha no acesso vascular foi de mais fácil aprendizado para novatos do que uma técnica que utiliza a sondagem longitudinal (Figs. 17-5-17-8).

O Doppler por US pode, adicionalmente, ser usado para a orientação com um sinal de áudio, Doppler pulsátil da ponta do dedo, ou uma sonda no interior da agulha de busca.[13,14]

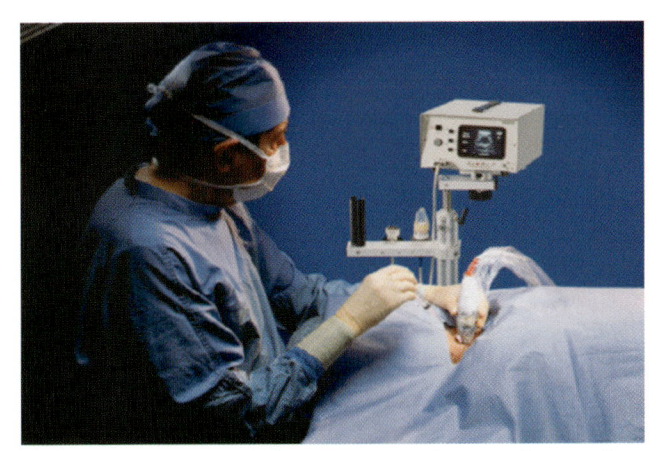

■ **FIGURA 17.4** Uma técnica para captar a imagem dos grandes vasos durante a canulação com uma bainha estéril sobre a sonda de US.

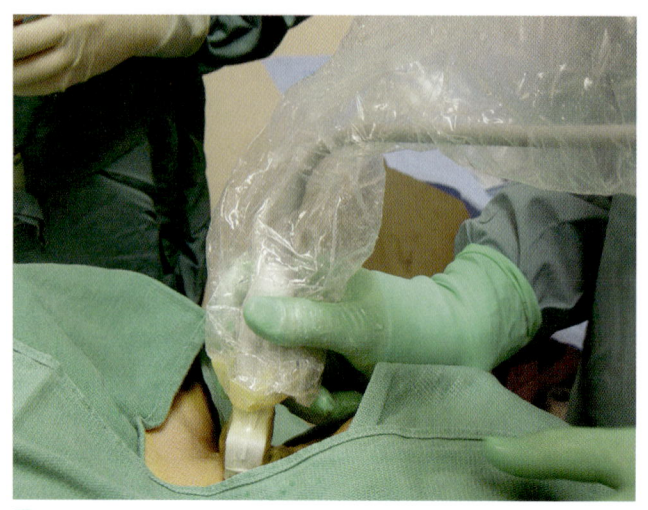

FIGURA 17.5 Uma sondagem transversal é comumente usada para a veia jugular interna (VJI).

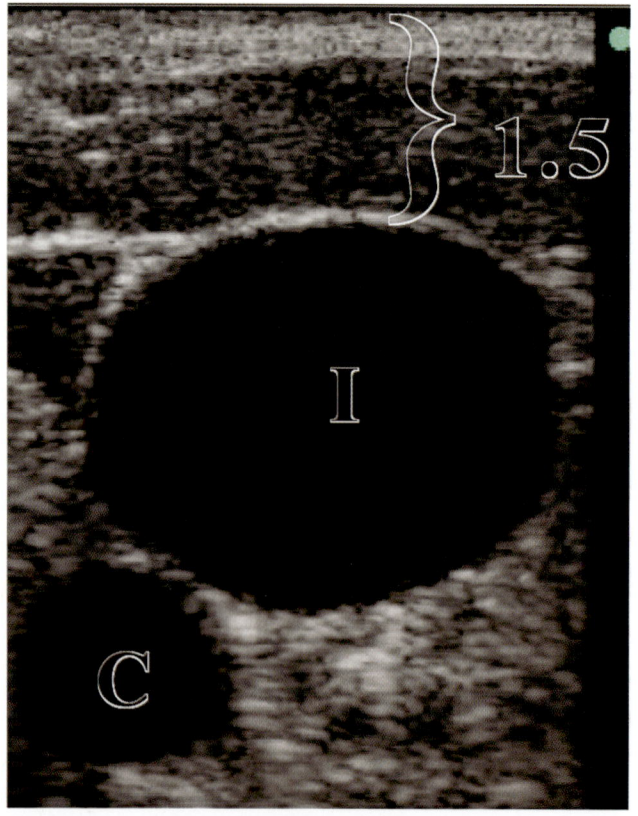

FIGURA 17.6 Uma sondagem transversal é comumente usada para a veia jugular interna (VJI).

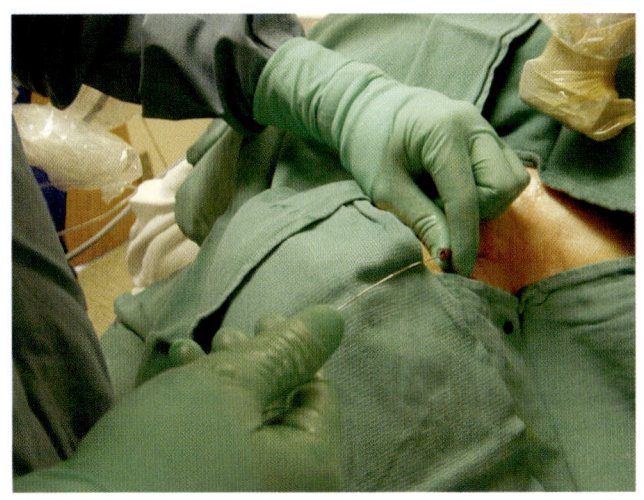

FIGURA 17.7 Uma sondagem transversal é comumente usada para a veia jugular interna (VJI).

III. FUNDAMENTAÇÃO

A localização e a canulação bem-sucedida da VJI com US dependerá de uma série de fatores, incluindo o tamanho da VJI, do estado do volume intravascular e o grau de pressão exercida pela sonda de US no paciente. A rotação da cabeça e o posicionamento do paciente são outros fatores que influenciam o procedimento de canulação e detecção por US.[15-16] A variação anatômica e a oclusão da VJI com base em exames de US[13,14,17-20] são comuns. A punção guiada por US em tempo real das veias também pode demonstrar como a compressão da parede da veia pela ponta da agulha pode ocorrer sem penetrá-la.

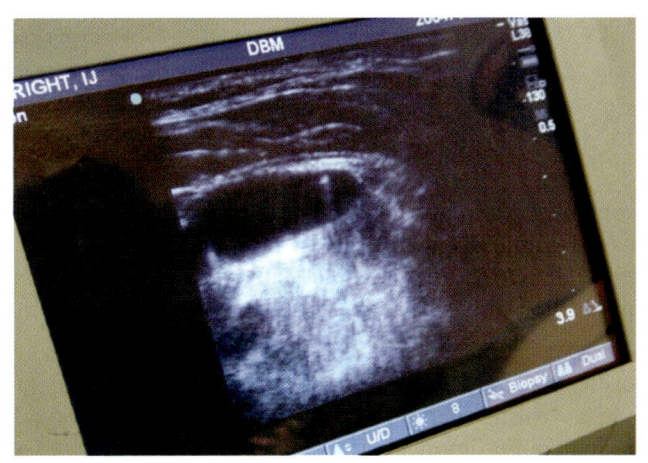

FIGURA 17.8 Uma sondagem transversal é comumente usada para a veia jugular interna (VJI).

As vantagens associadas à colocação de CVC guiada por US incluem a detecção de variações anatômicas com a localização exata do vaso, a evitação das veias centrais com trombose preexistente, que podem impedir a colocação bem-sucedida do CVC e a orientação da colocação do fio-guia e do cateter após a inserção inicial da agulha.[21]

Alguns argumentam contra o uso de US para a colocação do CVC, já que pode haver uma taxa de sucesso de 95-99,3% de se encontrar a JI com marcos anatômicos. No entanto, podem ser precisas várias tentativas para colocar corretamente um CVC, incluindo a necessidade de mudar para o lado contralateral do pescoço.

Em 1991, Troianos usou o US para identificar a JI para a técnica dos marcos para canulação com CVC. O grupo do US foi 100% bem-sucedido com 73% na primeira tentativa, enquanto que o grupo de referência foi apenas de 96,4% bem-sucedido, mas com apenas 54% na primeira tentativa. O sucesso da canulação através de abordagens da JI, subclávia ou supraclavicular pode ser tão baixo quanto 38% quando realizada por profissionais inexperientes (Fig. 17-9; Tabela 17-1).

Há muitas complicações potenciais na colocação de CVC, com ocorrências relatadas variadas, incluindo a punção da artéria carótida (3,3-6,7%), pneumotórax (0,8-1,7%), hematoma (1,1-2,6%), hemitórax (0,2%), síndrome de Horner (0,2%) e disfagia (0,1%).[22] É digno de nota que o projeto fechado de reclamações da ASA identificou uma lesão vascular durante a colocação do CVC em 61% das reclamações relacionadas com a colocação de CVC[23] (Tabela 17-2).

O US pode ser particularmente útil quando usado para pacientes previsivelmente difíceis de canular, como aqueles com obesidade, rigidez do pescoço, deformidade do pescoço, cirurgia anterior no pescoço no local da canulação, trombose JI, incapacidade de se deitar e hipovolemia. Hatfield e Bodenham usaram o US portátil para colocar o CVC nesses pacientes, com 23 dos 33 pacientes com histórico prévio de fracasso de colocação de CVC. Eles encontraram um resultado anatômico para explicar a dificuldade de canulação em 16 dos 23 (veia pequena, trombose). Os autores tiveram 100% de sucesso em 22 tentativas de CVC nestes pacientes, 91% na primeira tentativa.

Uma aplicação igualmente importante para o paciente com uma canulação difícil imprevisível. Denys e Uretsky[14] notaram que em 200 pacientes, 3% tinha uma JI pequena e fixa, 2,5% não tinham JI à direita, 2% tinham uma JI medial à carótida, e 1% tinha uma JI lateral à carótida, sem sobreposição.

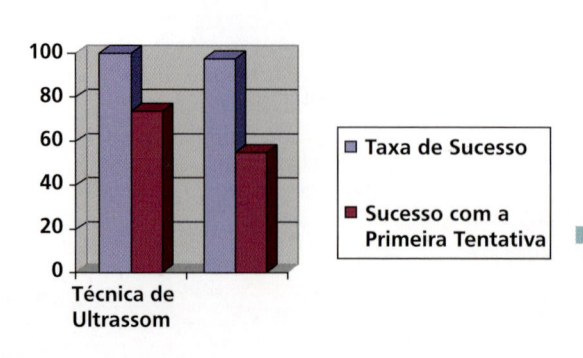

■ FIGURA 17.9 Canulação bem-sucedida através da JI, subclávia ou supraclavicular realizada por profissionais inexperientes.

TABELA 17.1 COMPLICAÇÕES DA COLOCAÇÃO DE CVC

	Técnica de ultrassom	Técnica dos Marcos
Taxa de sucesso	100	96,4
Sucesso com a primeira tentativa	73	54

Vários autores têm demonstrado um benefício no uso do US para a colocação de CVC. Armstrong usou US para delinear a anatomia do vaso em 115 pacientes.[15] Eles descobriram que o US aumentava a velocidade da canulação, diminuía o número de tentativas, reduzia a taxa de insucesso, mas não demonstrou nenhuma diferença na taxa de punção da artéria carótida. Gualtieri et al.[24] examinaram 52 pacientes de UTI para colocação de CVC em subclávia por um residente de pós-graduação do 1º ou 2º ano. Das 25 tentativas com US, 23 foram bem-sucedidas, com 1,4 punções venosas por paciente. Das 27 tentativas sem US, 12 foram bem-sucedidas com 2,5 punções venosas por paciente. Dos 15 não canulados sem US, 12 dos 15 foram canulados com sucesso com a adição de US. Além disso, os residentes que utilizam a técnica dos marcos sem US usaram 40% mais *kits* de cateter (Fig. 17-10).

IV. LIMITAÇÕES

As vantagens relatadas são principalmente para canulação da JI, mas o uso de US para o cateterismo venoso subclávio teve resultados mistos nos ensaios clínicos.[25] Isso se dá, provavelmente, em decorrência da relação anatômica entre a veia subclávia e a clavícula, o que torna as imagens do US e a inserção do cateter mais difícil. Outra preocupação com relação ao US pode ser uma ligeira demanda inicial de tempo para configurar o dispositivo e para cobrir a sonda com um revestimento estéril, o custo dos dispositivos de US e uma preocupação de que os operadores irão tornar-se menos experientes no domínio do acesso vascular utilizando a técnica tradicional dos marcos. Por outro lado, demonstrou-se que o acesso vascular guiado por US reduz o tempo do procedimento, reduz o número de tentativas falhas de punção e minimiza as complicações, o que em última análise diminui os custos.[26-30]

TABELA 17.2 TAXA DE SUCESSO COM USUÁRIOS INEXPERIENTES

Altas das taxas de complicações (Até 10%)	
Punção da artéria carótida	4,2-7,4%
Hematoma	1%
Hemotórax	0,2%
Síndrome de Horner	0,2%
Disfagia	0,1%

Jobes DR, Schwartz AJ, Greenhow DE et al. Safer Jugular vein cannulation: recognition of arterial puncture and preferential use of the external jugular vein. Anesthesiology. 1983;59:353-355; Schwartz AJ, Jobes DR, Greenhow DE et al. Carotid artery puncture with internal jugular cannulation using the Seldinger technique: incidence, recognition, treatment, and prevention. Anesthesiology. 1979;51:S160; e Goldfarb G, Lebrec D. Percutaneous cannulation of the internal jugular vein in patients with coagulopathies: an experienced based on 1,000 attempts. Anesthesiology. 1982;56:321-323.

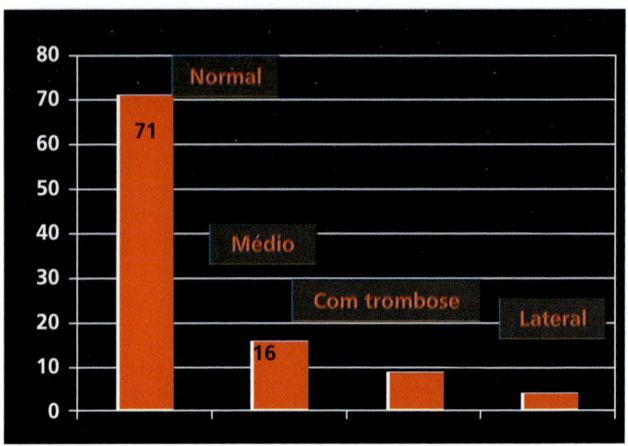

FIGURA 17.10 Residentes que utilizam a técnica dos marcos sem US usaram 40% mais *kits* de cateter.

Outros argumentam que o uso de US para a colocação do CVC vai impactar negativamente na formação para colocação de CVC de tal modo, que, no futuro, o profissional não será capaz de colocar CVCs sem o US.[21] Os defensores reivindicam uma maior competência e conhecimento da anatomia com o uso do US, e os críticos se preocupam com uma crescente dependência de uma tecnologia que não é universalmente disponível. A questão de se a certificação de competência para a colocação de CVC com e sem US será necessária surgiu. Possivelmente, o mais importante impedimento à utilização generalizada do US para a colocação de CVC é o custo das máquinas de US. Uma única máquina pode custar de $11.000 a 16.000, com a necessidade de várias máquinas dentro de um hospital. O custo das sondas pode ser separado, assim como se pode incluir a capacidade de executar a análise por Doppler. O custo de treinamento de pessoal é desconhecido (incluindo aqueles cuja única experiência anterior é com a técnica dos marcos).[21]

V. SEGURANÇA DO PACIENTE

Após o relatório do *Institute of Medicine* em 1999, tem havido uma maior consciência da segurança do paciente. Como parte de um relatório preparado para a *Agency for Healthcare Research and Quality* a evitação de complicações da linha venosa central foi listada como um dos objetivos.[21] O relatório afirma especificamente que a "orientação em tempo real por US para inserção de CVC, com ou sem o auxílio do Doppler, melhora as taxas de sucesso de inserção do cateter, reduz o número de tentativas de punção venosa antes da colocação bem-sucedida e reduz o número de complicações decorrentes da inserção do cateter".[21] Eles também observam que "o maior benefício da orientação por US pode-se aplicar ao novato ou a um operador inexperiente e a todos os operadores em situações de alto risco. Os pacientes com um ou mais fatores de risco (p. ex., pacientes em condição crítica em ventilação com pressão positiva com edema generalizado e coagulopatia) podem colher os maiores benefícios. O treinamento em inserção de CVC, incorporando, em tempo real, técnicas guiadas por US pode fornecer valiosos benefícios adicionais de aprendizagem para novos operadores. Este conhecimento pode melhorar ainda mais a taxa de sucesso da inserção de CVCS sem a orientação do US".

REFERÊNCIAS

1. Keeri-Szanto M. The subclavian vein, a constant and convenient intravenous injection site. *AMA Arch Surg.* 1956;72:179–181.
2. Korshin J, Klauber P, Christensen V et al. Percutaneous catheterization of the internal jugular vein. *Acta Anaesthesiol Scand Suppl.* 1978;67:27–33.
3. Kalso E. A short history of central venous catheterization. *Acta Anaesthesiol Scand Suppl.* 1985;81:7–10.
4. Duffy B. The clinical use of polyethylene tubing for intravenous therapy: A report on 72 cases. *Ann Surg.* 1949;130:929–936.
5. Hermosura B, Vanags L, Dickey M. Measurement of pressure during intravenous therapy. *JAMA.* 1966;195:321.
6. Domino K, Bowdle T, Posner K et al. Injuries and liability related to central vascular catheters: A closed claims analysis. *Anesthesiology.* 2004;100:1411–1418.
7. Ruesch S, Walder B, Tramer M. Complications of central venous catheters: Internal S184 Crit Care Med 2007 Vol. 35, No. 5 (Suppl.) jugular versus subclavian access: A systematic review. *Crit Care Med.* 2002;30:454–460.
8. Callum K, Whimster F, Dyet J et al. The report of the National Confidential Enquiry into Perioperative Deaths for Interventional Vascular Radiology. *Cardiovasc Intervent Radiol.* 2001;24:2–24.
9. Salman M, Potter M, Ethel M et al. Recurrent laryngeal nerve injury: A complication of central venous catheterization: A case report. *Angiology.* 2004;55:345–346.
10. Akata T, Noda Y, Nagata T et al. Hemidiaphragmatic paralysis following subclavian vein catheterization. *Acta Anaesthesiol Scand.* 1997;41:1223–1225.
11. Ohlgisser M, Heifetz M. An injury of the stellate ganglion following introduction of a canula into the inner jugular vein (Horner's syndrome). *Anaesthesist.* 1984;33:320–321.
12. Blaivas M, Brannam L, Fernandez E. Short-axis versus long-axis approaches for teaching ultrasound-guided vascular access on a new inanimate model. *Acad Emerg Med.* 2003;10:1307–1311.
13. Troianos C, Kuwik R, Pasqual J et al. Internal jugular vein and carotid artery anatomic relation as determined by ultrasonography. *Anesthesiology.* 1996;85:43–48.
14. Denys B, Uretsky B. Anatomical variations of internal jugular vein location: Impact on central venous access. *Crit Care Med.* 1991;19:1516–1519.
15. Armstrong P, Sutherland R, Scott D. The effect of position and different manoeuvres on internal jugular vein diameter size. *Acta Anaesthesiol Scand.* 1994;38:229–231.
16. Sulek C, Gravenstein N, Blackshear R et al. Head rotation during internal jugular vein cannulation and the risk of carotid artery puncture. *Anesth Analg.* 1996;82:125–128.
17. Gordon A, Saliken J, Johns D et al. US-guided puncture of the internal jugular vein: Complications and anatomic considerations. *J Vasc Interv Radiol.* 1998;9:333–338.
18. Turba U, Uflacker R, Hannegan C et al. Anatomic relationship of the internal jugular vein and the common carotid artery applied to percutaneous transjugular procedures. *Cardiovasc Intervent Radiol.* 2005;28:303–306.
19. Caridi J, Hawkins IJ, Wiechmann B et al. Sonographic guidance when using the right internal jugular vein for central vein access. *AJR Am J Roentgenol.* 1998;171:1259–1263.
20. Forauer A, Glockner J. Importance of US findings in access planning during jugular vein hemodialysis catheter placements. *J Vasc Interv Radiol.* 2000;11(2 Pt 1):233–238.
21. Rothschild JM. Ultrasound guidance of central vein catheterization making health care safer: A critical analysis of patient safety practices. *AHRQ Publ.* 2001;245–253.
22. Sznajder J, Zveibil F, Bitterman H et al. Central vein catheterization: Failure and complication rates by three percutaneous approaches. *Arch Intern Med.* 1986;146:259–261.
23. Domino KB, Bowdle TA, Posner KL et al. Injuries and liability related to central vascular catheters. *Anesthesiology.* 2004;100:1411–1418.
24. Gualtieri E, Deppe S, Sipperly M et al. Subclavian venous catheterization: Greater success for less experienced operators using ultrasound guidance. *Crit Care Med.* 1995;23(4):692–697.
25. Randolph A, Cook D, Gonzales C et al. Ultrasound guidance for placement of central venous catheters: A meta-analysis of the literature. *Crit Care Med.* 1996;24:2053–2058.
26. Durbec O, Viviand X, Potie F et al. A prospective evaluation of the use of femoral venous catheters in critically ill adults. *Crit Care Med.* 1997;25:1986–1989.

27. Chuan W, Wei W, Yu L. A randomized-controlled study of ultrasound prelocation vs anatomical landmark-guided cannulation of the internal jugular vein in infants and children. *Paediatr Anaesth.* 2005;15:733-738.
28. Leyvi G, Taylor D, Reith E et al. Utility of ultrasound-guided central venous cannulation in pediatric surgical patients: A clinical series. *Paediatr Anaesth.* 2005;15:953-958.
29. Lu W, Yao M, Hsieh K et al. Supraclavicular versus infraclavicular subclavian vein catheterization in infants. *J Chin Med Assoc.* 2006;69:153-156.
30. Brederlau J, Greim C, Schwemmer U et al. Ultrasound-guided cannulation of the internal jugular vein in critically ill patients positioned in 30 degrees dorsal elevation. *Eur J Anaesthesiol.* 2004;21:684-687.

QUESTÕES

1. As técnicas de acesso central baseadas em marcos têm sido caracterizadas como:
   a. baratas
   b. associadas a uma taxa de complicações de até 40%
   c. eficientes
   d. taxa de sucesso na primeira tentativa equivalente ao guiado por ultrassom em mãos experientes

2. Complicações comuns para o acesso venoso central incluem:
   a. punção arterial acidental e hematoma
   b. pneumotórax
   c. morte
   d. danos no gânglio estrelado
   e. todas as respostas acima

3. Verdadeiro ou Falso:
   O acesso IV central guiado por ultrassom é universalmente superior para todos os locais de acesso vascular central.

4. Como parte de um relatório preparado para a *Agency for Healthcare Research and Quality*, qual das seguintes afirmações sobre a segurança do paciente é verdade?
   a. A orientação com US para inserção de CVC melhora as taxas de sucesso na inserção do cateter
   b. A orientação com US para inserção de CVC reduz o número de tentativas de punção venosa
   c. A orientação com US para inserção de CVC reduz o número de complicações na inserção de cateteres
   d. As vantagens da orientação por US aplicam-se principalmente aos novatos, e não a operadores experientes em situações de alto risco

5. Qual das seguintes limitações para a orientação por ultrassom não foi respaldada por evidências?
   a. Maior demanda de tempo
   b. Experiência diminuída para a técnica dos marcos
   c. Aumento do custo
   d. Aumento de requisitos de certificação

CAPÍTULO 18

Exame Transtorácico

AUTORES DO RESUMO: Nicholas Aeschlimann, Andrew D. Shaw
AUTORES DO CAPÍTULO ORIGINAL: Nicholas Aeschlimann, Andrew D. Shaw

I. INTRODUÇÃO

A ecocardiografia é uma técnica amplamente utilizada que pode dar aos clínicos da unidade de terapia intensiva (UTI) informações muito importantes a respeito do paciente sob cuidados intensivos. A ecocardiografia transtorácica (ETT) e a ecocardiografia transesofágica (ETE) têm indicações específicas, dependendo da situação clínica do paciente. Neste cenário, a ETE não é uma técnica fácil, devido a limitações na aquisição da imagem e contínuas mudanças no estado hemodinâmico e clínico do paciente.

II. INDICAÇÕES E CONTRAINDICAÇÕES

Há múltiplas indicações ao uso da ultrassonografia no CTI; especificamente para a ecocardiografia, as indicações gerais para a realização desse exame estão listadas na Tabela 18-1.[1,2]

Há algumas situações em que a ETT é superior à ETE e vice-versa. Quanto à ETT, as vantagens são a portabilidade, a disponibilidade generalizada e as rápidas capacidades de diagnóstico.[1,3,4] As desvantagens incluem as limitações inerentes dos pacientes no ambiente da UTI, que limitam a qualidade da janela acústica; estas estão listadas na Tabela 18-2. A taxa de falhas relatada para a ETT é de até 40% neste cenário,[5,6] embora estudos recentes utilizando contraste, harmônicos e tecnologias de imagens digitais têm melhorado esse percentual.[7-9]

A ETE é muito útil para a avaliação da aorta (exceto o arco), válvulas cardíacas, fontes de embolia cardíaca, *shunts* (desvios) intracardíacos e hipotensão inexplicável. Além disso, a ETE tem um papel vital na avaliação do desempenho, posicionamento e complicações de novas técnicas, como os dispositivos de assistência ventricular (DAVs). Hoje em dia, as Diretrizes ACC/AHA/ASE dão uma classificação de evidência de Classe I à maioria das patologias que são, atualmente, prevalentes nas UTIs (cardíacas). Uma lista das indicações correntes para a realização de um exame de ETE é dada na Tabela 18-3.[1-4,10-26]

Uma limitação à imagiologia por ETE é que, por exemplo, o caminho da sonda dentro do esôfago e do estômago tende a fixar a relação entre a sonda e o coração, o que significa que alguns pontos de vista são difíceis de adquirir. Os exemplos mais comuns são encurtamento do vértice do ventrículo

TABELA 18.1 INDICAÇÕES GERAIS PARA ECOCARDIOGRAFIA NA UTI

- Instabilidade hemodinâmica
  - Insuficiência ventricular
  - Hipovolemia
  - Sobrecarga ventricular direita (embolia pulmonar)
  - Disfunção valvular aguda
  - Tamponamento cardíaco
  - Complicações após cirurgia cardiotorácica
- Endocardite infecciosa
- Dissecção e ruptura aguda da aorta
- Hipoxemia inexplicada
- Fonte da embolia
- Avaliação da função ventricular esquerda e direita
- Trauma torácico

esquerdo, a incapacidade de adquirir boas imagens da seção distal da aorta ascendente secundária à interposição do brônquio principal esquerdo, e a dificuldade de alinhamento dos jatos valvulares para uma interrogação apropriada por Doppler. As contraindicações à ETE estão listadas na Tabela 18-4.[1,12,27,28]

Quanto às complicações diretas, as mais comuns relatadas são hipotensão e hipertensão, lesões de mucosas, hipoxemias e arritmias.[17,28]

III. AVALIAÇÃO DA FUNÇÃO CARDÍACA

No ambiente da UTI, a ETE permite a medição de múltiplos parâmetros que podem ajudar a configurar um padrão hemodinâmico específico. Isso pode ajudar a equipe da UTI na condução do paciente instável.[2,29]

- Pré-carga: área e volume diastólico final ventricular esquerdo e direito.
- Capacidade de resposta dos fluidos: variações respiratórias e integral velocidade-tempo.

TABELA 18.2 IMPEDIMENTOS FÍSICOS À REALIZAÇÃO DE UM EXAME DE ETT NA UTI

- Ar em excesso no tórax
  - Ventilação mecânica (com PEEP alta)
  - Pneumomediastino após cirurgia torácica
  - DPOC
  - Enfisema cirúrgico
- Corpos estranhos
  - Fitas adesivas e curativos
  - Tubos de drenagem
- Características dos pacientes
  - Obesidade
  - A falta de cooperação do paciente (incapacidade de mover o paciente para uma posição ideal para o exame)
  - Posição pronada

TABELA 18.3 INDICAÇÕES PARA REALIZAR UM EXAME DE ETE NA UTI

- Diagnóstico/exclusão de dissecção da aorta
- Suspeita de endocardite (vegetações valvulares e abscesso perivalvar)
- Trombo intracardíaco e avaliação do apêndice atrial esquerdo
- Avaliação da aorta torácica
- Avaliação de próteses valvares
- Hipotensão aguda inexplicada
- Avaliação da função de DAV e complicações (trombo)
- Posicionamento de balão intra-aórtico (BIA)
- Hipoxemia inexplicada
- Exame de pacientes com janela acústica deficiente (visualização inadequada por ETT)
    - Obesidade
    - Enfisema
    - Ventilação mecânica (com PEEP alta)
    - Posição pronada
    - Fitas adesivas, curativos e tubos de drenagem

- Pós-carga: medição da tensão na parede.
- Contratilidade: medição da fração de ejeção, mudança da área fracionada, e potência máxima ajustada pela pré-carga.
- Débito cardíaco: calculado por Doppler de fluxo contínuo e área valvar aórtica.
- Movimento regional da parede.
- Função valvular.
- Função diastólica.

IV. INTENSIVISTA E ECOCARDIOGRAFIA

Com todas as informações que a ecocardiografia pode dar à equipe da UTI, há um consenso entre os especialistas que os intensivistas devem, idealmente, receber algum treinamento formal em ecocardiografia.[6,13,21,30-32] Além disso, as Diretrizes ACC/AHA/ASE agora dão uma classificação de evidência

TABELA 18.4 CONTRAINDICAÇÕES À REALIZAÇÃO DE UM EXAME DE ETE

Absolutas
- Patologia esofágica, que compromete a integridade das paredes
    - Patologia esofágica sem diagnóstico
    - Estenose
    - Processo maligno no esôfago

Relativas
- Varizes esofágicas
- Patologia da coluna cervical
- Cirurgia orofaríngea, esofágica ou gástrica recente

de Classe I à maioria das patologias nas quais a ETT é efetivamente utilizada na UTI.[33] Embora o desenvolvimento das habilidades para usar esta ferramenta forneça uma forma muito flexível para avaliar a patologia torácica, por outro lado, uma formação inadequada pode aumentar a variabilidade da interpretação das imagens entre observadores, que, por sua vez, podem levar a chamadas erradas e decisões inadequadas de condução. Por esta razão, programas de melhoria contínua de qualidade são uma parte essencial de qualquer programa de ecocardiografia na UTI.

REFERÊNCIAS

1. Beaulieu Y, Marik PE. Bedside ultrasonography in the ICU: part 1. *Chest.* 2005;128(2):881–895.
2. Huttemann E. Transoesophageal echocardiography in critical care. *Minerva Anesthesiol.* 2006;72(11):891–913.
3. Beaulieu Y. Bedside echocardiography in the assessment of the critically ill. *Crit Care Med.* 2007;35 (5 Suppl):S235–S249.
4. Garcia-Vicente E, Campos-Nogue A, Gobernado Serrano MM. Echocardiography in the intensive care unit. *Med Intensiva.* 2008;32(5):236–247.
5. Cook CH, Praba AC, Beery PR et al. Transthoracic echocardiography is not cost-effective in critically ill surgical patients. *J Trauma.* 2002;52(2):280–284.
6. Hwang JJ, Shyu KG, Chen JJ et al. Usefulness of transesophageal echocardiography in the treatment of critically ill patients. *Chest.* 1993;104(3):861–866.
7. Reilly JP, Tunick PA, Timmermans RJ et al. Contrast echocardiography clarifies uninterpretable wall motion in intensive care unit patients. *J Am Coll Cardiol.* 2000;35(2):485–490.
8. Kornbluth M, Liang DH, Brown P et al. Contrast echocardiography is superior to tissue harmonics for assessment of left ventricular function in mechanically ventilated patients. *Am Heart J.* 2000;140(2):291–296.
9. Joseph MX, Disney PJ, Da Costa R et al. Transthoracic echocardiography to identify or exclude cardiac cause of shock. *Chest.* 2004;126(5):1592–1597.
10. Ahmed SN, Syed FM, Porembka DT. Echocardiographic evaluation of hemodynamic parameters. *Crit Care Med.* 2007;35(8 Suppl):S323–S329.
11. Al-Hazzouri A, Mazzone P. Hypotension in the intensive care unit. *Cleve Clin J Med.* 2006;73(12):1091–1097.
12. Colreavy FB, Donovan K, Lee KY et al. Transesophageal echocardiography in critically ill patients. *Crit Care Med.* 2002;30(5):989–996.
13. Foster E, Schiller NB. The role of transesophageal echocardiography in critical care: UCSF experience. *J Am Soc Echocardiogr.* 1992;5(4):368–374.
14. Heidenreich PA. Transesophageal echocardiography (TEE) in the critical care patient. *Cardiol Clin.* 2000;18(4):789–805, ix.
15. Heidenreich PA, Stainback RF, Redberg RF et al. Transesophageal echocardiography predicts mortality in critically ill patients with unexplained hypotension. *J Am Coll Cardiol.* 1995;26(1):152–158.
16. Holmberg MJ, Mohiuddin SM. Using transesophageal echocardiography to manage critically ill patients. What role in hemodynamic instability, MI, embolic disease, trauma? *J Crit Illn.* 1995;10(4):247–251, 255–248.
17. Huttemann E, Schelenz C, Kara F et al. The use and safety of transesophageal echocardiography in the general ICU—a mini review. *Acta Anaesthesiol Scand.* 2004;48(7):827–836.
18. Hwang JJ, Chen JJ, Lin SC et al. Diagnostic accuracy of transesophageal echocardiography for detecting left atrial thrombi in patients with rheumatic heart disease having undergone mitral valve operations. *Am J Cardiol.* 1993;72(9):677–681.
19. Karski JM. Transesophageal Echocardiography in the Intensive Care Unit. *Semin Cardiothorac Vasc Anesth.* 2006;10(2):162–166.
20. Ma MH, Hwang JJ, Lin JL et al. Detection of major aortopulmonary collateral arteries by transesophageal echocardiography in pulmonary atresia with ventricular septal defect. *Am Heart J.* 1993;126(5):1227–1229.
21. Rose DD. Transesophageal echocardiography as an alternative for the assessment of the trauma and critical care patient. *AANA J.* 2003;71(3):223–228.

22. Sanderson JE, Chan WW. Transoesophageal echocardiography. *Postgrad Med J.* 1997;73(857):137–140.
23. Stawicki SP, Seamon MJ, Meredith DM *et al.* Transthoracic echocardiography for suspected pulmonary embolism in the intensive care unit: unjustly underused or rightfully ignored? *J Clin Ultrasound.* 2008;36(5):291–302.
24. Tan CN, Fraser AG. Transesophageal echocardiography and cardiovascular sources of embolism: implications for perioperative management. *Anesthesiology.* 2007;107(2):333–346.
25. Tousignant C. Transesophageal echocardiographic assessment in trauma and critical care. *Can J Surg.* 1999;42(3):171–175.
26. Wasir H, Mehta Y, Mishra YK *et al.* Transesophageal echocardiography in hypotensive post-coronary bypass patients. *Asian Cardiovasc Thorac Ann.* 2003;11(2):139–142.
27. Aviv JE, Di Tullio MR, Homma S *et al.* Hypopharyngeal perforation near-miss during transesophageal echocardiography. *Laryngoscope.* 2004;114(5):821–826.
28. Daniel WG, Erbel R, Kasper W *et al.* Safety of transesophageal echocardiography. A multicenter survey of 10,419 examinations. *Circulation.* 1991;83(3):817–821.
29. Mathew JP, Ayoub CM. *Clinical Manual and Review of Transesophageal Echocardiography.* New York, NY: McGraw-Hill, Medical Pub. Division; 2005.
30. Beaulieu Y. Specific skill set and goals of focused echocardiography for critical care clinicians. *Crit Care Med.* 2007;35(5 Suppl):S144–S149.
31. Mathew JP, Glas K, Troianos CA *et al.* ASE/SCA recommendations and guidelines for continuous quality improvement in perioperative echocardiography. *Anesth Analg.* 2006;103(6):1416–1425.
32. Price S, Via G, Sloth E *et al.* Echocardiography practice, training and accreditation in the intensive care: document for the World Interactive Network Focused on Critical UltraSound (WINFOCUS). *Cardiovasc Ultrasound.* 2008;6(1):49.
33. Cheitlin MD, Armstrong WF, Aurigemma GP *et al.* ACC/AHA/ASE 2003 Guideline Update for the Clinical Application of Echocardiography: summary article. A report of the American College of Cardiology/American Heart Association Task Force on Practice Guidelines (ACC/AHA/ASE Committee to Update the 1997 Guidelines for the Clinical Application of Echocardiography). *J Am Soc Echocardiogr.* 2003;16(10):1091–1110.

QUESTÕES

1. As vantagens da ETT sobre a ETE no ambiente da UTI são:
   a. portabilidade
   b. disponibilidade
   c. rápidas capacidades de diagnóstico
   d. qualidade confiável da janela acústica

2. A complicação mais comum relatada após um exame de ETE em um paciente na UTI é:
   a. hipotensão
   b. hipertensão
   c. hipoxemia
   d. lesões das mucosas
   e. arritmias

Respostas

CAPÍTULO 1
1. a
2. a, b, c
3. c
4. Verdadeiro
5. a

CAPÍTULO 2
1. d
2. b
3. a, b, c
4. b.   No útero, esta válvula serve para desviar o FS da VCI através da *fossa ovalis* para dentro do átrio esquerdo.
5. c

CAPÍTULO 3
1. a
2. d
3. c
4. b
5. a

CAPÍTULO 4
1. e.   Todas as anteriores.
2. d
3. a, c
4. d
5. e.   Todas as anteriores.

CAPÍTULO 5
1. a
2. c

3. c
4. a, c
5. b, c

CAPÍTULO 6

1. a, b, c. Em 1997, a AHA/ACC também publicou diretrizes para a aplicação clínica da ecocardiografia e, em 2000, essas diretrizes foram atualizadas para incluir indicações intraoperatórias da ETE.
2. Verdadeiro
3. Falso, esta é uma indicação da categoria II. A Categoria II é apoiada por evidências mais fracas e consenso de especialistas.
4. Verdadeiro
5. a

CAPÍTULO 7

1. e. Todas as anteriores.
2. d. Todas as anteriores. A ASE/SCA recomenda 25 inserções de ETE por ano; a ASA/SCA recomenda que o nível básico realize pessoalmente 50 exames por ano, com um total de 150 interpretações; para o avançado, recomenda-se que 300 exames sejam interpretados com 150 realizados pessoalmente.
3. e. Todas as anteriores.
4. Verdadeiro
5. Verdadeiro

CAPÍTULO 8

1. d. MAF% = [área diastólica final − área sistólica final] × área 100/área diastólica final.
2. c.
PSVD = AD = VD gradiente sistólico + AD pressão sistólica
PSVD (mmHg) = $4 (V_{RT})^2$ + PAD (mmHg)
3. a
4. a, b, c
5. a, b, c

CAPÍTULO 9

1. a
2. b
3. e. Todas as anteriores.
4. Falso. A ASE usa 16 segmentos enquanto a SCA mantém a nomenclatura de 16 segmentos.
5. b

CAPÍTULO 10

1. **a, b, c.** As cúspides anterior e posterior em conjunto excedem a área do anel mitral em uma relação maior do que 2 para 1. As cordoalhas tendíneas de primeira ordem se afixam à borda livre das cúspides, as de segunda ordem se afixam ao corpo das cúspides, e as cordoalhas de terceira ordem se afixam perto da base da cúspide posterior apenas.

2. **c.** O mais útil sistema de classificação por Doppler de fluxo em cores é considerado a vena contracta, ou a porção mais estreita do jato regurgitante imediatamente proximal ao orifício regurgitante, já que ele está efetivamente estimando o diâmetro do jato regurgitante. Um diâmetro de 6 mm ou mais identifica angiograficamente uma grave regurgitação mitral com uma sensibilidade de 95% e uma especificidade de 98%.

   Há várias maneiras de se avaliar a gravidade da regurgitação mitral por ETE. Uma ressalva que deve ser enfatizada é que essa severidade, muitas vezes, pode ser difícil de interpretar no período intraoperatório, devido ao perfil hemodinâmico relativamente desequilibrado do paciente submetido à anestesia geral. Condições de carga e contratilidade cardíaca alteradas podem levar a diversos graus de regurgitação mitral, que podem ser diferentes do que é visto no estado desperto e fisiologicamente normal. Além disso, a aplicação de métodos de estimativa de gravidade depende da competência técnica do pessoal de imagem, a complexidade envolvida com a técnica de medição, as limitações associadas com o método individual e restrições de tempo.

   Um jato excêntrico tem uma morfologia diferente observada em comparação com jatos livres secundários à expansão limitada em decorrência do impacto do jato ao longo da parede atrial, a consideração da morfologia do jato na avaliação por Doppler colorido é importante para evitar a subestimativa do grau de regurgitação.

3. **a.** O pico de velocidade da onda E é outro parâmetro que pode ser usado para avaliar qualitativamente o grau de regurgitação mitral. Quando aumenta o grau de regurgitação mitral, o volume adicional de regurgitação através da válvula mitral aumenta o gradiente de pressão entre o átrio esquerdo e ventrículo esquerdo. Este aumento do gradiente de pressão posteriormente aumenta a velocidade do influxo mitral precoce. Uma velocidade da onda E maior do que 1,2 m/s identificou pacientes com regurgitação mitral severa, com uma sensibilidade de 86%, uma especificidade de 86%, um valor preditivo positivo de 75% e um valor preditivo negativo de 92%.

4. **f.** Todas as anteriores. Os achados ecocardiográficos comuns de estenose valvar mitral reumática incluem espessamento da cúspide (particularmente das comissuras e bordas da cúspide), perda de mobilidade da cúspide; calcificação da cúspide e envolvimento subvalvular (encurtamento, repuxamento, e calcificação ocasional das cordoalhas). Estas mudanças são mais bem visualizadas em projeções medioesofágicas de quatro câmaras de eixo longo. O envolvimento subvalvular é geralmente mais bem visualizado a partir da projeção transgástrica de duas câmaras. A projeção transgástrica de eixo curto basal pode revelar uma calcificação na região das comissuras. A doença reumática do coração pode também envolver o pericárdio, miocárdio e outras válvulas cardíacas.

   Achados associados na estenose mitral incluem dilatação atrial, abaulamento pronunciado do septo interatrial da esquerda para a direita, Ecocontraste espontâneo no átrio esquerdo, com ou sem trombo atrial, e sinais de hipertensão pulmonar, incluindo disfunção ventricular direita.

5. a. Vários métodos estão disponíveis para que o ecocardiografista possa avaliar a gravidade da estenose mitral. Os gradientes de pressão transmitral são facilmente calculados a partir dos perfis de Doppler transmitrais de onda contínua. Uma estenose grave da válvula mitral está associada a gradientes transvalvares médios superiores a 12 mmHg. O intervalo de pressão, em milissegundos, denota a taxa de declínio da pressão diastólica ao longo da válvula mitral (especificamente, o tempo necessário para atingir 50% do gradiente de pressão de pico). Normalmente, a onda E diastólica sofre rápida desaceleração devido à queda abrupta no gradiente de pressão transmitral à medida que o ventrículo esquerdo se enche durante a sístole precoce. No entanto, na estenose mitral, o gradiente de pressão é mantido muito mais tarde na diástole dando origem a uma desaceleração muito prolongada da onda E e, consequentemente, a um intervalo de pressão. Experiências angiográficas têm mostrado que uma área da válvula mitral de 1 cm^2 corresponde a um intervalo de pressão de 220 ms; assim a área do orifício estenótico pode ser calculada dividindo 220 por Pt$_{1/2}$ em ms. A PISA pode ser utilizada para estimar a área do orifício estenótico usando a equação de continuidade, em conjunto com a velocidade de pico transmitral da onda E. Desde que não haja regurgitação aórtica ou pulmonar significativa ou *shunts* (desvios) intraventriculares, a equação de continuidade pode também utilizar volumes sistólicos do VSVE, válvula aórtica ou válvula pulmonar, a fim de estimar a área do orifício mitral estenótico.

CAPÍTULO 11

1. d. Todas as anteriores.
2. d. Todas as anteriores. Imagens de alta resolução da válvula aórtica (VA) são fornecidas pela ETE, já que a válvula está posicionada em estreita proximidade com o esôfago, separada dele pelo átrio esquerdo, que funciona como uma janela acústica excelente.
3. a, b, c, d. De acordo com as diretrizes, publicadas conjuntamente pela *American Society of Echocardiography* (ASE) e da Society of Cardiovascular Anesthesiologists (SCA), estes quatro pontos da projeção padrão permitem o exame do VA e do TSVE.

    Usando a mesma profundidade de imagem que a projeção de EL da VA, a projeção de EL da VA é obtida à medida que o ângulo multiplanar é girado para frente em 110 a 150 graus para visualizar o TSVE, VA e aorta ascendente proximal no eixo longitudinal. As cúspides da VA aparecem como duas linhas finas que se abrem paralelamente às paredes da aorta. A cúspide coronariana direita é visualizada na parte inferior da tela ao passo que a ponta esquerda ou não coronariana (dependendo do plano de imagem) está localizada posteriormente. Os diâmetros do TSVE, anel aórtico, junção sinotubular (JST) e da aorta ascendente podem ser medidos nessa projeção. O anel é medido onde as cúspides se inserem na aorta. A aorta ascendente proximal deve ser avaliada por sua calcificação, ateroma, *flap* intimal e dilatação do aneurisma. O Doppler de fluxo colorido é aplicado para detectar o padrão de fluxo através da TSVE, VA e aorta ascendente.

    A projeção transgástrica de eixo longo (TG EL) é obtida a partir da projeção transgástrica papilar média de eixo curto pela rotação do ângulo para frente em 90 a 110 graus até que a VA fique à vista no campo distal no lado direito da imagem. A principal utilização desta projeção é fazer medições por Doppler através do TSVE e VA.

    A projeção transgástrica profunda de eixo longo (TG profunda de EL) é obtida por meio do avanço da sonda de ETE profundamente no estômago e depois anteflexionada para criar um plano de imagem que se origina a partir do ápice do VE. A VA aparece no campo distal.

Nenhuma das projeções transgástricas é útil na avaliação da anatomia da VA, mas ambas as projeções permitem um alinhamento mais paralelo do feixe de Doppler com o fluxo sanguíneo. A velocidade de fluxo pela VA é medida por Doppler de onda contínua. O posicionamento do volume da amostra do Doppler de onda pulsada no centro do TSVE permite ao Doppler a aferição do fluxo na via de saída. As duas projeções transgástricas são difíceis de obter em alguns pacientes e, além disso, uma VA severamente estenótica pode tornar difícil a interrogação por Doppler. Neste caso, o Doppler de fluxo colorido pode ser útil para detectar o fluxo através do orifício estenótico e facilitar a colocação adequada do volume de amostra do Doppler de onda contínua.

4. a, b, c. Foi demonstrado que a área do intervalo diastólico final entre as cúspides da aorta se correlaciona bem com a gravidade da RA (leve: < 0,2 cm^2, moderado: 0,2-0,4 cm^2, grave: > 0,4 cm^2).

Doppler de fluxo Colorido: Largura da Vena contracta (VC): A VC é a porção mais estreita do jato regurgitante, localizada no ou imediatamente proximal ao orifício. Ela precisa ser medida na projeção ME de eixo longo com a profundidade de imagem reduzida. Uma largura da VC abaixo de 0,3 cm indica regurgitação leve, enquanto que valores acima de 0,6 cm significam uma grave insuficiência aórtica.

Reversão do fluxo diastólico na aorta torácica: A reversão inicial do fluxo diastólico na aorta descendente é um resultado normal, enquanto a reversão de fluxo holodiastólico na aorta abdominal proximal por DOP indica regurgitação grave.

Intervalo de pressão: O TMP é o tempo de diminuição da pressão diastólica do gradiente à metade do seu valor inicial. Quanto mais grave é a RA, mais curto o TMP, já que a pressão diastólica aórtica declina mais rapidamente. O TMP é o mais bem obtido nas projeções TG EL ou TG profunda de EL por DOC. Valores maiores que 500 ms indicam RA leve, enquanto que um TMP mais curto que 200 ms é compatível com insuficiência aórtica grave. As medições de TMP podem ser enganosas em pacientes com PDFVE elevada (insuficiência cardíaca congestiva, disfunção diastólica). Nesses casos, o gradiente se dissipará rapidamente e a real gravidade da regurgitação pode ser superestimada.

Mapeamento por Doppler de fluxo colorido: A relação entre a área do jato regurgitante e a área do TSVE pode ser medida na projeção ME de eixo longo. Similarmente, a largura do jato regurgitante pode ser comparada com a largura do TSVE. Valores acima de 60 e 65% para a área e largura, respectivamente, indicam uma regurgitação grave.

5. b, d. A área normal da válvula aórtica é de 2 a 4 cm^2. A degeneração calcificada da VA é a causa mais comum de estenose aórtica. Caracteriza-se pelo movimento restrito da cúspide e a calcificação ao longo das bordas livres das cúspides. As pontas das cúspides são espessadas e calcificadas, e as comissuras são fundidas, produzindo um "abaulamento" característico durante a sístole. O orifício pode tomar a forma circular. Espessamento, calcificação e movimento restrito da cúspide são vistos em todos os casos de EA. A fusão comissural é vista na valvulite reumática, uma aparência característica de boca de peixe indica uma dilatação pós-estenótica da VA bicúspide da raiz aórtica, e a aorta ascendente proximal pode estar presente.

Um fluxo turbulento e de alta velocidade pode ser visto na aorta ascendente proximal com EA grave. A EA grave corresponde a um pico de velocidade de 4 m/s. Deve-se notar que há algumas limitações desta abordagem: o débito cardíaco elevado ou regurgitação aórtica aumenta o fluxo transvalvular e também a velocidade transvalvular. Por outro lado, estados de baixo fluxo diminuem o fluxo e a velocidade. Se a VA estiver severamente estenótica, pode ser muito difícil localizar o orifício. Neste caso, o Doppler de fluxo colorido pode ser útil para ajudar no posicionamento do feixe de DOC.

CAPÍTULO 12

1. Verdadeiro
2. a, b, c
3. e. Todas as anteriores.
4. c. < 2 mmHg é leve, 2-6 mmHg é moderado, > 6 mmHg é grave.
5. b. A reversão de fluxo sistólico do fluxo do seio coronário ocorre com RT grave. A avaliação da RT deve incluir todas as modalidades de Doppler, mas particularmente o DOP por causa da baixa velocidade do fluxo nas câmaras do lado direito.

CAPÍTULO 13

1. a, b, c. A aorta é a maior artéria do corpo, com um diâmetro normal de até 3,5 cm. A parede da aorta é composta por três camadas; íntima, média e adventícia. A aorta é dividida anatomicamente em quatro segmentos: aorta ascendente, arco aórtico transverso, aorta torácica descendente e aorta abdominal. A aorta ascendente começa ao nível do anel aórtico e da válvula aórtica e está ligada caudalmente ao trato de saída do ventrículo esquerdo. A válvula aórtica consiste de três cúspides que estão suspensas na parede da aorta ao longo de três linhas em forma de crescente. As junções das bordas livres das cúspides são chamadas de comissuras aórticas. Apenas distal ao anel aórtico, a aorta ascendente se dilata para formar um segmento conhecido como o seio aórtico de Valsalva, que inclui o seio direito não coronariano e o seio coronariano esquerdo. Apenas distal aos seios da aorta, a aorta tem um segmento curto, com um diâmetro reduzido, que é a junção sinotubular.
2. a. A íntima é uma camada finamente revestida de células endoteliais. A média consiste de uma espessa camada de músculo liso e tecido elástico. A adventícia é uma camada solta de tecido contendo colágeno, vasos linfáticos e *vasa vasorum*. A camada média é responsável pela resistência e elasticidade da parede da aorta, já que é responsável por até 80% da espessura da parede.
3. Verdadeiro. A projeção medioesofágica (ME) de eixo curto (EC) na aorta ascendente é obtida no plano de imagem de 0 a 30 graus com a sonda a aproximadamente 25 cm das bordas. A projeção medioesofágica (ME) de eixo longo (EL) na aorta ascendente é obtida entre 90 e 120 graus. A projeção medioesofágica (ME) de eixo longo (EL) da aorta ascendente, a rotação da sonda para a esquerda do paciente produzirá uma imagem de EC através da aorta descendente. A partir da projeção de EC, a rotação do plano para 90 graus produzirá uma imagem de EL da aorta descendente. Com o plano de visualização a 0 grau, a retirada da sonda que segue a aorta a uma janela VE com uma rotação para a direita produzirá uma projeção EL do arco aórtico. Avançar para 90 graus produz uma projeção EC do arco.
4. b. A gravidade do ateroma aterosclerótico e a incidência do acidente vascular cerebral perioperatório foram demonstradas. Se o exame de ETE for negativo, no entanto, para ateroma, é improvável que haja ateroma significativo na aorta ascendente. Se

o ateroma está na aorta torácica, então existe uma possibilidade de 34% de que exista um ateroma significativo na aorta ascendente.

Entre os sistemas de classificação para a gravidade do ateroma aórtico, o sistema mais utilizado usa um sistema de classificação de cinco graus. Um ateroma de grau I tem espessamento intimal mínimo ou nenhum. Um ateroma de grau II tem um espessamento intimal grave sem um elemento protuberante. Um ateroma de grau III tem um espessamento intimal protuberante menor de 5 mm para dentro do lúmen. Um ateroma de grau IV é protuberante em mais do que 5 mm para dentro do lúmen. Uma lesão de grau V é qualquer ateroma com um componente(s) móvel.

5. b. Um pseudoaneurisma envolve uma interrupção da íntima e média ao nível do interior do aneurisma.

CAPÍTULO 14

1. a, c

2. a, c. Outras manifestações 2D de tamponamento podem incluir o colapso atrial esquerdo e ventricular esquerdo na diástole. Isso geralmente ocorre quando as pressões do átrio esquerdo e do ventrículo esquerdo são baixas. No paciente com tamponamento cardíaco que está respirando espontaneamente, a inspiração produzirá uma diminuição do enchimento no lado esquerdo e, portanto, reduzirá a velocidade diastólica precoce através da válvula mitral.

O fluxo venoso pulmonar diastólico para frente diminuirá durante a inspiração e aumentará durante a expiração em um paciente com tamponamento cardíaco que está respirando espontaneamente.

3. Falso. A lesão valvular pode ocorrer sendo a válvula aórtica mais frequentemente envolvida, seguida pela válvula mitral, tricúspide e, finalmente, a válvula pulmonar.

4. a, c. Mais de 70% dos casos demonstram o rasgo da íntima na aorta ascendente de 1 a 3 cm acima do seio direito ou esquerdo da Valsalva, com os 20-30% restantes no local do ligamento arterioso na aorta torácica descendente. Artefatos lineares são frequentemente detectados na aorta ascendente (40% dos pacientes), levando a diagnósticos falso-positivos (64). Artefatos de reverberação, causados pela aterosclerose da parede da aorta, e artefatos dos lóbulos laterais da válvula aórtica podem simular um *flap* intimal.

5. a, b, d. Isso permite a visualização direta de êmbolos na via de saída do ventrículo direito e artéria pulmonar direita principal até o ponto dos troncos interlobares e artérias lobares. Pode ser difícil obter a imagem da artéria pulmonar principal esquerda, secundário à sua localização anterior ao brônquio principal esquerdo.

CAPÍTULO 15

1. a
2. c
3. b
4. a
   Área = $D^2 \times 0,785$ ou área = $3,14 \times r^2$
5. d

CAPÍTULO 16

1. a
2. a
3. 3
4. Falso
5. b

CAPÍTULO 17

1. a, b, c. Quando o US foi utilizado para identificar um marco de JI na canulação de CVC, teve 100% de sucesso, com 73% na primeira tentativa, enquanto um grupo de marco apenas teve 96,4% de sucesso, mas apenas 54% na primeira tentativa. O sucesso da canulação por meio da abordagem da JI, subclávia ou supraclavicular pode ser tão baixo quanto 38% quando realizada por profissionais inexperientes
2. e. Todas as anteriores. Há muitas complicações potenciais na colocação de CVC, com variadas ocorrências relatadas, incluindo o seguinte: punção da artéria carótida (3,3-6,7%), pneumotórax (08-1,7%), hematoma (1,1-2,6%), hemotórax (0,2%), síndrome de Horner (0,2%), e disfagia (0,1%) (Jobes, Schwartz AJ, Goldfarb, Sznajder). É digno de nota que o projeto fechado de reclamações da ASA identificou uma lesão vascular durante a colocação do CVC em 61% das reclamações relacionadas com a colocação de CVC.
3. Falso. As vantagens relatadas são principalmente para a canulação da JI. O uso para o cateterismo venoso subclávio teve resultados mistos nos ensaios clínicos. Isso se dá, provavelmente, em decorrência da relação anatômica entre a veia subclávia e a clavícula, o que torna as imagens do US e a inserção do cateter mais difícil.
4. a, b, c Segundo a *Agency for Healthcare Research and Quality* pacientes com um ou mais fatores de risco, (p. ex., pacientes críticos em ventilação com pressão positiva com edema generalizado e coagulopatia), podem ter o maior benefício de todos os operadores. O treinamento em inserção de CVC, incorporando em tempo real técnicas guiadas por US pode fornecer valiosos benefícios adicionais de aprendizagem para novos operadores.
5. b. Demonstrou-se que o acesso vascular guiado por US reduz o tempo do procedimento, reduz o número de tentativas falhas de punção e minimiza as complicações, o que, em última análise, diminui os custos.

CAPÍTULO 18

1. a, b, c. A taxa de insucesso relatado para ETT é de até 40% na UTI.
2. b. Embora todas sejam complicações frequentemente observadas, hipertensão é mais provável de se observar em um paciente levemente sedado, ou não sedado.

Índice Remissivo

Entradas acompanhadas por um *t* em itálico são referentes a Tabelas.

■ A

A (Amplitude), 1, 2
ACD (Artéria Coronária Direita), 39
ACx (Artéria Coronária Circunflexa), 39
AD (Átrio Direito), 119
  armadilhas anatômicas no, 29
    crista terminal, 31
    hipertrofia lipomatosa, 31
      do septo atril, 31
    rede de Chiari, 30
    valva de Eustáquio, 30
ADF (Área Diastólica Final), 89
ADFVE (Área Diastólica Final do Ventrículo Esquerdo), 89, 192
AE (Átrio Esquerdo)
  armadilhas anatômicas no, 31
    crista cumarínica, 31
AHA *(American Heart Association)*, 96
Anatomia Cirúrgica, 39-48
  do coração, 40
    aparelho, 44
      da valva mitral, 44
    coronariana, 47
    esqueleto fibroso, 40
    raiz aórtica, 46
    valva, 43
      pulmonar, 43
      tricúspide, 43
    ventrículos, 40
  questões, 48
  respostas, 216
Aneurisma
  aórtico, 129, 130
    classificação, 130
    epidemiologia, 130
Anormalidade(s)
  hemodinâmicas, 186*t*, 187
    sinais ecocardiográficos, 186*t*, 187
      clássicos de, 186*t*, 187
      estimativa das pressões de enchimento, 187
AOR (Área do Orifício Regurgitante), 108
Aorta Torácica
  avaliação da, 128-136
    abordagem ecocardiográfica, 128
    aneurisma aórtico, 129
    aterosclerose, 129
    cirurgia da, 130

    classificação das doenças, 130
    epidemiologia das doenças, 130
    ETE da, 131
      especificidade da, 131
      sensibilidade da, 131
    fisiopatologia da doença aórtica, 134
  dissecção aórtica, 129
  estruturas, 128
    anatomia normal, 128
  questões, 135, 136
  respostas, 221, 222
  descendente, 134
    doença da, 134
  doença da, 132
    ETE da, 132
      aterosclerótica, 132
      traumática, 132
AP (Artéria Pulmonar), 27, 119, 192
  anatomia da, 123
    orientação de imagem e, 123
  principal, 154
    VS da, 154
      dados para cálculo do, 154
Aparelho
  da valva mitral, 44
    anatomia cirúrgica da, 44
Arco
  e aorta ascendente, 134
Área
  valvular, 173
    determinação por Doppler da, 173
    equação de continuidade, 173
    TMP, 176
Armadilha(s)
  artefatos de imagem e, 22-34
    anatômicas, 29
    degradação, 24
    falsa percepção de, 24
    localização, 26
      registro errôneo de, 26
    não visualização das, 22
    questões, 34
    respostas, 216
Artefato(s)
  de imagem, 22-34
    degradação, 24
    e armadilhas, 22-34

anatômicas, 29
    questões, 34
    respostas, 216
falsa percepção de, 24
localização, 26
    registro errôneo de, 26
    não visualização das, 22
em lobo lateral, 26
potenciais, 100
    encurtamento, 100
    pseudoespessamento, 101
ASE *(American Society of Echocardiography)*, 39, 94, 96
ASF (Área Sistólica Final), 89
AT (Área Transversal)
    do orifício, 146
Aterosclerose, 129
AVA (Área da Valva Aórtica), 111
Avaliação
    da aorta torácica, 128-136
        abordagem ecocardiográfica, 128
        aneurisma aórtico, 129
        aterosclerose, 129
        cirurgia da, 130
            classificação das doenças, 130
            epidemiologia das doenças, 130
            ETE da, 131
                especificidade da, 131
                sensibilidade da, 131
            fisiopatologia da doença aórtica, 134
        dissecção aórtica, 129
        estruturas, 128
            anatomia normal, 128
        questões, 135, 136
        respostas, 221, 222
    da função ventricular regional, 94-106
        aplicação intraoperatória, 106
        artefatos potenciais, 100
        detecção de borda endocárdica, 105
        do movimento da parede ventricular, 101
            esquerda, 101
        limitações, 104
        modelo segmentar do VE, 94
        questões, 106
        respostas, 217
        técnicas par melhorar a imagem, 105
    da pré-carga, 192
        na cirurgia não cardíaca, 192
    da valva mitral, 107-110
        anatomia, 107
        integridade estrutural da, 108
            estenose mitral, 108
            regurgitação mitral, 108
        questões, 109, 110
        respostas, 218, 219
    hemodinâmica, 144-190
        anormalidades, 187
            sinais ecocardiográficos de, 187
        determinação por Doppler, 173, 179
        da área valvular, 173
        das pressões, 179
            intracardíaca, 179
            pulmonar, 179
        medição por Doppler, 157, 159, 169, 184
            da DP/DT, 184
            da fração regurgitante, 159
            da Q_p/Q_s, 157
            do VR, 159
            dos gradientes de pressão, 169
        medições ao Doppler, 146
            do DC, 146
            do volume cardíaco, 146
        questões, 189-190
        respostas, 222
AVM (Área da Valva Mitral), 144

■ B

2D (Bidimensinal), 1
Borda
    endocárdica, 105
    detecção de, 105

■ C

Canulação
    vascular, 201-210
        US para, 201-210
            fundamentação, 205
            limitações, 207
            questões, 210
            respostas, 223
            segurança do paciente, 208
            técnicas, 201
CAP (Cateter de Artéria Pulmonar), 137
    ecocardiografia *versus*, 138
Carga
    da função ventricular, 90
        índices da, 90
            independentes, 90
        mensurações da, 90
            menos dependentes, 90
Chiari
    rede de, 30
        diográficas da, 197*t*
        comuns, 197*t*
Cirurgia
    cardíaca, 135
        doença ateresclerótica e, 135
    da aorta, 130
        avaliação da, 130
            classificação das doenças, 130
            epidemiologia das doenças, 130
            ETE da, 131
                especificidade da, 131
                sensibilidade da, 131
            fisiopatologia da doença aórtica, 134
    indicações específicas da ETE, 195
        laparoscópica, 195

neurocirurgia, 196
ortopédica, 196
transplante hepático, 197
ortotrópico, 197
vascular, 195
Cirurgia Não Cardíaca
ETE para, 191-200
abordagem, 192
desempenho ventricular na, 192
otimização do, 192
indicações, 191, 195
específicas, 195
questões, 199
respostas, 223
instabilidade hemodinâmica na, 197*t*
apresentações ecocar
Contraste, 24
ecocardiografia com, 20
Coração
anatomia cirúrgica do, 40
aparelho, 44
da valva mitral, 44
coronariana, 47
esqueleto fibroso, 40
raiz aórtica, 46
valva, 43
pulmonar, 43
tricúspide, 43
ventrículos, 40
Credencialização
em ETE, 81
Crista
cumarínica, 31
terminal, 31
CRM (Cirurgia de Revascularização do Miocárdio), 106, 117
Cuidado(s) Crítico(s)
ETE no contexto de, 137-143
ecocardiografia, 138
versus CAP, 138
embolia pulmonar, 141
aguda, 141
endocardite, 138
suspeita de, 138
hipoxemia, 138
não explicada, 138
questões, 143
respostas, 222
trauma, 139
cardíaco brusco, 139
dissecção aórtica, 140
CVC (Cateter Venoso Central), 201
colocação de, 207*t*
complicações da, 207*t*

■ D

DAC (Doença da Artéria Coronária), 117
Dado(s)
hemodinâmicos, 145*t*
por ecocardiografia 2D, 145*t*
com Doppler, 145*t*
DAE (Artéria Coronária Descendente Anterior Esquerda), 39
DAVs (Dispositivos de Assistência Ventricular), 211
dB (Decibéis), 2
DC (Débito cardíaco), 144
medições ao Doppler do, 150
cálculo do, 150
sítios preferidos para, 150
Degradação
de imagens, 24
contraste, 24
reverberações, 24
ruído, 26
Desempenho
ventricular, 192
otimização do, 192
na cirurgia não cardíaca, 192
Detecção
de borda endocárdica, 105
Determinação
por Doppler, 173, 179
da área valvular, 173
das pressões, 179
intracardíaca, 179
pulmonar, 179
DFC (Doppler de Fluxo Colorido), 91
Diretriz(es)
para ETE, 52, 53*t*
para realização de um exame, 54
abrangente, 54
pela SCA/ASE, 54
manobras básicas, 55
Disco
biplano, 88
método da soma de, 88
Dissecção
aórtica, 129, 130, 132, 140
classificação, 130
epidemiologia, 130
ETE na, 132
especificidade da, 132
sensibilidade da, 132
DOC (Doppler com Ondas Contínuas), 12
Doença(s)
aórtica, 134
fisiopatologia da, 134
arco, 134
aterosclerótica, 135
e relação com cirurgia cardíaca, 135
torácica descendente, 134
da aorta, 130
classificação das, 130
aneurismas, 130
aórtica traumática, 131

aterosclerótica, 131
dissecção, 130
ETE por, 131
outras, 131
epidemiologia da, 130
aneurismas, 130
aórtica traumática, 131
aterosclerótica, 131
dissecção, 130
outras, 131
ETE da, 132
aterosclerótica, 132
traumática, 132
Doppler
colorido, 17
com alta taxa de quadros, 20
com OC, 12
com onda pulsada, 15
da IVT, 144
determinação por, 173, 179
da área valvular, 173
das pressões, 179
intracardíaca, 179
pulmonar, 179
ecocardiografia por, 11, 145t
2D, 145t
dados hemodinâmicos obtidos por, 145t
efeito, 11
medição por, 157, 159, 169, 184
da DP/DT, 184
da fração regurgitante, 159
da Qp/Qs, 157
do VR, 159
dos gradientes de pressão, 169
medições ao, 146
do DC, 146
do volume cardíaco, 146
dP/dt, 91
medida por Doppler da, 184
do VD, 186
do VE, 185
princípio, 184

■ E

EAV (Embolia Aérea Venosa), 197
EC (Eixo Curto)
ECM (Ecocardiografia com Contraste Miocárdico), 20
Ecocardiografia
2D, 8, 50, 145t
com Doppler, 145t
dados hemodinâmicos obtidos por, 145t
com contraste, 20
com Doppler, 50
em modo, 7, 49
a, 7
b, 7
m, 7, 49
intensivista e, 213

na UTI, 212t
indicações gerais, 212t
perioperatória, 82, 83t
treinamento para, 82, 83t
objetivos recomendados de, 82, 83t
por Doppler, 11
colorido, 17
com alta taxa de quadros, 20
com onda pulsada, 15
DOC, 12
efeito Doppler, 11
versus CAP, 138
Efeito
Doppler, 11
piezoelétrico, 3
EI (Endocardite Infecciosa), 137
Embolia
pulmonar, 141
aguda, 141
EMC (Educação Médica Continuada), 81
Endocardite
suspeita de, 138
Equipamento
para ETE, 84
Esqueleto
fibroso, 40
do coração, 40
anatomia cirúrgica, 40
Estenose
aórtica, 112
mitral, 108
ETE (Ecocardiografia Transesofágica), 18
2D, 35-38
aperfeiçoando a, 35-38
impacto da instrumentação ultrassonográfica, 36
na geração da imagem, 36
na visualização, 36
propriedades físicas do US, 36
impacto na aquisição da imagem das, 36
questões, 38
respostas, 216
abrangente, 49-74
exame de, 49-74
aplicação clínica, 51
diretrizes para realização do, 54
modalidades, 49
princípios gerais, 49
questões, 74
respostas, 216
comparação da, 131
com outras modalidades diagnósticas, 131
da aorta, 131
da VP, 122
anatomia, 122
e orientação da imagem, 122
fisiologia, 122
e interpretação de imagem, 122

da VT, 120
  anatomia, 120
    e orientação da imagem, 120
  fisiologia, 121
    e interpretação de imagem, 121
diretrizes, 52, 53*t*
intraoperatório, 75-79, 117
  abrangente, 117
  focado, 117
  indicações, 75-79
    atualizadas, 78*t*
    exame com, 75
    questões, 79
    respostas, 217
  na UTI, 213*t*
    contraindicações, 213*t*
    indicações, 213*t*
  no contexto de cuidados críticos, 137-143
    ecocardiografia, 138
      versus CAP, 138
    embolia pulmonar, 141
      aguda, 141
    endocardite, 138
      suspeita de, 138
    hipoxemia, 138
      não explicada, 138
    questões, 143
    respostas, 222
    trauma, 139
      cardíaco brusco, 139
      dissecção aórtica, 140
  organização do serviço de, 80-85
    credencialização, 81
    equipamento, 84
    questões, 84, 85
    requisitos, 80
    respostas, 217
    treinamento, 81
      objetivos recomendados de, 82, 83*t*
  papel da, 116
    na tomada de decisão cirúrgica, 116
    de VA, 116
  para cirurgia não cardíaca, 191-200
    abordagem, 192
    desempenho ventricular na, 192
      otimização do, 192
    indicações, 191, 195
      específicas, 195
    questões, 199
    respostas, 223
  planos de imagem pela, 112
    da VA, 112
  por classificação de doença, 131
    especificidade da, 131
      aterosclerótica da aorta, 132
      dissecção, 132
      traumática da aorta, 132

sensibilidade da, 131
  aterosclerótica da aorta, 132
  dissecção, 132
  traumática da aorta, 132
pré-operatório, 76, 77*t*
  indicações, 76, 77*t*
ETT (Ecocardiografia Transtorácica), 18, 139, 211
  na UTI, 212*t*
    realização de, 212*t*
    impedimentos físicos à, 212*t*
Eustáquio
  valva de, 30
Exame
  de ETE abrangente, 49-74
    aplicação clínica, 51
      complicações, 53
      contraindicações, 51
      indicações, 51
    diretrizes para realização do, 54
    modalidades, 49
    princípios gerais, 49
    questões, 74
    respostas, 216
  torácico, 211-215
    contraindicações, 211
    função cardíaca, 212
      avaliação da, 212
    indicações, 211
    intensivista, 213
      e ecocardiografia, 213
    questões, 215
    respostas, 223
Excrescência(s)
  de Lambl, 32

■ F

f (Frequência), 1, 2
Faixa
  ambiguidade de, 27
FC (Frequência Cardíaca), 91
FE (Fração de Ejeção), 86
Feixe
  de US, 3
    geração do, 3
      efeito piezoelétrico, 3
FEVE (Fração de Ejeção do Ventrículo Esquerdo), 90
Física, 1-20
  da ultrassonografia, 1-20
    além dos botões, 1-20
      características da frente de onda, 6
      geração do feixe, 3
      instrumentos ultrassonográficos, 7
      obtenção de imagens, 4, 7
        modalidades de, 7
      questões, 21
      respostas, 216

revisão de conceitos, 6
transdutores, 5
do US, 36
Fluido(s)
otimização do estado dos, 194
abordagens alternativas para, 194
FOP (Forame Oval Patente), 137
Frank-Starling
curva de, 193
geração da, 193
FRP (Frequência de Repetição de Pulso), 4, 27
Função Cardíaca
avaliação da, 212
Função Ventricular
carga da, 90
índices independentes da, 90
regional, 94-106
avaliação da, 94-106
aplicação intraoperatória, 106
artefatos potenciais, 100
detecção de borda endocárdica, 105
do movimento da parede ventricular, 101
esquerda, 101
limitações, 104
modelo segmentar do VE, 94
questões, 106
respostas, 217
técnicas para melhorar a imagem, 105
sistólica global, 86-93
mensurações da carga, 90
menos dependentes, 90
métodos de mensuração da, 86
avaliação da pré-carga, 89
da soma de disco biplano, 88
de Simpson modificado, 87
FE, 86
geométricos, 87
IMP, 86
questões, 92, 93
respostas, 217

■ G

Geração
da curva de Frank-Starling, 193
da imagem, 36
impacto sobre a, 36
da instrumentação ultrassonográfica, 36
do feixe de US, 3
efeito piezoelétrico, 3
Gradiente(s) de Pressão
medida por Doppler dos, 169
de onda pulsada, 171
versus DOC, 171
estenose efetiva, 169
máximo, 170
versus médio, 170

por cateterização cardíaca, 172
versus derivados do Doppler, 172
precisão da, 172
GVA (Gradiente de Valva Aórtica), 117

■ H

Hipertrofia
lipomatosa, 31
do septo atril, 31
Hipoxemia
não explicada, 138

■ I

I (intensidade), 2
Imagem(ns)
artefatos de, 22-34
degradação, 24
e armadilhas, 22-34
anatômicas, 29
questões, 34
respostas, 216
falsa percepção de, 24
localização, 26
registro errôneo de, 26
não visualização das, 22
geração da, 36
impacto sobre a, 36
da instrumentação ultrassonográfica, 36
impacto na aquisição da, 36
das propriedades físicas, 36
do US, 36
interpretação de, 121, 122
fisiologia e, 121, 122
da VP, 122
da VT, 121
modalidades de obtenção de, 7
ecocardiografia, 7
2D, 8
com contraste, 20
em modo a, b ou m, 7
por Doppler, 11
orientação da, 120, 122, 123
anatomia e, 120, 122, 123
da AP, 123
da VP, 122
da VT, 120
técnicas para melhorar a, 105
visualização da, 36
impacto sobre a, 36
da instrumentação ultrassonográfica, 36
Imagem(ns) Ultrassonográfica(s)
obtenção de, 4
interação da onda, 4
com órgãos, 4
com tecidos, 4
IMP (Índice de Movimento da Parede), 86

Instabilidade
  hemodinâmica, 197t
    na cirurgia não cardíaca, 197t
      apresentações ecocardiográficas comuns da, 197t
Instrumentação
  ultrassonográfica, 36
    impacto da, 36
      na geração da imagem, 36
      na visualização, 36
Instrumento(s)
  ultrassonográficos, 7
Insuficiência
  aórtica, 113
Integridade
  estrutural, 108
    da valva mitral, 108
      estenose, 108
      regurgitação, 108
Intensivista
  e ecocardiografia, 213
Interação
  da onda, 4, 36
    com órgãos, 4
    com tecidos, 4
    ultrassonográfica, 36
      com tecidos biológicos, 36
IVT (Integral de Velocidade e Tempo), 146
  Doppler da, 144

■ L

l (Comprimento de Onda), 1, 2
Lambl
  excrescências de, 32
Lobo
  lateral, 26
    artefatos em, 26

■ M

MAF (Mudança da Área Fracional), 86
MCQ (Melhora Contínua da Qualidade), 80
Medição(ões)
  ao Doppler, 146
  do DC, 146
  do volume cardíaco, 146
  por Doppler, 157, 159, 169, 184
    da DP/DT, 184
    da fração regurgitante, 159
    da Qp/Qs, 157
    do VR, 159
    dos gradientes de pressão, 169
MRP (Movimento Regional da Parede), 64, 87

■ N

Neurocirurgia
  ETE para, 196
    indicações específicas, 196

■ O

Obtenção de Imagem(ns)
  modalidades de, 7-20
    ultrassonográficas, 4
      interação da onda, 4
        com órgãos, 4
        com tecidos, 4
OC (Ondas Contínuas), 1
Onda(s)
  frente de, 6
    características da, 6
  interação da, 4
    com órgãos, 4
    com tecidos, 4
  pulsadas, 15
    Doppler com, 15
  ultrassonográfica, 36
    interação da, 36
      com tecidos biológicos, 36
Organização
  do serviço de ETE, 80-85
    credencialização, 81
    equipamento, 84
    questões, 84, 85
    requisitos, 80
    respostas, 217
    treinamento, 81
      objetivos recomendados de, 82, 83t
Órgão(s)
  interação com, 4
  da onda, 4

■ P

Paciente
  segurança do, 208
    na canulação vascular, 208
PAD (Pressão Atrial Direita)
  estimativa da, 181t
PAE (Pressão Atrial Esquerda)
  estimativa da, 183
PAM (Pressão Arterial média), 91
Parede Ventricular
  esquerda, 101
    movimento da, 101
      avaliação do, 101
PDAP (Pressão Diastólica da Artéria Pulmonar)
  estimativa da, 182
PDFVE (Pressão Diastólica Final Ventricular Esquerda)
  estimativa da, 184
Percepção
  de imagens falsa, 24
    contraste, 24
    reverberações, 24
    ruído, 26
PISA *(Proximal Isovelocity Surface Area)*
  método, 107

PMAP (Pressão Média da Artéria Pulmonar)
  estimativa da, 182
Pressão(ões)
  de enchimento, 187
    estimativa das, 187
      índices diastólicos, 187
  intracardíaca, 179
    determinação por Doppler das, 179
    estimativa das, 180*t*
      precisão, 179
      princípio, 179
  pulmonar, 179
    determinação por Doppler das, 179
      precisão, 179
      princípio, 179
    estimativa das, 180*t*
Prótese
  valvar, 115
    seleção da, 115
PSAP (Pressão Sistólica Arterial Pulmonar)
  estimativa da, 182
PSVD (Pressão Sistólica Ventricular Direita)
  estimativa da, 180

■ Q

Qp/Qs (Relação do *Shunt* Pulmonar-Sistêmico), 144
Qp/Qs (Relação entre Fluxo Sanguíneo Pulmonar e Sistêmico)
  medição por Doppler da, 157
    cálculo da, 157
    limitações, 158
Quadro(s)
  taxa de, 11*t*, 20
    alta, 20
      Doppler com, 20
    e resolução, 11*t*
      relação entre, 11*t*

■ R

Raiz
  aórtica, 46
    anatomia cirúrgica da, 46
Registro
  de localização, 26
    errôneo, 26
      imagens com, 26
Regurgitação
  aórtica, 161
    avaliação da, 161
Reparo
  de VA, 114
    considerações cirúrgicas, 114
Resolução
  taxa de quadros e, 11*t*
    relação entre, 11*t*
Reverberação(ões), 24
RM (Regurgitação Mitral), 91, 108
  avaliação da, 160

RT (Regurgitação Tricúspide), 119
Ruído
  na imagem, 26
RVS (Resistência Vascular sistêmica), 89

■ S

Septo
  interatrial 31
    hipertrofia do, 31
      lipomatosa, 31
Serviço
  de ETE, 80-85
    organização do, 80-85
      credencialização, 81
      equipamento, 84
      questões, 84, 85
      requisitos, 80
      respostas, 217
      treinamento, 81
Simpson
  método de, 87
    modificado, 87
Sinal(is)
  ecocardiográficos, 186*t*, 187
    de anormalidades hemodinâmicas, 186*t*, 187
    clássicos, 186*t*, 187
    estimativa das pressões de enchimento, 187
Sonda(s)
  procedimentos que danificam as, 84*t*
  substâncias químicas que danificam as, 84*t*

■ T

Tecido(s)
  biológicos, 36
    interação com, 36
      da onda ultrassonográfica, 36
    interação com, 4
      da onda, 4
TG (Transgástrica)
  projeção, 192
TMP (Tempo de Meia Pressão), 109, 113, 144
Transdutor(es), 5
Transplante
  hepático, 197
    ortotrópico, 197
      ETE para, 196
Trauma
  cardíaco, 139
    brusco, 139
Treinamento
  em ETE, 81, 82, 83*t*
    perioperatória, 82, 83*t*
      objetivos recomendados de, 82, 83*t*
TSVD (Trato de Saída Ventricular Direito)
  VS do, 156
    dados para cálculo do, 156

TSVE (Trato de Saída Ventricular Esquerdo), 23, 41, 98, 112, 144
   VS do, 151
      dados para cálculo do, 151
TVA (Troca da Valva Aórtica), 112
   considerações cirúrgicas, 114

■ U

Ultrassonografia
   física da, 1-20
      além dos botões, 1-20
         características da frente de onda, 6
         geração do feixe, 3
         instrumentos ultrassonográficos, 7
         obtenção de imagens, 4, 7
            modalidades de, 7
         questões, 21
         respostas, 216
         revisão de conceitos, 6
         transdutores, 5
US (Ultrassom)
   feixe de, 3
      geração do, 3
      efeito piezoelétrico, 3
   física do, 36
   para canulação vascular, 201-210
      fundamentação, 205
      limitações, 207
      questões, 210
      respostas, 223
      segurança do paciente, 208
      técnicas, 201
   propriedades físicas do, 36
      na aquisição de imagem, 36
         impacto das, 36
UTI (Unidade de Tratamento Intensivo), 211
   ecocardiografia na, 212t
      indicações gerais, 212t
   ETE na, 213t
      contraindicações, 213t
      indicações para, 213t
   ETT na, 212t
      realização de, 212t
         impedimentos físicos à, 212t

■ V

VA (Valva Aórtica), 111-119
   armadilhas anatômicas na, 32
      excrescências de Lambl, 32
   avaliação da, 111
      abordagem, 112
         planos de imagem pela ETE, 112
      patologia, 112
         estenose aórtica, 112
         insuficiência aórtica, 113
   avaliação na cirurgia de, 116
      ETE intraoperatório, 117

         abrangente, 117
         focado, 117
      questões críticas na, 116
      tomada de decisão cirúrgica, 116
         papel da ETE na, 116
   considerações cirúrgicas, 113
      prótese valvar, 115
         seleção da, 115
      reparo da, 114
      TVA, 114
   questões, 118
   respostas, 219-221
Valva(s)
   anatomia cirúrgica da, 43
      mitral, 44
         aparelho da, 44
      pulmonar, 43
      tricúspide, 43
   de Eustáquio, 30
   mitral, 107-110
      avaliação da, 107-110
         anatomia, 107
         integridade estrutural da, 108
         questões, 109, 110
         respostas, 218, 219
   VA, 111-118
   VP, 119-127
   VT, 119-127
VCI (Veia Cava Inferior), 30
VD (Ventrículo Direito), 27, 98, 119
   armadilhas anatômicas no, 31
      banda moderadora, 31
   dp/dt do, 186
      medida por Doppler, 186
VDF (Volume Diastólico Final), 89t, 90, 91
VDFVE (Volume Diastólico Final do Ventrículo Esquerdo), 89
VE (Ventrículo Esquerdo), 27, 39, 111, 192
   armadilhas anatômicas no, 31
   dp/dt do, 185
      medida por Doppler, 185
   modelo segmentar do, 94
Ventrículo(s)
   cardíacos, 40
      anatomia cirúrgica, 40
Visualização
   da imagem, 36
      impacto sobre a, 36
         da instrumentação ultrassonográfica, 36
VJI (Veia Jugular Interna), 202
VM (Valor Médio), 2
Volume
   cardíaco, 146
      medições do, 146
         ao Doppler, 146
Volume Ventricular
   esquerdo, 89t
      avaliação de, 89t
         técnicas ecocardiográficas de, 89t

VP (Valva Pulmonar), 119-127
  AP, 123
    anatomia da, 123
    e orientação da imagem, 123
  ETE da, 122
    anatomia, 122
    e orientação da imagem, 122
    fisiologia, 122
    e interpretação de imagem, 122
  questões, 126, 127
  respostas, 221
VR (Valor de Referência), 2
VR (Volume Regurgitante), 144
  medição por Doppler do, 159
    avaliação, 160, 161
      da regurgitação aórtica, 161
      da RM, 160
    método, 159, 162, 168
      de convergência proximal, 162, 168
        simplificado, 168
      volumétrico, 159
VS (Volume Sistólico), 91, 144
  avaliando o, 193
  cálculos precisos do, 148t

por Dopller, 148t
  pressupostos para, 148t
dados para cálculo do, 151, 154, 156, 157
  da AP principal, 154
  do TSVD, 156
  do TSVE, 151
  transaórtico, 154
  transmitral, 157
medições ao Doppler do, 146
  AT, 148
  cálculo do, 146
  IVT, 146
  orifício hidráulico, 146
    fórmula do, 146
    pressupostos no, 148
VSF (Volume Sistólico Final), 89t
VT (Valva Tricúspide), 119-127
  ETE da, 120
    anatomia, 120
    e orientação da imagem, 120
    fisiologia, 121
    e interpretação de imagem, 121
  questões, 126, 127
  respostas, 221